SÉRIE MANUAL DO MÉDICO-RESIDENTE

OTORRINOLARINGOLOGIA

SÉRIE MANUAL DO MÉDICO-RESIDENTE

Coordenadores da Série
José Otávio Costa Auler Junior
Luis Yu

- » Acupuntura e Medicina Tradicional
- » Chinesa
- » Alergia e Imunologia
- » Cardiologia
- » Cirurgia de Cabeça e Pescoço
- » Cirurgia do Aparelho Digestivo
- » Cirurgia Geral
- » Cirurgia Pediátrica
- » Cirurgia Plástica
- » Cirurgia Torácica
- » Cuidados Paliativos – Falências
- » Orgânicas
- » Dermatologia
- » Endocrinologia
- » Endoscopia
- » Gastroenterologia e Hepatologia
- » Genética Médica
- » Geriatria
- » Ginecologia e Obstetrícia
- » Mastologia
- » Medicina de Família e Comunidade
- » Medicina Legal e Perícia Médica
- » Neurocirurgia
- » Neurologia
- » Neurologia Infantil
- » Nutrologia
- » Ortopedia
- » Otorrinolaringologia
- » Patologia
- » Pediatria
- » Pneumologia
- » Radiologia e Diagnóstico por Imagem
- » Radioterapia
- » Reumatologia
- » Transplante
- » Urologia

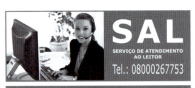

www.atheneu.com.br

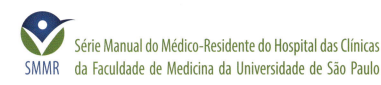

Série Manual do Médico-Residente do Hospital das Clínicas
da Faculdade de Medicina da Universidade de São Paulo

Coordenadores da Série
JOSÉ OTÁVIO COSTA AULER JUNIOR
LUIS YU

VOLUME
OTORRINOLARINGOLOGIA

Editores do Volume
RICARDO FERREIRA BENTO
RICHARD LOUIS VOEGELS

EDITORA ATHENEU

São Paulo — Rua Avanhandava, 126 - 8º andar
Tel.: (11) 2858-8750
E-mail: atheneu@atheneu.com.br

Rio de Janeiro — Rua Bambina, 74
Tel.: (21) 3094-1295
E-mail: atheneu@atheneu.com.br

CAPA: Equipe Atheneu
PRODUÇÃO EDITORIAL: Triall Editorial Ltda.

CIP-BRASIL. CATALOGAÇÃO NA PUBLICAÇÃO
SINDICATO NACIONAL DOS EDITORES DE LIVROS, RJ

O96

Otorrinolaringologia / editores do volume Ricardo Ferreira Bento, Richard Louis Voegels; coordenadores da série José Otávio Costa Auler Junior, Luis Yu ; colaboração Abilene Vaz Sacramento Pinheiro Lucas ... [et al.]. - 1. ed. - Rio de Janeiro : Atheneu, 2019.
496 p. ; 18 cm.   (Manual do médico-residente do hospital das clínicas da faculdade de medicina da universidade de São Paulo)

Inclui bibliografia e índice
ISBN 978-85-388-1041-4

1. Otorrinolaringologia. I. Bento, Ricardo Ferreira. II. Voegels, Richard Louis. III. Auler Junior, José Otávio Costa. IV. Yu, Luis. V. Lucas, Vaz Sacramento Pinheiro. VI. Série.
19-59445   CDD:617.51
                    CDU: 616.21

Leandra Felix da Cruz - Bibliotecária - CRB-7/6135
27/08/2019   04/09/2019

BENTO, R. F.; VOEGELS, R. L.
Série Manual do Médico-Residente do Hospital das Clínicas
da Faculdade de Medicina da Universidade de São Paulo – Volume Otorrinolaringologia.

© Direitos reservados à EDITORA ATHENEU – São Paulo, Rio de Janeiro, 2019.

Coordenadores da Série

José Otávio Costa Auler Junior
Professor Titular da Disciplina de Anestesiologia da Faculdade de Medicina da Universidade de São Paulo (FMUSP). Diretor da FMUSP (2014-2018).

Luis Yu
Professor-Associado de Nefrologia da Faculdade de Medicina da Universidade de São Paulo (FMUSP). Ex-Coordenador Geral da Comissão de Residência Médica (COREME) da FMUSP.

Editores do Volume

Ricardo Ferreira Bento
Professor Titular da Disciplina de Otorrinolaringologia da Faculdade de Medicina da Universidade de São Paulo (FMUSP). Diretor da Divisão de Otorrinolaringologia do Hospital das Clínicas da Faculdade de Medicina da Universidade de São Paulo (FMUSP).

Richard Louis Voegels
Professor-Associado da Disciplina de Otorrinolaringologia da Faculdade de Medicina da Universidade de São Paulo (FMUSP).

Colaboradores

Abilene Vaz Sacramento Pinho Lucas
Estagiária do Programa de Cooperação Internacional para Capacitação de Profissionais de Saúde do Departamento de Otorrinolaringologia da Faculdade de Medicina da Universidade de São Paulo (FMUSP).

Ana Carolina Feitosa Riedel
Fellowship do Programa de Prática Profissionalizante em Implante Coclear e Próteses Auditivas Implantáveis do Hospital de Reabilitação de Anomalias Craniofaciais da Universidade de São Paulo (USP) Campus Bauru.

André Alcantara Csordas
Médico Residente do Departamento de Otorrinolaringologia da Faculdade de Medicina da Universidade de São Paulo (FMUSP).

Carla Freire de Castro Lima
Médica Residente do Departamento de Otorrinolaringologia da Faculdade de Medicina da Universidade de São Paulo (FMUSP).

Carolina Beatriz Gonzalez de Oliveira
Médica Residente do Departamento de Otorrinolaringologia da Faculdade de Medicina da Universidade de São Paulo (FMUSP).

Clayson Alan dos Santos
Médico Residente do Departamento de Otorrinolaringologia da Faculdade de Medicina da Universidade de São Paulo (FMUSP.

Daniel Vasconcelos D'Ávila
Fellowship em Faringolaringologia do Departamento de Otorrinolaringologia da Faculdade de Medicina da Universidade de São Paulo (FMUSP).

Danielle Yuka Kobayashi
Fellowship em Medicina do Sono do Departamento de Otorrinolaringologia da Faculdade de Medicina da Universidade de São Paulo (FMUSP).

Danilo Martin Real
Fellowship em Otoneurologia Clínica do Departamento de Otorrinolaringologia da Faculdade de Medicina da Universidade de São Paulo (FMUSP).

Diego Toniolo do Prado
Médico Residente do Departamento de Otorrinolaringologia da Faculdade de Medicina da Universidade de São Paulo (FMUSP).

Edson Leite Freitas
Médico Especializando do Departamento de Otorrinolaringologia da Faculdade de Medicina da Universidade de São Paulo (FMUSP).

Érica Ferreira do Nascimento
Médica Residente do Departamento de Otorrinolaringologia da Faculdade de Medicina da Universidade de São Paulo (FMUSP).

Fabio de Alencar Rodrigues Junior
Fellowship em Otologia e Neurologia do Departamento de Otorrinolaringologia da Faculdade de Medicina da Universidade de São Paulo (FMUSP).

Fernando Mathias Pereira de Miranda
Médico Residente do Departamento de Otorrinolaringologia da Faculdade de Medicina da Universidade de São Paulo (FMUSP).

Fernando Raul Silva Gando
Médico Especializando Estrangeiro do Departamento de Otorrinolaringologia da Faculdade de Medicina da Universidade de São Paulo (FMUSP).

Gabriel Henrique Risso
Médico Residente do Departamento de Otorrinolaringologia da Faculdade de Medicina da Universidade de São Paulo (FMUSP).

Gabriel Rassi de Andrade Vaz
Médico Residente do Departamento de Otorrinolaringologia da Faculdade de Medicina da Universidade de São Paulo (FMUSP).

Georgiana Hueb Campos Rocha
Médica Especializanda do Departamento de Otorrinolaringologia da Faculdade de Medicina da Universidade de São Paulo (FMUSP).

Guilherme Horbilon de Castro
Médico Residente do Departamento de Otorrinolaringologia da Faculdade de Medicina da Universidade de São Paulo (FMUSP).

Iryna Hirata Prist
Médica Residente do Departamento de Otorrinolaringologia da Faculdade de Medicina da Universidade de São Paulo (FMUSP).

Isaac Andrade Matos Júnior
Médico Residente do Departamento de Otorrinolaringologia da Faculdade de Medicina da Universidade de São Paulo (FMUSP).

José Celso Rodrigues de Souza
Médico do Corpo Clínico do Departamento de Otorrinolaringologia do Hospital das Clínicas da Faculdade de Medicina da Universidade de São Paulo (FMUSP).

Julia Stabenow Jorge
Fellowship em Cirurgia Plástica Facial do Departamento de Otorrinolaringologia da Faculdade de Medicina da Universidade de São Paulo (FMUSP).

Karen Kaori Handa
Médica Residente do Departamento de Otorrinolaringologia da Faculdade de Medicina da Universidade de São Paulo (FMUSP).

Luis Gustavo Cattai Zamboni
Médico Preceptor do Departamento de Otorrinolaringologia da Faculdade de Medicina da Universidade de São Paulo (FMUSP).

Mabel Aymé Quéliz Gonzalez
Médica Especializanda Estrangeira do Departamento de Otorrinolaringologia da Faculdade de Medicina da Universidade de São Paulo (FMUSP).

Maíra Garcia Martins
Médica Especializanda do Departamento de Otorrinolaringologia da Faculdade de Medicina da Universidade de São Paulo (FMUSP).

Marcelo Yukio Maruyama
Médico Residente do Departamento de Otorrinolaringologia da Faculdade de Medicina da Universidade de São Paulo (FMUSP).

Mariana Ferreira Sbrana
Médica Residente do Departamento de Otorrinolaringologia da Faculdade de Medicina da Universidade de São Paulo (FMUSP).

Máriton de Araújo Sousa Borges
Médico Residente do Departamento de Otorrinolaringologia da Faculdade de Medicina da Universidade de São Paulo (FMUSP).

Matheus Simão Marcos
Médico Preceptor do Departamento de Otorrinolaringologia da Faculdade de Medicina da Universidade de São Paulo (FMUSP).

Natália Cândido de Sousa
Médica Residente do Departamento de Otorrinolaringologia da Faculdade de Medicina da Universidade de São Paulo (FMUSP).

Nataly Caroline de Almeida Albornoz
Médica Preceptora do Departamento de Otorrinolaringologia da Faculdade de Medicina da Universidade de São Paulo (FMUSP).

Rafael Costa Lopes Ramos
Fellowship em Cirurgia Endoscópica Endonasal do Departamento de Otorrinolaringologia da Faculdade de Medicina da Universidade de São Paulo (FMUSP).

Rebeca Silva Chiabai Loureiro
Médica Residente do Departamento de Otorrinolaringologia da Faculdade de Medicina da Universidade de São Paulo (FMUSP).

Renata Christofe Garrafa
Médica Especializada pelo Departamento de Otorrinolaringologia da Faculdade de Medicina da Universidade de São Paulo (FMUSP).

Renata Ferraz Rafael
Médica Residente do Departamento de Otorrinolaringologia da Faculdade de Medicina da Universidade de São Paulo (FMUSP).

Ronaldo Frizzarini
Médico do Corpo Clínico do Departamento de Otorrinolaringologia do Hospital das Clínicas da Faculdade de Medicina da Universidade de São Paulo (FMUSP).

Rui Imamura
Médico do Corpo Clínico do Departamento de Otorrinolaringologia do Hospital das Clínicas da Faculdade de Medicina da Universidade de São Paulo (FMUSP).

Sang Yun Sin
Fellowship em Cirurgia Plástica Facial do Departamento de Otorrinolaringologia da Faculdade de Medicina da Universidade de São Paulo (FMUSP).

*Dedicamos este volume a todos os nossos
pacientes, que são a razão do nosso trabalho.*

Os Editores

Apresentação da Série

A *Série Manual do Médico-Residente do Hospital das Clínicas da Faculdade de Medicina da Universidade de São Paulo* (HCFMUSP), em parceria com a conceituada editora médica Atheneu, foi criada como uma das celebrações ao centenário da Faculdade de Medicina. Trata-se de uma justa homenagem à instituição e ao hospital onde a residência médica foi criada, em 1944. Desde então, a residência médica do HCFMUSP vem sendo ampliada e aprimorada, tornando-se um dos maiores e melhores programas de residência médica do país. Atualmente, os programas de residência médica dessa instituição abrangem quase todas as especialidades e áreas de atuação, totalizando cerca de 1.600 médicos residentes em treinamento.

A despeito da grandeza dos programas de residência médica, há uma preocupação permanente da instituição com a qualidade do ensino, da pesquisa e da assistência prestada pelos nossos residentes. O HCFMUSP, maior complexo hospitalar da América Latina, oferece um centro médico-hospitalar amplo, bem estruturado e moderno, com todos os recursos diagnósticos e terapêuticos para o treinamento adequado dos residentes. Além disso, os residentes contam permanentemente com médicos preceptores exclusivos, médicos assistentes e docentes altamente capacitados para o ensino da prática médica.

Esta Série visa à difusão dos conhecimentos gerados na prática médica cotidiana e na assistência médica qualificada praticada pelos professores e assistentes nas diversas áreas do HCFMUSP.

Este volume de *Otorrinolaringologia*, editado pelo Prof. Ricardo Ferreira Bento e pelo Prof. Richard Louis Voegels, professores especialistas competentes e dedicados, aborda amplamente essa área médica, prioritária para o país, desde os aspectos organizacionais e epidemiológicos à assistência terapêutica, incluindo casos clínicos necessários ao médico-residente de Otorrinolaringologia.

Este Manual preenche uma lacuna no mercado editorial brasileiro e, certamente, constituir-se-á em uma grande e bem sucedida obra destinada aos residentes e médicos interessados na boa prática de Otorrinolaringologia.

José Otávio Costa Auler Jr.
Luis Yu
Coordenadores da Série

Prefácio

A Disciplina de Otorrinolaringologia do Hospital das Clínicas da Faculdade de Medicina da Universidade de São Paulo foi criada em 1912, e, após o início da Residência Médica em 1953, tornou-se o serviço que mais formou otorrinolaringologistas para o Brasil e para vários países do mundo. São cerca de 421 médicos especializados desde a criação do serviço.

Os professores e médicos assistentes atuam junto aos residentes, ensinando não só medicina, com todas as particularidades clínicas e cirúrgicas, mas sobretudo transmitindo lições de vida, apoio constante, postura ética e humanismo frente aos pacientes.

A Otorrinolaringologia da Faculdade de Medicina da Universidade de São Paulo fez a História da Otorrinolaringologia Brasileira. Todos têm reconhecimento nacional e internacional nas áreas de ensino e pesquisa.

O conhecimento prático de mais de 100 anos de atividade foi sintetizado neste Manual, para que os jovens médicos em formação possam consultar as bases do diagnóstico e tratamento das principais doenças da especialidade.

Aproveitem a leitura!

Ricardo Ferreira Bento
Professor Titular de Otorrinolaringologia
da Faculdade de Medicina da Universidade de São Paulo

Apresentação do Volume

Neste volume sobre a Otorrinolaringologia, procuramos preparar um texto objetivo, atual e, ao mesmo tempo, completo, abrangendo todas as áreas da especialidade. Com este texto, o médico, residente ou não, de qualquer especialidade, poderá se atualizar e se orientar para as principais situações que irá se deparar na rotina médica.

Esperamos que desfrute do texto e que seja útil na sua prática clínica.

Os Editores

Sumário

» Parte 1: Rinologia e cirurgia plástica facial

1. Epistaxe, 3
Georgiana Hueb Campos Rocha

2. Rinossinusites e suas complicações, 13
Nataly Caroline de Almeida Albornoz

3. Rinoplastia, 27
Julia Stabenow Jorge

4. Polipose nasossinusal, 55
Rafael Costa Lopes Ramos

5. Rinite, 61
Isaac Andrade Matos Júnior

6. Fibrose cística e dicinesia ciliar, 73
Diego Toniolo do Prado

7. Trauma nasal, 83
Edson Leite Freitas

8. Fístula liquórica, 93
Sang Yun Sin

» Parte 2: Otologia e otoneurologia

9. Surdez súbita, 109
Máriton de Araújo Sousa Borges

10. Doenças da orelha externa, 117
Guilherme Horbilon de Castro

11. Ototoxicidade,   129
Fernando Raul Silva Gando

12. Otite média aguda,   139
Fabio de Alencar Rodrigues Junior

13. Otite média secretora,   147
Maíra Garcia Martins

14. Otite média crônica,   159
Mariana Ferreira Sbrana

15. Perda auditiva induzida por ruído (PAIR), trauma sonoro agudo e barotrauma,   173
Gabriel Henrique Risso

16. Otosclerose,   185
Mabel Aymé Quéliz González
José Celso Rodrigues de Souza

17. Tumores do ângulo pontocerebelar,   199
Matheus Simão Marcos

18. Triagem auditiva neonatal (TAN),   215
Iryna Hirata Prist

19. Trauma do osso temporal,   227
Natália Cândido de Sousa

20. Paralisia facial periférica,   241
Renata Ferraz Rafael

21. Vestibulopatias periféricas,   253
Fernando Mathias Pereira de Miranda

22. Vestibulopatias centrais,   265
Luis Gustavo Cattai Zamboni

23. Zumbido, 275
Danilo Martin Real

24. Abordagem da surdez, AASI e princípios do implante coclear, 281
Ana Carolina Feitosa Riedel

» Parte 3: Bucofaringolaringologia

25. Granulomatoses, 295
Clayson Alan dos Santos

26. Traqueostomia, 305
Carla Freire de Castro Lima

27. Faringoamigdalites e hipertrofia de adenoide, 311
Abilene Vaz Sacramento Pinho Lucas

28. Laringites agudas e crônicas, 325
Karen Kaori Handa

29. Abscessos cervicais, 337
Daniel Vasconcelos D'Avila
Ronaldo Frizzarini
Rui Imamura

30. Paralisia de pregas vocais, 357
Marcelo Yukio Maruyama

31. Síndrome da apneia obstrutiva do sono (SAOS), 367
Danielle Yuka Kobayashi

32. Estomatites, 387
Renata Christofe Garrafa

33. Manifestações otorrinolaringológicas do refluxo gastroesofágico, 401
Carolina Beatriz Gonzalez de Oliveira

34. Massas cervicais congênitas,   411
Érica Ferreira do Nascimento

35. Sialoadenites,   421
André Alcantara Csordas

36. Alterações da deglutição,   433
Gabriel Rassi de Andrade Vaz

37. Neoplasias malignas das vias aerodigestivas,   449
Rebeca Silva Chiabai Loureiro

Índice remissivo,   461

Parte 1

Rinologia e cirurgia plástica facial

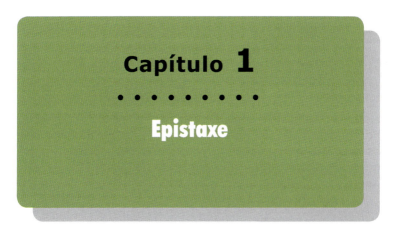

Georgiana Hueb Campos Rocha

Definição

A epistaxe é definida como o sangramento proveniente da mucosa nasal, sendo a urgência otorrinolaringológica mais frequente. Cerca de 60% das pessoas terá um episódio de epistaxe ao longo da vida. Na maioria das vezes, a hemorragia é autolimitada e sem maiores consequências. Pouco mais de 5% dos casos necessitam de tratamento médico, com taxa de mortalidade menor do que 0,01%. A epistaxe apresenta distribuição igual entre os sexos e acomete todas as faixas etárias, com uma prevalência antes dos dez anos ou entre 45 e 65 anos de idade.

Anatomia

A irrigação sanguínea nasal é proveniente da artéria carótida interna e, principalmente, pela externa (através dos ramos nasais da artéria maxilar). A artéria maxilar é uma das artérias da carótida externa que, após atravessar o forame esfenopalatino (artéria esfenopalatina), emite dois ramos terminais que alcançam a cavidade nasal: a artéria nasal posterior lateral e a artéria septal posterior. A artéria nasal posterior lateral distribui-se pela concha média, parede lateral do meato médio e dorso da concha inferior. Já a artéria septal posterior distribui-se pela parede posterolateral e superior do nariz e septo nasal posterior. Também ramo da artéria maxilar, a artéria palatina descendente penetra a cavidade nasal próxima ao forame esfenopalatino, originando a artéria palatina maior. Esta, por sua vez, penetra o palato e passa pelo forame incisivo, irrigando a região anterior do septo e assoalho nasal. A artéria facial, ramo direto da carótida externa, emite a artéria labial superior, que penetra a cavidade nasal e se distribui na parte anterior nasal.

O sistema da carótida interna origina a artéria oftálmica, que emite a artéria etmoidal anterior (AEA) e posterior (AEP). A AEA é responsável pela irrigação do terço anterior da parede lateral do nariz e a parte correspondente do septo, enquanto a AEP irriga a área da concha superior e sua zona correspondente no septo (Figura 1.1).

Na região anterior do septo ocorre uma extensa rede anastomótica entre as artérias palatina maior, esfenopalatina, labial superior e ramos septais da artéria etmoidal anterior, constituindo o plexo de Kiesselbach, ou área de Little. A maioria dos sangramentos anteriores se origina nessa região, uma vez que os vasos sanguíneos são revestidos por uma fina membrana de mucosa. Já o plexo de Woodruff localiza-se na região posterior da fossa nasal, sendo a origem da maior parte dos sangramentos posteriores. Na literatura, existe controvérsia quanto à sua formação, com a maioria dos autores considerando-o uma anastomose entre ramos da artéria maxilar (principalmente artéria nasal posterior) e da artéria faríngea ascendente.

Topodiagnóstico

A identificação do ponto sangrante é de suma importância para o manejo da epistaxe. Em 80% dos casos de epistaxe, o foco do sangramento encontra-se na região nasal anterior. São casos de mais fácil controle e tratamento. Em contrapartida, os sangramentos das regiões posteriores das fossas nasais são menos frequentes e mais difíceis de serem tratados, normalmente necessitando de medidas mais invasivas. Na Tabela 1.1, visualizamos as principais causas de sangramentos nasais.

Figura 1.1 Vascularização nasal.

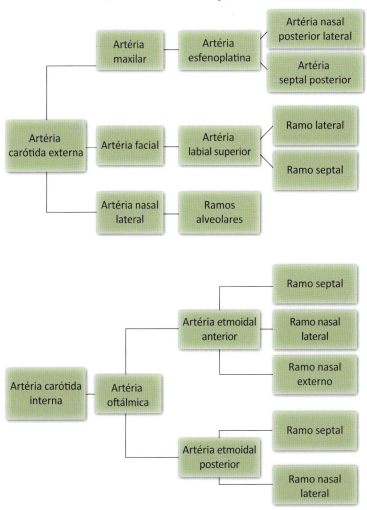

Tabela 1.1 Etiologias da epistaxe.

Etiologias	Exemplos
Alterações locais	Perfuração ou desvio septal; rinite; rinossinusite; fratura ou cirurgia nasal; trauma digital; corpo estranho e agentes químicos (como cocaína e vapores de metais pesados).
Alterações hematológicas	Leucemia; anemia; púrpura; hemofilia e linfoma.
Alterações sistêmicas	Hipertensão arterial sistêmica e arteriosclerose.
Medicações	AAS; anticoagulantes e anti-inflamatórios não hormonais.
Tumores nasais	Papiloma invertido; carcinoma e nasoangiofibroma.
Outras causas	Alcoolismo; doença de Osler-Weber-Rendu (telangectasia hemorrágica família); nefrite crônica e doença hepática.

Fonte: Acervo do autor.

Abordagem inicial

A abordagem terapêutica deve levar em conta a localização do sangramento, sua gravidade e repercussão clínica. A maioria dos sangramentos nasais é de pequeno volume e autolimitado. No atendimento inicial, deve-se priorizar a proteção da via aérea e estabilização das condições hemodinâmicas do paciente, como preconizado pelo ATLS – *Advanced Trauma Life Support*. O médico deve estar devidamente paramentado (avental, óculos de proteção, máscara e luvas), com instrumental apropriado e sob iluminação adequada. Durante a anamnese do paciente, deve-se questionar a intensidade do sangramento, duração, se uni ou bilateral, história de trauma nasal, hábitos, vícios, comorbidades, uso de medicações e história familiar de sangramentos. Após o exame físico geral, inicia-se a avaliação específica.

Com o paciente sentado, deve-se observar a existência de sangramento ativo pelas narinas ou pela orofaringe à oroscopia. O exame das fossas nasais inicia-se com vasoconstrição e anestesia tópica. Com a ajuda de uma pinça baioneta, são colocados algodões embebidos em solução de lidocaína com adrenalina diluída a 1:2000. Essa medida permite melhor avaliação, auxiliando na localização da origem do sangramento. Caso o sangramento seja intenso, fazem-se necessários exames laboratoriais, como hematócrito e hemoglobina, com o objetivo de mensurar a perda sanguínea. Tipagem sanguínea também torna-se necessária. A tomografia computadorizada dos seios paranasais deve ser solicitada em casos de trauma de face ou se for necessário avaliar a presença de sinusopatia e tumores. A angiografia é útil em casos de suspeita de aneurismas arteriais ou tumores vasculares.

Tratamento específico

Para a escolha do melhor tratamento, deve-se levar em conta a localização e etiologia do sangramento.

Epistaxe anterior

1. Cauterização:

A cauterização química pode ser utilizada quando se identifica o local do sangramento e se este é de pouca quantidade, normalmente com origem na região anterior do septo nasal (plexo de Kiesselbach), na área de Little. A cauterização pode ser realizada com o ácido tricloroacético ou nitrato de prata, promovendo esclerose dos vasos e espessamento da mucosa. Possíveis complicações: piora do sangramento, se houver rotura do vaso cauterizado, lesões de pele na região do vestíbulo nasal, ulceração da mucosa ou perfuração septal, se realizada a cauterização anterior bilateral simultaneamente. A cauterização elétrica é uma técnica de baixa morbidade, rápida e efetiva. Pode ser utilizada caso o sangramento pontual persista após a cauterização química. Além disso, com o auxílio de um endoscópico, é possível o acesso à região posterior da cavidade nasal.

2. Tamponamento nasal anterior:
É amplamente utilizado para controle das epistaxes. É útil em casos de sangramentos difusos, em que não se identifica o ponto sangrante e aqueles refratários à cauterização. O tampão pode ser confeccionado pelo médico ou industrializado.

Gaze com vaselina: com a ajuda de uma baioneta e espéculo nasal, a cavidade nasal é preenchida, do assoalho até o teto nasal, de posterior para anterior, com várias camadas superpostas de gaze embebida em vaselina.

Dedo de luva: introduz-se uma ou duas gases em um dedo de luva de látex, depois este é envolto com lubrificante e introduzido na fossa nasal com a ajuda de uma baioneta. Após a introdução, fixe-o com um ponto em uma gaze, evitando assim o risco de aspiração e obstrução de vias aéreas.

Merocel®: constituído por uma espuma de polímeros sintéticos, pode ser expandido com a colocação de soluções salinas no interior da região nasal.

Gelfoam®/Surgicel®: são esponjas absorvíveis, que promovem a trombogênese. São confortáveis para o paciente e de fácil aplicação.

O tempo médio dos tampões citados é de 48h, com taxa de falha no controle da epistaxe em torno de 20% a 25%. O tampão anterior costuma ser desconfortável para o paciente e pode causar refluxo vagal, dor, sinusopatia, epífora e lesões da mucosa nasal com possíveis novos focos de sangramentos.

Epistaxe posterior

1. Tamponamento nasal posterior:
Normalmente, uma sonda de Foley (calibre 12 a 14) é introduzida pela fossa nasal, em direção à rinofaringe. Pela oroscopia, após visualizar a ponta da sonda atrás do palato mole, o *cuff* é insuflado com 10 mL a 15 mL de água destilada e traciona-se a sonda, através de um cordonel, até impactar na rinofaringe. Na sequência, realiza-se o tamponamento anterior (Figura 1.2). O *cuff* deve ser desinsuflado em 48h e, 24h após o esvaziamento, se o paciente não apresentar sangramento, a sonda deve ser retirada. Existem tampões específicos, mais confortáveis. São dois balões insufláveis;

o menor (de 10 mL) é colocado na rinofaringe e o maior (de 30 mL) é posicionado na fossa nasal.

Assim como o tampão nasal anterior, o posterior também é desconfortável para o paciente e pode gerar dor, reflexo vagal, perfurações septais, sinéquias, sinusopatia, necrose alar de columela e palato. Deve-se ficar atento à possibilidade da Síndrome do Choque Séptico com o tamponamento nasal. Nesse quadro, o paciente desenvolve febre, hipotensão, descamação e hiperemia de mucosa. Todo paciente com tampão posterior deve permanecer internado e receber antibioticoterapia.

Figura 1.2 Paciente em vista frontal e perfil, com sonda de Foley à esquerda (tampão posterior), tampão anterior à esquerda em dedo de luva e, para auxílio na fixação, curativo nasal.

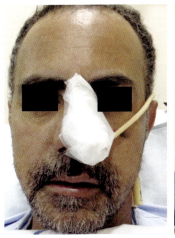 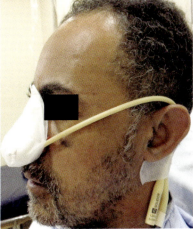

Fonte: Acervo do autor.

2. Cirurgia:

É indicada nos casos de persistência do sangramento nasal apesar de tamponamento adequado. Muitos autores sugerem a ligadura da artéria esfenopalatina como a melhor opção diante de um caso de sangramento posterior em um paciente sem contra indicação ao procedimento cirúrgico. É cada vez mais precoce a indicação cirúrgica como opção terapêutica em epistaxes graves, sangramentos difusos e de difícil localização, diminuindo, com isso, o tempo de internação hospitalar e custos.

2. a) Ligadura da artéria esfenopalatina:
Em 90% dos casos cirúrgicos, realiza-se a ligadura da artéria esfenopalatina por via endoscópica. Esse procedimento apresenta taxa de sucesso de 87% a 100% e baixa morbidade quando comparado a outras técnicas. É uma técnica relativamente simples, segura e efetiva. No ato cirúrgico, deslocava-se medialmente a concha média e identificava-se, com uma pinça palpadora, a região de transição entre a fontanela maxilar posterior e a porção perpendicular do osso palatino. Na área da transição, realiza-se incisão vertical na mucosa da parede lateral, até o nível da concha inferior. Um retalho mucoperiosteal é confeccionado ao longo da região posterior e superior do nariz (indo até a transição do meato médio com o superior). Com isso, o feixe fibroneurovascular é alcançado juntamente com o forame esfenopalatino. A artéria deve ser isolada e realiza-se nela a cauterização e/ou ligadura com clipe vascular. Retorna-se O retalho mucoperiosteal deve ser retornado à sua posição inicial.

2. b) Ligadura da artéria etmoidal anterior:
Pode ser indicada em casos de epistaxes que persistam mesmo após a ligadura de artérias esfenopalatina ou maxilar ou quando há sangramento ativo na região superior da fossa nasal, acima da concha média. Pode ainda ser feita em conjunto com esses últimos procedimentos, se o foco do sangramento não for identificado antes ou durante a cirurgia. As artérias etmoidais são responsáveis por cerca de 15% da irrigação da mucosa nasal. O acesso pode ser feito por via endonasal ou pela via externa (técnica de Lynch).

2. c) Ligadura da artéria maxilar:
A ligadura da artéria maxilar é feita principalmente pelo acesso transmaxilar, via Calwell-Luc. Realiza-se a remoção da parede posterior do seio maxilar para exposição da fossa pterigopalatina, com identificação da artéria maxilar. É possível ainda o acesso intraoral, em que é realizada uma incisão na mucosa da maxila, ao nível do segundo molar, no sulco gengivolabial, sendo possível identificar a artéria maxilar e seus ramos. Apresenta falha em

aproximadamente 15% dos casos, por dificuldade na identificação da artéria ou ligadura incompleta.

2. d) Ligadura da artéria carótida externa:
Apresenta maior índice de falha em razão da ampla rede de anastomoses arteriais do nariz. Além disso, apresenta a desvantagem de estar afastada do ponto sangrante.

3. Embolização:

É indicada para pacientes sem controle do sangramento nasal, após ligaduras das artérias esfenopalatinas e etmoidais ou pacientes com contraindicação ao procedimento cirúrgico. Quando bem indicada, apresenta índice de sucesso em torno de 90% dos casos. Sob anestesia local, a artéria femoral é cateterizada e chega-se então até a artéria maxilar e seus ramos, que podem ser obliterados com Gelfoam® ou microesferas. A desvantagem desse método é o alto custo e a contraindicação à embolização das artérias etmoidais (por serem ramos da carótida interna, a embolização nesse território apresenta alto risco de acidente vascular cerebral).

Orientações

Diante de todo caso de epistaxe, o paciente deve ser orientado com medidas preventivas para evitar o sangramento, como: banho frio, ingestão de alimentos frios, evitar esforço físico e exposição ao sol. Compressas de gelo em dorso nasal também são úteis no controle da epistaxe.

Bibliografia consultada

1. Abdo T, Lessa MM, Voegels RL. Epistaxe. In: Voegels RL, Lessa M. Rinologia e Cirurgia Endoscópica dos Seios Paranasais. Rio de Janeiro: Revinter, 2006. Cap.21, p.223-32.

2. Araujo Filho BC, Weber R, Pinheiro Neto CD, et al. Anatomia endoscópica da artéria etmoidal anterior: estudo de dissecção em cadáveres. Rev Bras Orl. 2006:302-8.

3. Arbulú CZ, Tsuji RK, Lessa MM, et al. Grave complicação do tratamento de epistaxe: relato de caso. Rev Bras Orl. 2004;70(1):124-8.

4. Balbani APS, Formigoni GGS, Butugan O. Tratamento da Epistaxe. Rev Assoc Med Bras. 1999;45(2).

5. Mendonça ML, Andrade NA. Tratado de Otorrinolaringologia e Cirurgia Cervicofacial. 2.ed. São Paulo: Roca, 2011. Vol. III, p.275-83.

6. Morgan DJ, Kellerman R. Epistaxis: evaluation and treatment. Prim Care. 2014;41(1):63-73.

7. Navarro JAC, Navarro PL, Navarro ML. Tratado de Otorrinolaringologia e Cirurgia Cervicofacial. 2.ed. São Paulo: Roca, 2011. Vol. I, p.614-40.

8. Romano FR, Cahali RB, et al. Epistaxe maciça decorrente de pseudoaneurisma traumático de artéria carótida interna: relato de um caso. São Paulo: Arquivos da Fundação de Otorrinolaringologia, 2000. p.152-7.

9. Santos PM, Lepore ML. Epistaxis. Head and Neck Surgery-Otolaryngology. 3.ed. Philadelphia: JB. Lippincott, 2001. Vol.1, p.415-28.

10. Voegels RL, Thomé DC, Iturralde PPV, et al. Ligadura da artéria esfenopalatina via endoscópica no tratamento da epistaxe posterior severa. Rev Bras Orl. 2003;69(1):48-52.

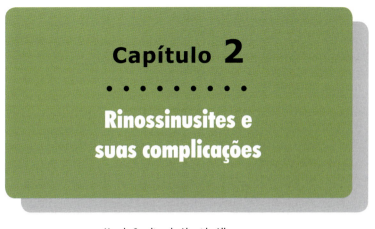

Nataly Caroline de Almeida Albornoz

Definição clínica

A rinossinusite consiste em uma inflamação da mucosa nasossinusal, podendo ser classificada em:

- » rinossinusite aguda;
- » rinossinusite crônica;
- » rinossinusite aguda recorrente;
- » exacerbações agudas de rinossinusite crônica.

A **rinossinusite aguda (RSA)** em adultos é definida como uma inflamação do nariz e dos seios paranasais com duração de até quatro semanas, acompanhada obrigatoriamente dos sintomas a seguir:

- » obstrução/congestão nasal ou rinorreia (anterior e/ou posterior);
- » dor/pressão em face ou hiposmia.

Sintomas relacionados à via aérea superior (dor de garganta, rouquidão, dor na arcada dentária superior e tosse) e sintomas inespecíficos, como fadiga, febre baixa e mal-estar, podem estar presentes nos quadros de RSA.

Em crianças, o diagnóstico de RSA é feito na presença de dois ou mais dos seguintes sintomas:

- » obstrução/congestão nasal;
- » rinorreia purulenta;
- » tosse.

A **rinossinusite crônica (RSC)** em adultos é definida como uma inflamação sinusal que persiste por mais de 12 semanas e é caracterizada pela presença de ao menos dois dos seguintes sinais e sintomas:

- » obstrução/congestão nasal;
- » rinorreia mucopurulenta (anterior, posterior ou ambas);
- » dor/pressão em face;
- » hiposmia.

Além desses sinais e sintomas, é necessária a documentação da inflamação por meio da presença de ao menos um dos seguintes achados:

- » rinorreia purulenta ou edema no meato médio ou da região etomidal anterior;
- » polipose nasal no meato médio e/ou na cavidade nasal;
- » imagem radiográfica mostrando processo inflamatório nos seios paranasais.

Essa confirmação objetiva da inflamação sinusal poderá ser feita por meio de visualização direta (telescopia nasal ou rinoscopia anterior) ou pela tomografia computadorizada de seios paranasais (Figura 2.1). A rinoscopia anterior pode ser feita utilizando um espéculo nasal ou otoscópio.

A RSC em crianças difere da dos adultos apenas no ponto em que a tosse é um sintoma mais significativo do que a hiposmia.

A **rinossinusite aguda recorrente (RSAR)** é definida quando constatados quatro ou mais episódios de RSA por ano, com resolução completa entre os episódios, e cada episódio deve preencher os critérios de RSA previamente mencionados.

A **exacerbação aguda de rinossinusite crônica** é definida como a piora súbita dos sintomas em um paciente que já possui o diagnóstico de RSC, com o retorno dos sintomas aos níveis que estavam após o tratamento da agudização.

Figura 2.1 Tomografia computadorizada de seios paranasais, corte coronal, evidenciando processo inflamatório nos seios maxilares e etmoide anterior em paciente com quadro clínico de RSC.

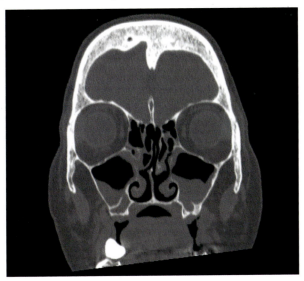

Fonte: Acervo pessoal da autora.

Rinossinusite aguda

A rinossinusite aguda ainda pode ser classificada em:

» **rinossinusite viral aguda/resfriado comum:** sintomas por menos de 10 dias e sem piora progressiva dos sintomas;
» **rinossinusite aguda bacteriana (RSAB):** persistência dos sintomas por mais de 10 dias ou piora dos sintomas após 5 dias do início do quadro. Os sintomas associados a RSAB são:
  – dor local importante (com predominância unilateral);

- descarga nasal (com predominância unilateral) e secreção purulenta em cavidade nasal;
- *double sickening*, ou seja, piora do quadro clínico após um período de melhora da doença.

Não há recomendação de imagens radiológicas para o diagnóstico de rinossinusite aguda, exceto se houver presença de complicações.

Rinossinusite crônica

A rinossinuite crônica pode ser classificada em:

» RSC sem polipose;
» RSC com polipose.

A rinossinusite crônica com polipose, tanto em adultos quanto em crianças, requer a visualização dos pólipos nasais na fossa nasal ou no meato médio juntamente com a presença dos sintomas já descritos. A tomografia computadorizada auxilia na definição da extensão da lesão, na visualização da integridade da órbita e na avaliação de alterações ósseas no labirinto sinusal.

Na maioria das vezes, a polipose nasal apresenta-se bilateralmente, assim, a polipose unilateral requer investigação para excluir outras patologias, como neoplasias, papiloma invertido, pólipo antrocoanal e rinossinusite fúngica alérgica.

Rinossinusite crônica e doenças associadas

Identificar condições que estão associadas ao quadro de rinossinusite crônica ou rinossinusite aguda recorrente é essencial para o manejo adequado do quadro. A seguir, algumas doenças crônicas que estão associadas a RSC/RSAR:

» asma;
» fibrose cística;
» imunodeficiências;
» discinesia ciliar.

A presença de alguma dessas condições são decisivas na opção da abordagem terapêutica da RSC/RSAR.

Tratamento das rinossinusites
Rinossinusite aguda viral
Medicação sintomática é opcional:

» analgésico;
» corticoide nasal;
» lavagem nasal com soro fisiológico.

Rinussinusite aguda bacteriana
Medicação sintomática é opcional:

» analgésico;
» corticoide nasal;
» lavagem nasal com soro fisiológico.

Manejo inicial:

» pode-se oferecer conduta expectante ao paciente se for garantido um controle rigoroso da evolução do paciente pelo médico, devendo-se introduzir antibiótico se não houver melhora após 7 dias de evolução ou se piora do quadro a qualquer momento;
» se optada pela introdução de antibiótico, a primeira linha de antibiótico recomendada é a Amoxacilina (com ou sem Clavulanato) por 5 a 10 dias para a maioria dos adultos.

Rinossinusite crônica

» **RSC sem polipose**: recomenda-se uso de corticoide nasal e irrigação nasal salina. Na ausência de melhora dos sintomas, opta-se por uso de antibiótico oral por até 3 semanas. Tendo nova falha de tratamento, considerar cirurgia endoscópica nasossinusal.
» **RSC com polipose**: recomenda-se uso de corticoide nasal, irrigação nasal salina, cursos curtos de corticoesteroide oral, dessensibilização à aspirina, se paciente com doença respiratória exacerbada pela aspirina (DREA). Na ausência de melhora dos sintomas, considerar cirurgia endoscópica nasossinusal.
» **Terapias contraindicadas (RSC com e sem polipose):** antibioticoterapia endovenosa, antifúngicos (oral ou tópico), prata coloidal.

» **Terapias opcionais (RSC com e sem polipose)**: macrolídeos e avaliação do sistema imune do paciente.

Complicações das rinossinusites

Existem diversos fatores predisponentes para o surgimento de complicações nas rinossinusites, podendo ser divididos em anatômicos e relacionados ao hospedeiro:

Fatores anatômicos:

» presença de delgada lâmina óssea, separando os seios paranasais e estruturas orbitárias e cerebrais;
» variações anatômicas, como protrusão das carótidas e nervos ópticos;
» drenagem venosa dos seios paranasais, realizada através de veias não valvuladas.

Fatores do hospedeiro:

» pacientes imunodeprimidos.

O diagnóstico de complicações de rinossinusites deve ser feito o mais precocemente possível, e deve-se buscar um tratamento multidisciplinar, além da otorrinolaringologia, outras especialidades, como a oftalmologia, neurologia e neurocirurgia, muitas vezes atuarão em conjunto para oferecer o melhor tratamento possível.

As complicações são classificadas em:

» complicações orbitárias;
» complicações ósseas;
» complicações intracranianas.

Complicações orbitárias

As complicações orbitárias são as mais frequentes, a RSA é a causa mais comum de infecções orbitárias, estabelecendo-se preferencialmente em crianças, sendo o seio etmoidal o principal responsável.

A grande importância da sinusite como fonte de infecções orbitárias talvez resida em algumas características anatômicas das cavidades paranasais e orbitárias:

» presença de delgada lâmina óssea (lâmina papirácea), eventualmente, deiscente em alguns pontos, que separa a mucosa do seio etmoidal anterior do conteúdo orbitário;
» a drenagem venosa dos seios paranasais realizada através de veias não valvuladas, permitindo fluxo sanguíneo retrógrado entre etmoide, órbita e conteúdo intracraniano;
» septo orbitário, que é uma deflexão da periórbita (periósteo) que reveste a cavidade orbital, constituindo uma barreira anatômica.

Dessa forma, observamos que as vias de disseminação podem ser hematogênicas, por contiguidade e continuidade.

As complicações orbitárias podem ser classificadas de acordo com Chandler *et al.* (com base na extensão ou não do processo infeccioso além do septo orbitário) (Tabela 2.1).

Tabela 2.1 Classificação de Chandler *et al.*

Grupo 1	Celulite periorbitária	• Edema palpebral. • Não há limitação da movimentação ocular. • Acuidade visual preservada.
Grupo 2	Celulite orbitária	• Proptose, quemose e hiperemia de conjuntiva podem estar presentes. • Acuidade visual preservada. • Ausência de oftalmoplegia.
Grupo 3	Abscesso subperiosteal	• Proptose. • Edema palpebral. • Limitação do movimento ocular. • Acuidade visual pode estar prejudicada.
Grupo 4	Abscesso orbitário	• Proptose irredutível. • Quemose. • Oftalmoplegia. • Diminuição da acuidade visual pode estar presente.

(***Continua***)

Tabela 2.1 Classificação de Chandler et al. (*Continuação*)

Grupo 5	Trombose do seio cavernoso	• Progressão da celulite orbitária para olho contralateral. • Quemose rapidamente progressiva. • Oftalmoplegia. • Engurgitamento venoso retiniano. • Deterioriação clínica do paciente com febre alta e prostração. • Diminuição de acuidade visual. • Sinais meníngeos.

Fonte: Chandler JC, Lagenbrunner DL, Stevens ER. The pathogenesis of orbital complications in acute sinusitis. Laryngoscope 1970;80:1414-18.

Mortimore e Wormald propuseram uma nova classificação, retirando a trombose do seio cavernoso das complicações orbitárias e colocando nas complicações intracranianas. A seguir classificação proposta por Mortimore (Tabela 2.2).

Tabela 2.2 Classificação de Mortimore.

Grupo 1	Infecção pré-septal	1a) Celulite 1b) Abscesso
Grupo 2	Infecção pós-septal subperiosteal	2a) Celulite 2b) Abscesso
Grupo 3	Infecção pós-septal intraconal	3a) Celulite 3b) Abscesso

Fonte: Mortimore SG, Wormald PI. The Groot Schuur hospital classification of the orbital complications of sinusitis. Laryngol Otol 1997;3:719-23.

O tratamento das complicações orbitárias dependerá da gravidade do quadro, os princípios básicos são:

» internação hospitalar;
» avaliação do oftalmologista;
» antibioticoterapia endovenosa de largo espectro, visando cobrir os principais agentes (*Haemophilus influenzae, Streptococcus pneumoniae e Staphylococcus aureus*);

Figura 2.2 Olho esquerdo com complicação orbitária secundária à RSA.

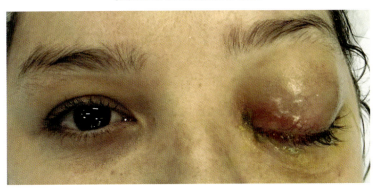

Fonte: Acervo pessoal da autora.

» abordagem cirúrgica em casos de perda visual, abscessos, piora clínica e ausência de resposta após 24h a 48h de antibioticoterapia adequada. Atualmente, a técnica endoscópica é a mais utilizada.

Os antibióticos sugeridos são:

» adultos: Clindamicina, Ceftriaxona, Amoxacilina com Clavulanato;
» crianças: os mesmos dos adultos, também podendo ser utilizada a associação de Oxacilina com Cetriaxona.

Complicações ósseas

A infecção nasossinusal pode estender-se para os ossos causando osteomielite, sendo o osso frontal o mais acometido.

Clinicamente, a osteomielite da tábua anterior do frontal apresenta-se como um edema flutuante na região frontal, sem sinais flogísticos. A essa alteração damos o nome de "tumor de Pott". Quando a osteomielite acomete a tábua posterior frontal, a infecção pode disseminar-se por contiguidade ou via hematogênica, causando meningite, abscesso epidural ou abscesso cerebral.

Na suspeita de complicação óssea, deve-se solicitar tomografia computadorizada para a avaliação da lesão e sua extensão.

O tratamento dessas complicações consiste na internação hospitalar, drenagem cirúrgica do abscesso, antibioticoterapia endovendosa adequada (Clindamicina tem boa penetração óssea).

Complicações intracranianas

São complicações raras, mas que devem ser sempre excluídas, pois são potencialmente letais ou podem causar sequelas neurológicas.

As principais complicações são:

- » meningite;
- » abscesso extradural;
- » abscesso subdural;
- » abscesso cerebral;
- » paralisia isolada do nervo oculomotor ou do nervo abduscente;
- » trombose do seio cavernoso.

Para realizar o diagnóstico dessas complicações, o médico deve realizar um exame neurológico completo do paciente, atentando para a presença de sinais meníngeos e de aumento da pressão intracraniana.

A realização de exames de imagem, como a TC de crânio e/ou a ressonância nuclear magnética de crânio (RNM), é necessária para a conclusão do diagnóstico. A punção lombar auxiliará no diagnóstico de meningite, após o exame de imagem ter excluído a possibilidade de um abscesso.

Com relação ao tratamento, é importante ressaltar a importância de um seguimento conjunto com a neurologia e a neurocirurgia nos casos de complicações intracranianas. O tratamento consistirá no uso de antibioticoterapia, que ultrapasse a barreira hematoencefálica, e drenagem cirúrgica, a critério do neurocirurgião.

Rinossinusite fúngica

A rinossinusite fúngica (RSF) é classificada na relação imunológica entre o fungo e o hospedeiro e no grau de invasão da mucosa. A seguir, a Tabela 2.3 com os tipos de RSF invasiva e não invasiva e suas características.

Tabela 2.3 Tratado de Otorrinolaringologia ABORL-CCF 2011.

Rinossinusite invasiva	RSF invasiva aguda (fulminante)	• Imunocomprometidos. • Alta morbidade e mortalidade. • Invasão vascular ao exame histopatológico. • Evolução < 4 semanas. • Aspergilose (neutropênicos). • Zigomicetos (diabéticos).
	RSF invasiva granulomatosa	• Quase exclusivamente do Sudão. • Acomete imunocompetentes. • *Aspergillus flavus*. • Massa expansiva em bochechas e proptose. • Granuloma não caseoso.
	RSF invasiva crônica	• Evolução > 4 semanas. • Diabéticos tipo II. • Invasão vascular ausente ou mínima, invasão do tecido subepitelial. • *Aspergillus* é o micro-organismo mais comum. • Secreção mucossanguinolenta.
Rinossinusite não invasiva	Bola fúngica	• Clínica semelhante à RSC. • Imunocompetente. • TC evidencia opacificação completa ou subtotal do seio envolvido (geralmente, único seio). • Acomete os seios paranasais em ordem decrescente: maxilar, esfenoide, frontal, etmoide. • Tratamento cirúrgico. • As espécies de *Aspergillus* são as mais encontradas.

(Continua)

Tabela 2.3 Tratado de Otorrinolaringologia ABORL-CCF 2011.
(*Continuação*)

Rinossinusite não invasiva	Infestação fúngica saprófita	• Fungos visíveis em crostas e na mucosa do nariz ou nos seios paranasais. • Mais frequente em pacientes com cirurgia endoscópica prévia.
	RSF eosinofílica, incluindo a RSF alérgica	• Acometimento de múltiplos seios paranasais. • RSC. • Atopia. • Polipose. • Deformidade facial sem invasão fúngica da mucosa. • Mucina eosinofílica com poucas hifas e cristais de Charcot – Leyden. • Várias espécies de fungos.

Figura 2.3 TC de seios paranasais evidenciando velamento unilateral com focos de calcificação em seio maxilar esquerdo. Imagem compatível com bola fúngica.

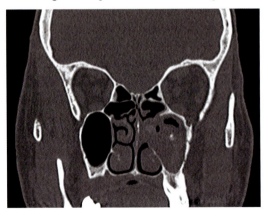

Fonte: Acervo pessoal da autora.

Bibliografia consultada

1. Butugan O; Balbani APS, Vogels RL, Classificação das Complicações Orbitais das Rinossinusites, Brazilian Journal of Otorhinolaynology 2001; vol. 67;551-555

2. Chandler JC, Lagenbrunner DL, Stevens ER. The pathogenesis of orbital complications in acute sinusitis. Laryngoscope 1970;80:1414-18.

3. Fokkens WJ, Lund VJ, Mullol J, et al. EPOS 2012: European position paper on rhinosinusitis and nasal polyps 2012. A summary for otorhinolaryngologists. Rhinology. 2012;50(1):1-12.

4. Mortimore SG, Wormald PI. The Groot Schuur hospital classification of the orbital complications of sinusitis. Laryngol Otol 1997;3:719-23.

5. Orlandi RR, Kingdom TT, Hwang PH, et al. International Consensus Statement on Allergy and Rhinology: Rhinosinusitis. Int Forum Allergy Rhinol. 2016 Feb;6 Suppl 1:S22-209.

6. Rosenfeld RM, Piccirillo JF, Chandrasekhar SS, et al. Clinical practice guideline (update): adult sinusitis. Otolaryngol Head Neck Surg. 2015;152(2 Suppl):S1-S39.

7. Tratado de Otorrinolaringologia e Cirurgia Cervicofacial. 2.ed. São Paulo: ABORL-CCF, 2011.

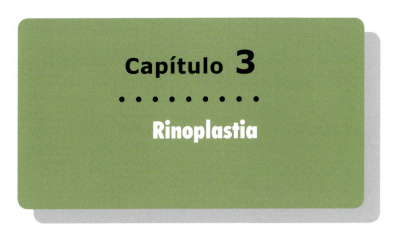

Capítulo 3
Rinoplastia

Julia Stabenow Jorge

Introdução

O nariz possui um formato piramidal, contendo duas cavidades separadas pelo septo nasal. A rinoplastia é uma cirurgia de movimentos precisos, na qual a margem de erro é medida em milímetros. Qualquer modificação estética deve preservar ou melhorar a respiração nasal, mantendo o equilíbrio entre forma e função.

Objetivos da rinoplastia:

» definição pré-operatória dos objetivos anatômicos;
» adequada exposição;
» preservação/restauração da anatomia normal e da via aérea nasal;
» correção de deformidades.

Anatomia cirúrgica

O nariz é uma pirâmide, cuja estrutura é composta de ossos e cartilagens, e é recoberta por pele, subcutâneo e sistema musculoaponeurótico superficial (SMAS). A pele é mais delgada sobre o dorso nasal e mais espessa na ponta e na raiz.

Figura 3.1 Topografia dos pontos nasais.

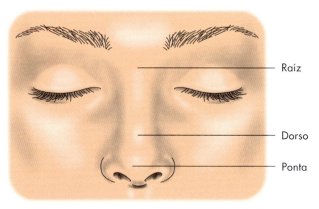

Fonte: Gunter et al., 2006.

Os ossos nasais e os processos frontais da maxila compõem o terço superior da pirâmide. O terço médio é composto pelas cartilagens laterais superiores e o terço inferior pelas cartilagens laterais inferiores ou alares.

O septo nasal separa as duas fossas nasais e possui tanto uma parte óssea como cartilaginosa. Anteriormente, situa-se a porção cartilaginosa, denominada cartilagem quadrangular, que repousa sobre a crista maxilar. Posterossuperiormente, a cartilagem se une à lâmina perpendicular do etmoide e posteroinferiormente ao vômer, ambas porções ósseas do septo nasal.

Figura 3.2 Estruturas de suporte da pirâmide nasal. As estruturas ósseas são os ossos nasais, o processo frontal da maxila e a espinha nasal anterior. As cartilagens alares ou laterais inferiores, as cartilagens laterais superiores e a cartilagem quadrangular do septo são a sustentação cartilaginosa do nariz.

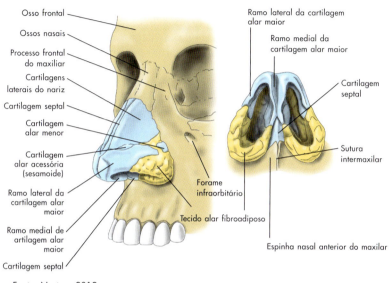

Fonte: Norton, 2012.

Figura 3.3 Anatomia do septo nasal.

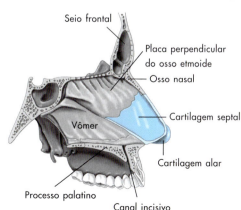

Fonte: Taub e Baker, 2013.

A área K (*keystone*) ou área fundamental são os nomes dados à junção do septo com as cartilagens laterais superiores e ossos nasais. Ela é a responsável pelo suporte da pirâmide nasal, e ressecções que a comprometam podem resultar em deformidades do tipo "nariz em sela" ou do tipo "V invertido", quando há um colapso das cartilagens laterais superiores em direção ao septo. De modo a preservar essa área, não se deve ressecar mais do que 1 centímetro superiormente e caudalmente da cartilagem quadrangular, seja para corrigir desvios septais ou para obter enxertos de cartilagem.

Figura 3.4 Área da cartilagem septal que pode ser removida (em amarelo), devendo-se preservar um apoio em forma de "L" superior e caudal de pelo menos 1 centímetro.

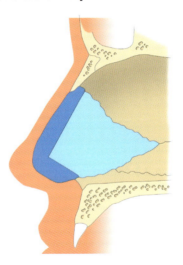

Fonte: Gunter *et al.*, 2006.

Válvulas nasais

» Válvula nasal interna: área de junção do septo com a cartilagem lateral superior, devendo esta formar um ângulo de pelo menos 15º, e com o assoalho nasal inferiormente e o corneto inferior lateralmente.

» Válvula nasal externa: bordas caudais das crura medial, intermédia e lateral das cartilagens laterais inferiores.

Figura 3.5 Válvulas nasais interna e externa.

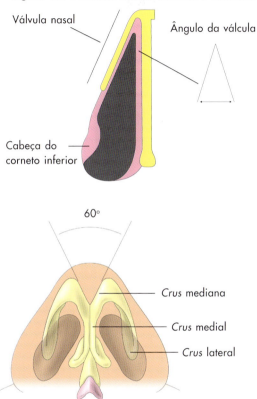

Fonte: Gunter et al., 2006.

Perfilometria

É o estudo das medidas da face, com o objetivo de detectar assimetrias a serem corrigidas. Programas que modificam as imagens não devem ser utilizados, uma vez que as retrações cicatriciais fogem ao controle do cirurgião, dando margem a questionamentos e processos jurídicos.

A fotografia pré e pós-cirúrgica é indispensável no que se refere ao planejamento cirúrgico, proteção legal do cirurgião e também para o ensino médico.

Figura 3.6 Fotografia pré-operatória. Fotos de frente, perfil, meio perfil e de base devem ser feitas tanto no pré como no pós-operatório.

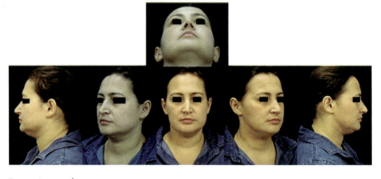

Fonte: Acervo do autor.

Os pontos de referência da face são importantes para realizar uma perfilometria correta, auxiliando nas principais medidas que a compõem.

Os terços e quintos faciais são medidas que ajudam a visualizar assimetrias da face a serem corrigidas. Os terços faciais são linhas horizontais que passam pelo trichion (ponto de implantação dos cabelos), glabela, subnasal e mento, dividindo a face em três terços que, em uma face harmônica, são equivalentes. Os quintos faciais também são semelhantes na face harmônica e são divididos por linhas verticais que passam pelos cantos mediais e laterais dos olhos e as anti-hélices dos pavilhões auriculares. A base nasal deve estar contida no quinto facial médio, que configura a distância intercantal.

Figura 3.7 Pontos de referência da face: preto – glabela, região mais proeminente da fronte; branco – nasion ou raiz nasal, região mais profunda do dorso nasal superiormente; amarelo – rhinion ou transição osteocartilaginosa do dorso nasal; vermelho – subnasal ou espinha nasal anterior, região de encontro entre a columela e o lábio superior; azul – pogônio, ponto mais anterior do contorno do queixo; verde – mento, ponto mais inferior do contorno do queixo.

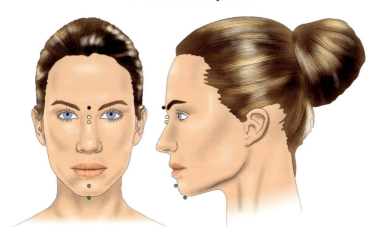

Fonte: Neto et al., 2011.

Também na visão frontal, identifica-se dois pontos luminosos na ponta nasal, correspondentes aos domos: pontos definidores da ponta nasal e transição da cruz intermédia com a cruz lateral da cartilagem alar. Pontas bulbosas não possuem um limite preciso dos domos e as pontas em caixote apresentam uma distância maior de 6 mm entre os domos. As linhas estéticas dorsais se iniciam medialmente às sobrancelhas, passando pelo dorso e terminando nos domos e devem ser simétricas em um nariz harmônico.

Figura 3.8 Terços e quintos faciais, pontos definidores da ponta nasal e linhas estéticas dorsais.

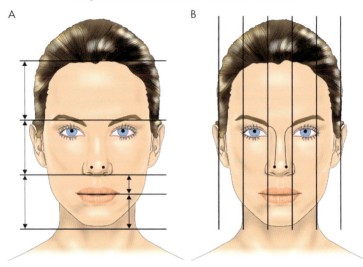

Fonte: Neto et al., 2011.

Na análise do perfil, visualizam-se assimetrias de dorso nasal, mento e relação de projeção e rotação da ponta nasal. A linha de Frankfort ou linha horizontal alemã tangencia o tragus e o rebordo orbitário inferior e, paralelamente a ela, corre o plano facial, que passa pela raiz nasal e pelo pogônio em uma face harmônica.

Os ângulos são fundamentais para o planejamento da rotação da ponta e da definição da raiz nasal. O ângulo nasofrontal, na altura do nasion, é idealmente entre 115° e 130°. O ângulo nasolabial, entre a columela e o lábio superior, deve ser entre 95° e 110° em mulheres e entre 90° e 95° em homens. Já o ângulo nasofacial é o ângulo entre o dorso nasal e a linha do plano facial, que deve estar entre 30° e 36°. A projeção da ponta corresponde à distância da relação bochecha-asa até a ponta nasal, sendo 50% dessa medida contida anteriormente ao lábio superior. Além disso, a projeção da ponta deve ser aproximadamente 67% do comprimento do nariz.

Figura 3.9 Análise do perfil: azul: linha de Frankfort; preto: plano facial; branco: ângulo nasofrontal; amarelo: ângulo nasofacial; vermelho: ângulo nasolabial.

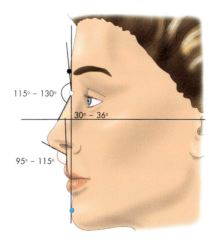

Fonte: Neto et al., 2011.

Figura 3.10 Análise do perfil – projeção da ponta. (A) 50% da projeção deve estar contida anteriormente ao lábio superior; (B) a projeção da ponta deve corresponder a 67% do comprimento nasal.

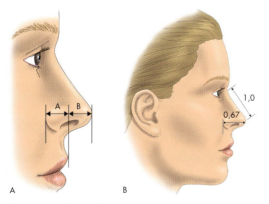

Fonte: Taub e Baker, 2013.

Anestesia

No nosso serviço, todas as cirurgias são realizadas sob anestesia local com sedação. Os pacientes são monitorizados e há sempre um carro de parada dentro da sala de cirurgia. As drogas usadas para a sedação são Midazolan 15 mg/3 mL diluído em 12 mL de solução fisiológica e Fentanil 0,25 mg/5 mL diluído em 5 mL de solução fisiológica. Utilizamos essas medicações porque suas complicações podem ser facilmente reversíveis com o uso de Flumazenil e Naloxone, respectivamente.

A solução de infiltração é de xilocaína com ropivacaína e adrenalina, na concentração de 1:50.000. Na rinoplastia, infiltramos primeiramente os nervos infraorbitários, seguidos dos nevos supraorbitários e supratrocleares. Depois, é feita a infiltração de toda a parede lateral do dorso nasal, onde localizam-se os ramos nasociliares. Infiltra-se também todo o septo nasal, o que contribui tanto para o controle do sangramento como para a hidrodissecção do mucopericôndrio. As conchas média e inferior também devem ser bem anestesiadas. Logo após a infiltração das fossas nasais, infiltra-se a ponta no local onde serão feitas as incisões.

Figura 3.11 Inervação sensitiva da face.

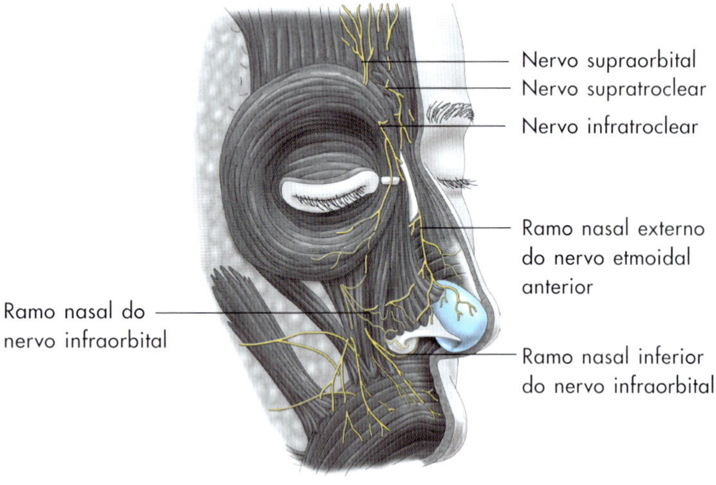

- Nervo supraorbital
- Nervo supratroclear
- Nervo infratroclear
- Ramo nasal externo do nervo etmoidal anterior
- Ramo nasal do nervo infraorbital
- Ramo nasal inferior do nervo infraorbital

Fonte: Norton, 2012.

Técnica cirúrgica

A rinoplastia inicia-se pelas incisões, seguido da abordagem do dorso, ponta e, por fim, as osteotomias. Os acessos podem ser aberto, fechado ou *delivery*.

Na rinoplastia aberta, são feitas incisões marginais e, após o descolamento das cartilagens laterais inferiores, é realizada a incisão de Rethi em "V" invertido.

Vantagens:

» melhor visualização das estruturas;
» indicada em casos de reoperação;
» indicada em abordagens mais complexas de ponta.

Desvantagens:

» cicatriz na columela;
» maior edema no pós-operatório;
» maior tempo de cirurgia.

Figura 3.12 Acesso aberto. (A e B) Incisões marginais (tracejadas) e de Rethi na columela. (*Continua*)

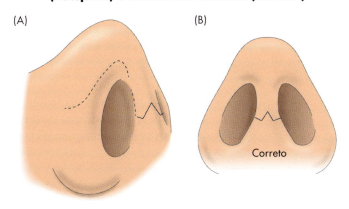

Figura 3.12 Acesso aberto. (C e D) A incisão de Rethi é feita com lâmina 11. (E) Descolamento das cartilagens alares com abertura da ponta nasal. (F) separação das cartilagens alares do tecido subcutâneo e incisão do ligamento de Pintanguy. (*Continuação*)

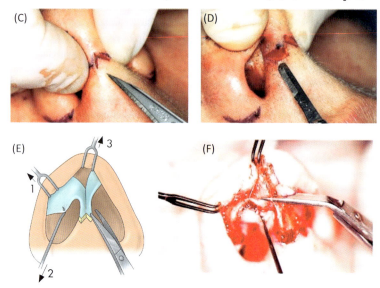

Fonte: Daniel, 2010.

No acesso fechado, é feita a incisão intercartilaginosa, entre as cartilagens laterais superior e inferior e, após, a incisão transfixante, entre o septo nasal e as crura mediais das cartilagens inferiores. Assim, descola-se o dorso nasal para regularização do dorso e, retrogradamente, as cartilagens alares para abordagem da ponta.

Vantagens:

» mais rápido;
» sem cicatrizes aparentes.

Desvantagens:

» não se visualiza totalmente as cartilagens alares;
» indicado em rinoplastias que não exijam muito trabalho.

Figura 3.13 Acesso fechado. Incisões transfixante e intercartilaginosa, dissecção em cadáver.

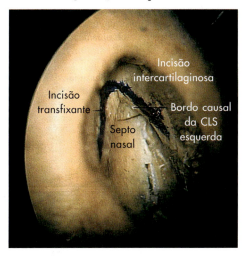

Fonte: Neto *et al.*, 2011; Taub e Baker, 2013; Gunter *et al.*, 2006.

Figura 3.14 Acesso fechado. Acesso ao dorso nasal através da incisão intercartilaginosa.

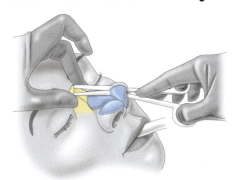

Fonte: Neto *et al.*, 2011; Taub e Baker, 2013; Gunter *et al.*, 2006.

**Figura 3.15 (A e B) Acesso fechado.
Dissecção da cartilagem alar via retrógrada.**

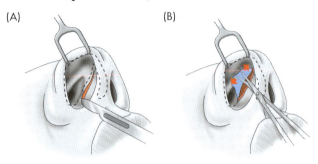

Fonte: Neto *et al.*, 2011; Taub e Baker, 2013; Gunter *et al.*, 2006.

No acesso *delivery*, são feitas ambas incisões marginal e intercartilaginosa, a fim de descolar as cartilagens laterais inferiores e formar um retalho bipediculado, mobilizando assim as cartilagens para fora da narina, na intenção de facilitar o trabalho do cirurgião.

Figura 3.16 O Acesso *delivery*. (*Continua*)

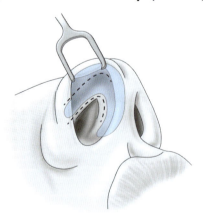

Figura 3.16 O Acesso *delivery*. (Continuação)

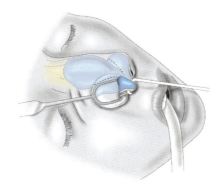

Fonte: Taub e Baker, 2013.

O próximo passo é a abordagem do dorso.

» **Dorso cartilaginoso**: para remoção da giba cartilaginosa é importante descolar o mucopericôndrio da cartilagem septal e separá-la das cartilagens laterais superiores. Com a cartilagem septal solta, remove-se quantos milímetros de dorso cartilaginoso forem necessários. O excesso das cartilagens laterais superiores é removido logo depois.
» **Dorso ósseo**: dependendo da quantidade a ser removida, pode ser feita a remoção da giba óssea com escopro ou raspa.

Figura 3.17 Abordagem do dorso. (A) Separação da cartilagem quadrangular da cartilagem lateral superior; (B) remoção do excesso de dorso cartilaginoso.

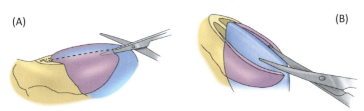

Figura 3.18 Abordagem do dorso. Raspa do dorso ósseo.

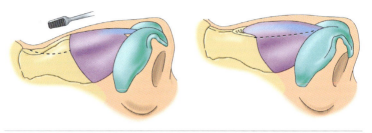

**Figura 3.19 Abordagem do dorso.
Escopro do dorso ósseo em dissecção de cadáver.**

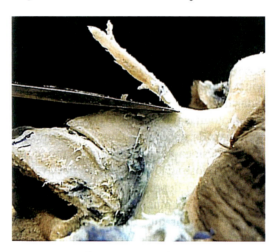

Fonte: Gunter et al., 2006; Neto et al., 2011.

A cartilagem septal deve ser removida parcialmente nos casos em que será necessário obter cartilagem para enxertos ou nos casos em que há desvios septais obstrutivos. Para isso, deve-se preservar o "L" caudal e superior para manter a sustentação da pirâmide.

Figura 3.20 Descolamento do mucopericôndrio septal e retirada de parte da cartilagem quadrangular, preservando o "L" strut.

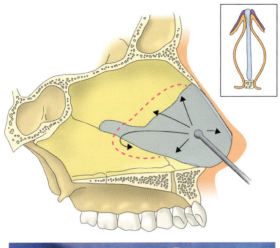

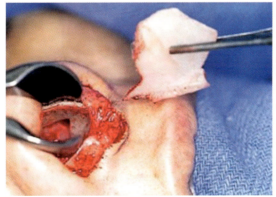

Fonte: Daniel, 2010.

Após a remoção da giba osteocartilaginosa, é fundamental que sejam colocados enxertos de cartilagem longitudinais entre as cartilagens laterais superiores e o septo nasal, denominados *spreader grafts*. Esse enxerto impede o colapso medial das cartilagens superiores, impedindo uma insuficiência de válvula nasal interna e o aspecto de "V" invertido.

Figura 3.21 *Spreader grafts* entre o septo nasal e as cartilagens superiores.

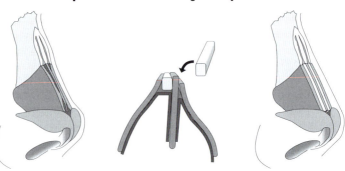

Figura 3.22 Aspecto de "V" invertido em uma paciente com insuficiência de válvula após duas rinoplastias.

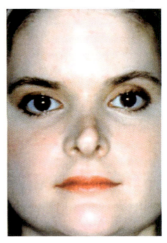

Fonte: Gunter *et al.*, 2006.

Acabando a abordagem ao dorso, passa-se à abordagem da ponta nasal. A seguir, seguem os passos cirúrgicos mais importantes:

» **lateralização do domos**: o domos é a transição da cruz intermédia com a cruz lateral da cartilagem alar. Ao lateralizá-lo,

aumentaremos a cruz medial e diminuiremos a cruz lateral, rodando a ponta nasal, isto é, aumentando o ângulo nasolabial;
» **remoção de parte da cartilagem lateral inferior:** no nosso serviço, padronizamos a medida do domos com a largura de 5 mm e da cruz lateral de 8 mm. Dessa forma, removemos o excesso de cartilagem alar para o refinamento da ponta;
» **definindo o domos**: a definição do domos é fundamental para obter um refinamento da ponta nasal, além dos pontos luminosos bem estabelecidos na perfilometria. Ela é feita com pontos domais em "U" ou ponto de Gruber.

Figura 3.23 Lateralização (A) e definição do domos com ponto domal em "U".

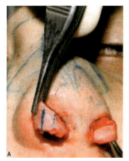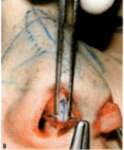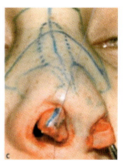

Fonte: Neto *et al.*, 2011.

» **Suporte da ponta**: para manter a ponta nasal com a rotação desejada deve-se suturar as cartilagens alares em algum suporte, que pode ser conforme as seguintes técnicas:

— *tongue-in-groove*: sutura do septo nasal entre as crura mediais, embutindo a columela, sustentando e rodando a ponta;
— *strut* columelar: colocação de enxerto entre as crura mediais e apoiando-o na espinha nasal anterior ou na pré-maxila;
— ponto septo-columelar: sutura das crura mediais justapostas ao septo nasal.

Figura 3.24 *Tongue-in-groove*.

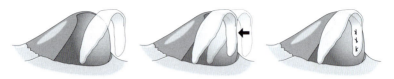

Figura 3.25 *Strut* columelar.

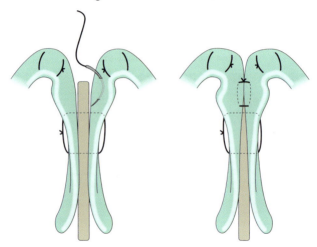

Figura 3.26 Ponto septo-columelar.

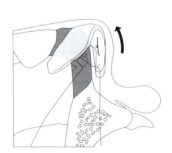
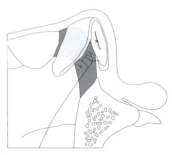

Fonte: Daniel, 2010; Gunter et al., 2006.

» **Enxertos para aumentar a projeção**: o nariz curto, pouco projetado, ou pacientes com pele grossa exigem enxertos de ponta que incrementem a projeção da ponta.

Figura 3.27 Enxertos de cartilagem suturados nas cartilagens alares para aumentar a projeção da ponta nasal.

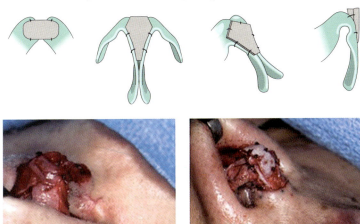

Fonte: Daniel, 2010.

» **Enxertos para insuficiência de válvula nasal externa**: a insuficiência de válvula nasal externa é em razão do colapso da asa nasal em direção à cruz medial. Alguns enxertos de cartilagem contribuem para dar maior firmeza à asa nasal.

– *Batten graft*: enxerto de cartilagem posicionado superiormente à cruz lateral.
– Asa de gaivota: técnica feita geralmente com as cartilagens das conchas auriculares suturadas entre si, reposicionando todo o enxerto acima das cartilagens alares.

Figura 3.28 *Alar Batten graft*.

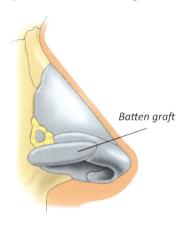

Fonte: Daniel, 2010.

Figura 3.29 Cartilagem removida das conchas nasais e confecção do enxerto em "Asa de Gaivota". (*Continua*)

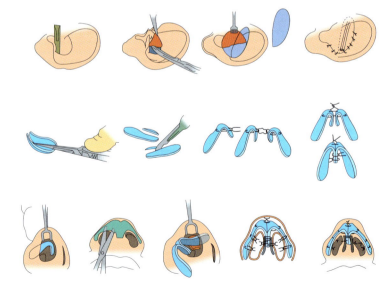

Figura 3.29 Cartilagem removida das conchas nasais e confecção do enxerto em "Asa de Gaivota". (*Continuação*)

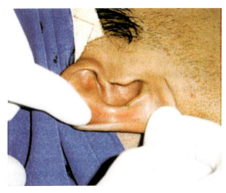

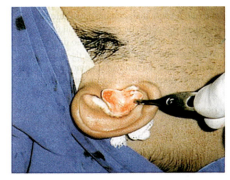

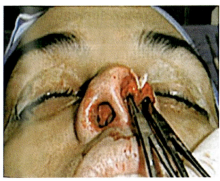

Fonte: Neto *et al.*, 2011.

> **Redução da base nasal**: a base deve ter a mesma largura da distância intercantal (entre os cantos mediais dos olhos). Narizes que ultrapassam esse limite têm indicação de redução da base.

Figura 3.30 Paciente com base alargada. Narina direita com a marca da pele que será excisionada em verde-escuro. Narina esquerda com pele da base já removida e suturada.

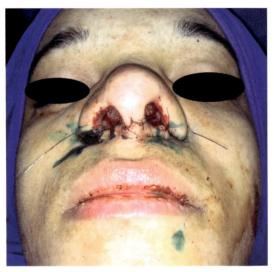

Fonte: Acervo do autor.

Por fim, o último passo cirúrgico geralmente é a realização das osteotomias. As osteotomias transversas têm como objetivo estreitar o dorso cartilaginoso e corrigir discretas assimetrias. Nas laterorrinias mais acentuadas, é necessário realizar, além das laterais, as osteotomias transversas.

Figura 3.31 Osteotomia lateral.

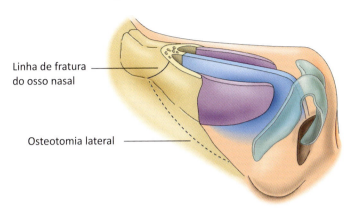

Linha de fratura do osso nasal

Osteotomia lateral

Figura 3.32 Osteotomia lateral associada à transversa.

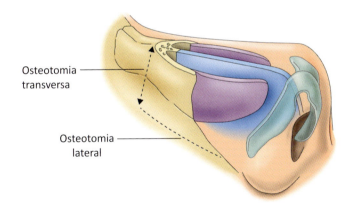

Osteotomia transversa

Osteotomia lateral

Fonte: Daniel, 2010.

Cuidados pós-operatórios

É muito importante um curativo bem realizado, pois ele exerce um importante efeito de contenção das estruturas nasais no pós-operatório, auxiliando na cicatrização do nariz no formato desejado. Usa-se Micropore® em múltiplas camadas para que a pele não se movimente ou penetre em depressões da pirâmide. Confecciona-se um molde de gesso, placa metálica ou Aquaplast®. O curativo deve permanecer por no mínimo uma semana.

Recomenda-se de forma geral:

- » repouso no leito, cabeceira elevada da cama em 30°, compressa gelada sobre os olhos de 48h a 72h;
- » analgésico e/ou anti-inflamatório por cinco dias. Gotas nasais descongestionantes e lavagem nasal com soro fisiológico;
- » retirada do gesso e pontos em cinco a sete dias; reavaliação com 15, 30, 90 e 180 dias;
- » suspender atividades físicas por 15 dias e esporte de contato por 30 dias;
- » não usar óculos por 60 dias;
- » não tomar sol enquanto não desaparecer o hematoma;
- » compressão nasal para drenagem linfática e moldagem nasal.

Complicações

As complicações mais frequentes em rinoplastia são:

- » epistaxe;
- » hematoma septal;
- » queloide;
- » laterorrinia e assimetria de ponta;
- » insuficiência de válvula nasal;
- » manutenção do desvio septal.

Bibliografia consultada

1. Daniel RK. Mastering Rhinoplasty – A Comprehensive Atlas of Surgical Techniques with Integrated Video Clips. 2.ed. California: Springer, 2010. p.1-54.
2. Gunter JP, Rohrich RJ, Adams WP. Dallas Rinoplastia – Cirurgia do Nariz pelos Mestres. Rio de Janeiro: Revinter, 2006.
3. Kridel RWH, Scott BA, Foda HMT. The Tongue-in-Groove Technique in Septorhinoplasty: A 10-Year Experience. Arch Facial Plast Surg. 1999;1(4):246-56.

4. Neto SC, Júnior JFM, Martins RHG, et al. Tratado de Otorrinolaringologia e Cirurgia Cervicofacial. 2.ed. São Paulo: Roca, 2011. p.469-518.
5. Norton NS. Netter Atlas de Cabeça e Pescoço. 2.ed. Rio de Janeiro: Elsevier Brasil, 2012. p.266-324.
6. Taub PJ, Baker SB. Atlas de Cirurgia Plástica – Rinoplastia. Porto Alegre: Amgh, 2013. p.1-33.

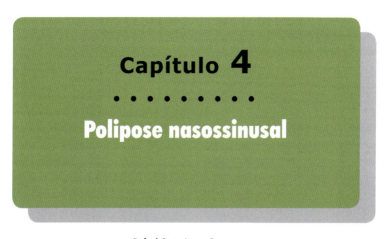

Capítulo 4
Polipose nasossinusal

Rafael Costa Lopes Ramos

Definição e prevalência

A polipose nasossinusal (PNS) consiste em um edema com degeneração da mucosa nasossinusal, geralmente, bilateral e de início no meato médio, podendo alcançar os seios paranasais e cavidade nasal. Recentemente, foi considerada pelo consenso europeu sobre rinossinusites (EPOS) um subgrupo da rinossinusite crônica (RSC), no qual existe a sobreposição dos sintomas clássicos de RSC (congestão nasal, obstrução nasal, dor facial, secreção nasal anterior ou posterior, redução do olfato) com presença de degenerações polipoides em meato médio visualizados por endoscopia.

Sua incidência é baixa e tem sido estimada entre 1% e 2% da população adulta, em geral, com predominância em pessoas do sexo masculino na sua quinta década de vida; porém, essas características podem variar em razão das associações comuns com doenças sistêmicas que ocorrem na PNS.

A ocorrência em crianças é possível, mas nesses casos a investigação de doenças associadas é mandatória, uma vez que são muito comuns os casos de fibrose cística e discinesia ciliar.

Em pacientes com asma, há prevalência de 7% a 15% de PNS, e em pacientes com doença exacerbada pela aspirina (AERD) essa prevalência chega a atingir até 60% de indivíduos acometidos pela PNS.

A associação com rinite alérgica é considerada um agravante do quadro, pois ocorre a sobreposição de sintomas; porém, estudos não demonstram aumento da incidência de PNS em pacientes com quadros de rinite alérgica.

Alguns estudos em cadáveres veem demonstrando uma incidência mais elevada de casos de PNS chegando entre 26% e 42%, o que provavelmente indica que a PNS é subestimada na população.

Fisiopatologia

Apesar de inúmeros avanços e pesquisas sobre o assunto, o fator desencadeante da PNS permanece incerto e desconhecido. Sabe-se hoje que seu padrão inflamatório diferencia-se bastante da da RSC sem polipose, fazendo com que essas doenças sejam consideradas entidades diferentes tanto histologicamente quanto em níveis moleculares.

Tratando-se de um processo inflamatório, a PNS inicia-se com a produção de citocinas pró-inflamatórias, como o TNF-ALFA e a interleucina-1beta. Nesses casos, os gatilhos são diversos podendo-se citar: fungos, vírus, bactérias (superantígenos), hipóxia e outros. Essas características são importantes e determinantes para a terapêutica medicamentosa implementada.

O processo inflamatório inicia-se localmente na mucosa nasal, que produz quimiocinas capazes de recrutar e ativar as células inflamatórias desencadeando todo o processo. Nesse processo da cascata inflamatória, existe uma diferenciação importante entre os pólipos observados na população asiática *versus* na população europeia. Nos asiáticos, há um predomínio neutrofílico, enquanto os europeus apresentam um padrão mais eosinofílico. Alguns estudos no Brasil têm demonstrado que a PNS aqui possui um padrão mais eosinofílico, semelhante ao europeu.

Classificação

Histologicamente, a PNS apresenta epitélio respiratório ciliado normal, intercalado por áreas de lesão extensas com ampla metaplasia e aumento das células caliciformes. A membrana basal encontra-se espessada, e o estroma, com edema importante. Podemos classificar a PNS em quatro tipos, segundo Hellquist:

- » eosinofílico ou edematoso;
- » fibroinflamatório;
- » hiperplasia de glândulas seromucinosas;
- » estroma atípico.

Na população brasileira, a prevalência maior é de PNS do tipo edematoso ou eosinofílico e, posteriormente, fibroinflamatórios, hiperplasia de glândulas seromucinosas e estroma atípico, respectivamente.

Estadiamento

O estadiamento da PNS é bastante difícil em razão da natureza multifatorial da doença e seus diferentes prognósticos. Atualmente, usa-se dados endoscópicos e tomográficos para estadiar-se a PNS. Essa classificação é extremamente útil para o acompanhamento da evolução da doença, permitindo avaliar melhor a extensão do quadro e sua gravidade.

- » Estadiamento endoscópico (Meltzer):
    - – 0 (ausência de pólipos);
    - – 1 (edema ou pólipo restrito ao meato médio);
    - – 2 (bloqueio do meato médio);
    - – 3 (pólipos, além do meato médio sem obstrução nasal completa);
    - – 4 (polipose maciça).
- » Estadiamento tomográfico (Lund e Mackay):
    - – maxilar (0, 1, 2)[a];
    - – etmoide anterior (0, 1, 2)[a];
    - – etmoide posterior (0, 1, 2)[a];
    - – esfenoide (0, 1, 2)[a];
    - – frontal (0, 1, 2)[a];
    - – complexo óstio-meatal (0, 1, 2)[a].

---

a (a pontuação leva em consideração cada lado separadamente e segue o seguinte padrão: 0 = sem velamento; 1 = velamento parcial; 2 = velamento completo).

Doenças sistêmicas relacionadas

A PNS está associada a uma série de doenças sistêmicas que devem ser investigadas para melhor condução e tratamento dos casos. Entre as principais podemos destacar:

- » asma;
- » doença respiratória exacerbada pela aspirina (AERD);
- » rinite alérgica;
- » fibrose cística;
- » síndrome de Churg-Strauss;
- » discinesias ciliares:
  - – síndrome de Kartagener;
  - – síndrome de Young.

Em alguns desses casos, a incidência da polipose nasal está aumentada em relação à da população em geral, como já citado anteriormente, e muitas vezes o tratamento e controle do quadro de PNS melhoram o manejo da doença de base, sendo, portanto, de extrema importância seu diagnóstico.

Avaliação clínica

Anamnese cuidadosa associada a exames de imagem e telescopia nasal são fundamentais para o diagnóstico.

Os critérios diagnósticos para RSC com polipose nasossinusal são (segundo Epos 2012):

- » bloqueio/obstrução/congestão nasal;
- » secreção nasal anterior/posterior;
- » dor ou pressão facial;
- » hiposmia ou anosmia.

Para esse diagnóstico, devem estar presentes ao menos dois desses sintomas por 12 semanas, e os dois primeiros são obrigatórios.

Deve-se ainda realizar a investigação com tomografia computadorizada de seios paranasais e telescopia nasal (rígida ou flexível), afim de que se confirme o diagnóstico. Nesses exames expera-se encontrar:

- » pólipos nasais; e/ou
- » secreção mucopurulenta proveniente do meato médio; e/ou

» edema/obstrução da mucosa proveniente do meato médio e/ou alterações na TC;
» alterações da mucosa do complexo ostiomeatal e/ou dos seios.

A investigação etiológica deve levar em conta a suspeita de doenças sistêmicas associadas.

Diagnósticos diferenciais

Apesar do quadro de PNS ser bem característico, é preciso realizar-se o diferencial com outros quadros que podem estar presentes, principalmente quando evidenciam-se pólipos unilaterais. Os principais diferenciais são:

» pólipos antrocoanais (de Killian);
» papiloma invertido;
» angiofibromas;
» anormalidades anatômicas;
» tumores epiteliais e mesenquimais benignos;
» granulomas inflamatórios;
» tumores malignos.

No caso de crianças, principalmente, podemos ainda citar:

» encefalocele;
» gliomas;
» cisto dermoide;
» cisto do ducto lacrimal;
» Neoplasias:
– craniofaringioma;
– rabdomiossarcoma;
– neurofibroma;
– hemangioma.

Tratamento

O tratamento nos casos de PNS é clínico-cirúrgico e visa primariamente à melhora dos sintomas nasais ocasionados pela própriarinossinusite: obstrução, rinorreia e alterações da olfação. Associado a isso, o tratamento visa também à prevenção da recorrência do quadro.

O principal desafio no tratamento desses pacientes consiste justamente no fato de a metade dos doentes não responder ao tratamento clínico e, aproximadamente, 35% dos casos submetidos ao tratamento cirúrgico apresentam recidiva.

O tratamento clínico visa à diminuição do processo inflamatório e, por isso, a principal droga empregada é o glicocorticoide, tanto tópico quanto sistêmico.

Graças a seus efeitos colaterais, o uso sistêmico não deve ser prolongado por mais de 15 dias, sendo a prednisolona na dose de 50 mg a 60 mg/dia a medicação mais utilizada.

O uso de glicocorticoide tópico é bastante eficaz e seguro devendo-se dar preferência às drogas com baixa biodisponibilidade, destacando-se a mometasona, ciclesonida e a fluticasona. O tratamento deve ser prolongado para os casos de PNS e com altas dosagens. A melhora é progressiva e observada, principalmente, após quatro s de terapêutica efetiva. O uso do glicocorticoide tópico também é fundamental nos paciente submetidos à retirada cirúrgica de pólipos, pois reduzem consideravelmente as chances de recidiva.

O tratamento cirúrgico está indicado, principalmente, nos casos de falha do tratamento clínico, lesões muito extensas e doenças associadas. As técnicas cirúrgicas são bastante variadas, no entanto, atualmente o procedimento de escolha é a cirurgia endoscópica endonasal e a extensão da ressecção e abertura dos seios paranasais será proporcional à extensão das lesões.

Bibliografia

1. Tratado de Otorrinolaringologia (SBORL). 2.ed. São Paulo: Editora Roca, 2011.
2. Lund V, MacKay I. Staging in rhinosinusitis. Rhinology. 1993;31:183-4.
3. Fokkens W, Lund V, Mullol J. European Position Paper on Rhinosinusitis and Nasal Polyps 2007. Rhinol Suppl. 2007;(20):1-36.
4. Fokkens WJ, Lund VJ, Mullol J, et al. EPOS 2012: European position paper on rhinosinusitis and nasal polyps 2012. A summary for otorhinolaryngologists. Rhinology. 2012;50(1):1-12.
5. Rudmik L, Hoy M, Schlosser RJ, et al. Topical therapies in the management of chronic rhinosinusitis: an evidence- based review with recommendations. Int Forum Allergy Rhinol. 2013;3:281-98.

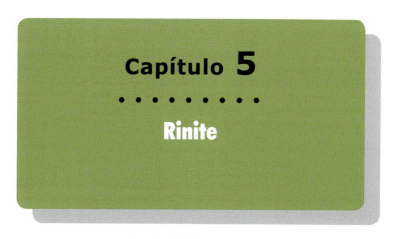

Isaac Andrade Matos Júnior

Definição

O termo rinite refere-se aos processos inflamatórios que acometem a mucosa de revestimento nasal. É caracterizada clinicamente pela presença de um ou mais dos seguintes sintomas: obstrução nasal, rinorreia (anterior e/ou gotejamento posterior), espirros e prurido nasal, que ocorrem por mais de dois dias consecutivos e por mais de uma hora na maior parte dos dias. Nos casos mais graves e crônicos, há hiposmia e alteração do paladar.

Epidemiologia

As rinites alérgicas e não alérgicas apresentam prevalência elevada mundialmente. Os dois principais estudos que avaliaram a prevalência alérgica no Brasil mostraram dados que variam de 8,8% (Alergies in Latin America – AILA 2008) a 25% (International Study of Asthma and Allergies in Childhood – ISAAC 1996). Essa prevalência elevada ocasiona grandes impactos financeiros e na qualidade de vida da população acometida. Estima-se que nos Estados Unidos o prejuízo anual decorrente da rinite esteja em torno de US$ 2,4 a 4,6 bilhões, decorrentes sobretudo do absenteísmo e da queda de produção desses indivíduos.

Classificação

A rinite pode ser classificada com base nos seguintes critérios: clínicos, etiológicos, relacionados à frequência, intensidade dos sintomas e da citologia nasal. A classificação baseada na etiologia da rinite relaciona-se diretamente com o tratamento.

a) Etiologia (clássica):
- » alérgica
  - sazonal: os sintomas são desencadeados pelo aumento sazonal de alguns antígenos, como pólen, flores e fungos. Dessa forma, a presença dos sintomas concentra-se em uma determinada época do ano.
  - perene: os sintomas são desencadeados por antígenos que não sofrem influência direta da sazonalidade, como ácaros, insetos, fungos e animais domésticos. Dessa forma, os sintomas estão presentes durante todo o ano.
- » não alérgica
  - infecciosa: viral, bacteriana ou fúngica:
    - aguda: viral e bacteriana;
    - crônica: específica e inespecífica.
  - nãoinfecciosa: idiopática, irritativa, eosinofílica nãoalérgica (RENA), polipose nasal, sensibilidade a AAS, ocupacional, gestacional, hormonal, medicamentosa (induzida por vasoconstritores tópicos), por fármacos (AAS, anti-hipertensivos, antipsicóticos ou outro medicamento), do idoso, gustativa, alimentar, por frio, por desuso, atrófica, emocional, associada à discinesia ciliar, associada à fibrose cística, granulomatose de Wegener, granuloma de linha média ou de origem tumoral.

b) ARIA (*Allergic Rhinitis and its Impact on Asthma*) – baseada na duração e intensidade dos sintomas da rinite alérgica:

De acordo com essa classificação, a rinite pode ser classificada em intermitente ou persistente (utilizando como parâmetro a duração dos sintomas), e leve ou moderada/grave (utilizando como parâmetro a intensidade).

A rinite é considerada intermitente quando os sintomas duram menos que quatro dias por semana ou menos de quatro semanas no ano. Por outro lado, quando os sintomas apresentam duração superior a quatro dias por semana e duram um período superior a quatro semanas é considerada persistente.

Utilizando-se a intensidade dos sintomas como parâmetro, é considerada leve quando não interfere no sono, nas atividades diárias e não trazem um incômodo grande para o paciente. Do contrário, a rinite é considerada moderada/grave.

Sendo assim, a rinite pode ser classificada em quatro grupos: intermitente leve, intermitente moderada/grave, persistente leve e persistente moderada/grave.

Diagnóstico diferencial

Entre os possíveis diagnósticos diferenciais das rinites, devemos lembrar:

- » rinossinusites com ou sem polipose nasal associada;
- » variações anatômicas estruturais: desvio septal, hipertrofia de adenoides, conchas nasais hipertróficas, variações anatômicas do complexo óstiomeatal, corpos estranhos e atresia de coanas;
- » defeitos ciliares;
- » fístula liquórica (rinorreia unilateral);
- » tumores e granulomatoses (sarcoidose/Wegener);
- » infecciosas;
- » defeitos ciliares.

Rinite alérgica

A rinite alérgica é definida como uma inflamação crônica eosinofílica da mucosa nasal mediada por IgE (reação tipo 1 segundo a classificação de Gell e Combs). Ocorre em indivíduos geneticamente predispostos e previamente sensibilizados. Manifesta-se clinicamente por meio dos sintomas clássicos da rinite, com frequente associação a sintomas oculares, como lacrimejamento e prurido.

Diagnóstico

O diagnóstico é essencialmente clínico. Deve ser considerado na avaliação: a idade de início da doença, tempo de evolução, as características dos sintomas, os sintomas de outras atopias, as características dos ambientes de trabalho e moradia, os antecedentes pessoais e familiares e o uso de medicamentos.

Os testes alérgicos podem ser utilizados para confirmar o diagnóstico, demonstrando objetivamente a existência de alergia nesses indivíduos. O teste cutâneo é um dos mais utilizados com essa finalidade, sendo possível evidenciar os antígenos específicos aos quais o indivíduo apresenta resposta alérgica.

A citologia nasal é uma ferramenta diagnóstica útil para diferenciação entre rinite alérgica, não alérgica e infecciosa. Nos indivíduos com rinite alérgica, é esperado um aumento percentual de eosinófilos na mucosa nasal.

Fisiopatologia

A rinite alérgica é decorrente de uma reação de hipersensibilidade do tipo 1 mediada por IgE a alérgenos específicos em indivíduos previamente sensibilizados. A reação alérgica pode ser didaticamente dividida em duas fases distintas: uma resposta imediata, com duração máxima de 30 minutos, e uma resposta tardia, que ocorre cerca de 4 a 12 horas após o contato com o alérgeno. A degranulação mastocitária (e consequente liberação de mediadores químicos) e a migração inflamatória eosinofílica (com produção local de prostaglandinas e leucotrienos) são os principais eventos que orquestram cada uma dessas fases, respectivamente.

Uma característica de grande relevância na fisiopatologia da rinite alérgica é a inflamação mínima persistente. Esse conceito está relacionado ao fato de que pacientes portadores de rinite alérgica apresentam na mucosa nasal expressão de moléculas de adesão e outros marcadores inflamatórios; mesmo quando sem sintomas, o que contribui para a hiper-reatividade nasal característica desse grupo de pacientes.

A inflamação crônica na mucosa nasal decorrente da rinite alérgica tem como uma de suas consequências o remodelamento nasal, fenômeno ainda pouco compreendido. Uma das características mais relevantes observadas no remodelamento da mucosa nasal é o espessamento da membrana basal em decorrência da deposição de colágeno tipo I e III (pacientes com rinite persistente).

Tratamento

O tratamento da rinite alérgica é baseado no tripé prevenção, higiene ambiental e tratamento medicamentoso.

Entre as medidas a serem adotadas para reduzir a chance de sensibilização do indivíduo incluem-se: evitar o tabagismo durante a gravidez e a infância, aleitamento materno exclusivo até os seis meses de idade, evitar ambientes úmidos e eliminar substâncias irritantes do meio ambiente.

As medidas de higiene ambiental são indicadas para todos os pacientes sensibilizados. Incluem medidas para redução do contato com os alérgenos (antígenos de animais, ácaros, baratas, etc.) que desencadeiam a resposta inflamatória da rinite e a redução do contato com os agentes irritantes (fumaça, fuligem, perfume, etc.).

A lavagem nasal com solução salina está no grupo do tratamento não medicamentoso e está indicada em todos os tipos de rinite. Encontra-se disponível no mercado soluções salinas isotônica e hipertônica, não existindo consenso sobre qual é a mais eficaz. A lavagem nasal atua sobre o *clearance* mucociliar, o que contribui na diminuição local dos mediadores inflamatórios. O fato de ser um tratamento inócuo, eficaz e de baixo custo justifica o seu uso em todos os pacientes.

Os anti-histamínicos são divididos em dois grupos: os clássicos ou de primeira geração e os de segunda geração. Ambos atuam nos receptores H1, como agonistas inversos, ocasionando diminuição dos efeitos da ação da histamina, como vasodilatação, edema, aumento da secreção e prurido. Os anti-histamínicos de segunda geração apresentam como vantagem um potencial menor de efeito sedativo em comparação aos de primeira geração.

Os corticosteroides são considerados drogas de primeira linha no tratamento da rinite alérgica. Atuam sobre receptores nucleares estimulando a produção de mediadores anti-inflamatórios e inibindo a produção de mediadores inflamatórios. Podem ser utilizados de forma tópica ou sistêmica, porém esta última é reservada para quadros mais graves e por curtos espaços de tempo, em razão dos efeitos colaterais. Os corticoides tópicos nasais apresentam segurança adequada para sua utilização por períodos prolongados sem o surgimento de efeitos sistêmicos significativos, excetuando-se a betametasona e a dexametasona. O uso correto dessa medicação tem como consequência a diminuição dos espirros, rinorreia e obstrução nasal na maioria dos pacientes.

Tabela 5.1 Idade a partir da qual é permitida o uso de corticoides tópicos.

Nome	Idade (anos)	Dose (µg/narina)
Triancinolona acetonida	4	55
Budesonida	6	32-50
Ciclesonida	6	100
Beclometasona	6	50
Furoato de mometasona	2	50
Furoato de fluticasona	2	27,5
Propionato de fluticasona	4	50

Os anticoleutrienos são drogas que atuam impedindo a ação dos leucotrienos, importantes mediadores inflamatórios da rinite alérgica e da asma. Estudos clínicos demonstram boa eficácia na diminuição da obstrução e secreção nasal. Apresentam boa segurança clínica (podem sem utilizados a partir dos seis meses de idade), sendo uma boa alternativa para pacientes com rinite alérgica e asma concomitante ou pacientes com baixa adesão ao corticoide nasal.

Os descongestionantes nasais atuam sobretudos na diminuição da obstrução nasal, por meio de seu efeito adrenérgico e consequente vasoconstricção. São divididos em dois grupos: orais e tópicos, e ambos apresentam efeitos sistêmicos. Os descongestionantes tópicos devem ser utilizados somente em situações restritas, como antes de viagens aéreas ou antes da realização de nasofibroscopia. Seu uso não deve ultrapassar o período de sete a dez dias, sob risco de desencadeamento de rinite medicamentosa, perfuração septal e complicações cardiovasculares. Os descongestionais orais podem ser utilizados por um período um pouco mais prolongado. Apresentam como efeitos colaterais mais comuns: irritabilidade, tremores, cefaleia, retenção urinária e hipertensão arterial.

Rinite alérgica local

Esta entidade compreende indivíduos que apresentam quadro clínico bastante semelhante aos com rinite alérgica. Entretanto, diferentemente da última, não há um quadro de atopia sistêmica, mas sim localizada na mucosa nasal.

Estudos epidemiológicos alegam que cerca de 50% dos pacientes com diagnóstico de rinite não alérgica possuem rinite alérgica local. Apesar de os sintomas serem bastante semelhantes, na rinite alérgica local comumente eles surgem em um período de vida mais tardio.

O diagnóstico é feito pelo quadro clínico sugestivo associado a um teste de provocação nasal positivo para aeroalérgenos específicos. Além disso, esses indivíduos obrigatoriamente apresentam ausência de resposta ao teste cutâneo e/ou detecção sérica de IgE, o que demonstra um quadro de sensibilização localizado.

O tratamento é similar ao da rinite alérgica e esses pacientes, em geral, apresentam boa resposta aos corticoides tópicos nasais e anti-histamínicos. A higiene ambiental também deve ser orientada.

Rena (rinite eosinofílica não alérgica)

Rinite com presença de inflamação eosinofílica na mucosa nasal sem a presença de atopia local ou sistêmica. Pode acometer adultos e crianças e existe associação com hiperreatividade brônquica inespecífica em 50% dos casos. Existe uma forte associação com intolerância ao AAS e polipose nasal em alguns dos pacientes desse grupo.

Rinite idiopática

Definida como uma rinite não alérgica perene, persistente por mais de nove meses no ano. Pacientes com essa entidade não apresentam história familiar, exames laboratoriais demonstram níveis normais de IgE séricos, teste alérgico cutâneo negativo e ausência de eosinofilia na citologia nasal. Acomete preferencialmente pacientes do sexo feminino, em uma faixa etária que abrange dos 40 aos 60 anos. O quadro clínico é marcado pelos sintomas típicos da rinite com exceção de prurido, que não é comum nesses pacientes.

Abordagem terapêutica das rinites

No departamento de otorrinolaringologia do HCFMUSP a terapêutica inicial das rinites é guiada por uma tabela de escores (Tabela 5.2) utilizada para avaliar a gravidade dos sinais e sintomas apresentados pelo paciente. Cada sintoma ou sinal recebe uma graduação de 0 a 3 pontos, sendo 0 a ausência de sinal ou sintoma e 3 a manifestação mais grave daquele parâmetro. A soma total pode variar de 0 a 24 pontos, de forma que quanto mais grave o quadro, maior o número de pontos.

Com base na somatória total obtida são formados quatro grupos de tratamento, sendo indicado um tratamento específico a cada um deles:

» Grupo I (0 a 6 pontos): recomenda-se higiene ambiental, lavagem nasal com soro fisiológico e anti-histamínicos por um período de uma a duas semanas.

» Grupo II (7 a 12 pontos): adiciona-se ao tratamento do grupo I o cromoglicato de sódio para as crianças e o corticoesteroide tópico na metade da dose para os adultos.

» Grupo III (13 a 18 pontos): adiciona-se corticoesteroide tópico na dose plena.

» Grupo IV (19 a 24 pontos): adiciona-se o corticoesteroide oral, usado por curto espaço de tempo e em esquema de retirada.

Tabela 5.2 Escore de sintomas e sinais para avaliação de gravidade da rinite.

Sintomas	0	1	2	3
Espirros/prurido	Ausente	1-4 por dia/prurido ocasional	5-10 por dia/prurido esporádico por 30 min	11 ou mais /interfere no sono e/ou concentração
Coriza	Ausente	Limpeza 1-4 vezes ao dia	Limpeza 5-10 vezes ao dia	Limpeza constante
Obstrução nasal	Ausente	Pequena e não atrapalha	Respiração bucal na maior parte do dia	Não respira pelo nariz /interfere no sono, olfato ou voz
Secreção retronasal	Ausente	Sensação de secreção na garganta	Limpeza frequente da garganta	Tosse e incômodo para falar

Sinais	0	1	2	3
Coloração dos cornetos	Róseo	Avermelhado /rosa pálido	Vermelho /pálido	Anêmico/azulado
Edema	Ausente	Hipertrofia de CI ou CM com pequeno bloqueio nasal	Congestão comprometendo a respiração em uma ou ambas as FFNN	Congestão impedindo a respiração em uma ou ambas as FFNN
Secreção	Ausente	A mucosa parece úmida	Secreção visível em cornetos ou assoalho da fossa nasal	Profusa/drenando
Inflamação faríngea	Normal	Orofaringe discretamente vermelha	Orofaringe vermelha e folículos linfoides aparentes	Muco visível na parede posterior da orofaringe

Fonte: Mello Jr, Salgado DP. Rinite alérgica. In: Tratado de Otorrinolaringologia (SBORL), 2a. ed., vol. 3, cap. 4, p. 31-46, ed. Roca, 2011.

Após atingir o controle dos sintomas, deve-se reduzir a dose da medicação até atingir a menor dose necessária capaz de manter um bom controle. Essa classificação apesar de servir como uma referência não é definitiva. A escolha do tratamento também deve levar em consideração outros fatores, como preferências individuais do paciente, custo e a presença de comorbidades e contraindicações.

Complicações das rinites

As rinites estão associadas a uma importante diminuição da qualidade de vida e produtividade dos indivíduos acometidos. Além disso, acredita-se que está envolvida na fisiopatogenia de outras condições clínicas.

As alterações inflamatórias consequentes da rinite podem atingir também a orelha média. Eventualmente, podem ocasionar alterações no funcionamento da tuba auditiva. Esses dois mecanismos podem explicar a maior prevalência de otite média secretora nesses indivíduos.

A inflamação da mucosa nasal, além de facilitar a colonização e infecção, dificulta o *clearance* nasossinusal, tornando mais frequente os casos de rinossinusite aguda e crônica nos pacientes com rinite.

A rinite apresenta prevalência elevada nos indivíduos com alterações no crescimento craniofacial. Esses pacientes comumente apresentam respiração oral, o que afeta o crescimento fisiológico das estruturas faciais, contribuindo assim para o surgimento da "fáscies adenoideana".

Bibliografia consultada

1. Bousquet J, Khaltaev N, Cruz AA, et al. Allergic Rhinitis and its Impact on Asthma (ARIA) 2008 update (in collaboration with the World Health Organization, GA(2)LEN an AllerGen). Allergy. 2008;63 Suppl 86:8-160.
2. Lalawani AK. Current Diagnosis and Treatment: Otolaryngology - Head and Neck Surgery. 2.ed. [Series Lange Current]. New York: McGraw-Hill Education/Medical, 2008.

3. Mello Jr, Salgado DP. Rinite alérgica. In: Tratado de Otorrinolaringologia (SBORL). 2.ed. São Paulo: Roca, 2011. Vol. 3, Cap. 4, p.31-46.

4. Monteiro ELC, Carpaso R, Pereira PHM. Laringites Agudas e Crônicas Inespecíficas. In: Caldas Neto S. Tratado de otorrinolaringologia. 2.ed. São Paulo: Roca, 2011. Vol. IV. p.272-85.

5. Mion O, Mello Jr JFD. Rinites não alérgicas. In: Tratado de Otorrinolaringologia (SBORL). 2.ed. São Paulo: Roca, 2011. Vol. 3, Cap. 5, p.47-64.

6. Rondo´n C, Campo P, Galindo L, et al. Prevalence and clinical relevance of local allergic rhinitis. Allergy. 2012;67:1282-8.

7. Simon Junior H. Laringites Agudas na Infância, 2006. [Internet] [Acesso em 22 mar 2017]. Disponível em: http://www.iapo.org.br/manuals/18-2.pdf

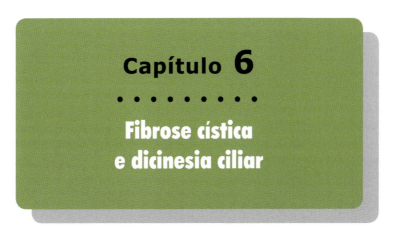

Diego Toniolo do Prado

Fibrose cística
Introdução

A fibrose cística (FC) ou mucoviscidose é uma doença autossômica recessiva, que atinge as glândulas exócrinas, envolvendo múltiplos órgãos e evoluindo de forma crônica e progressiva. Aproximadamente, um em cada 25 indivíduos da raça branca é portador do gene. Na população caucasiana, a incidência é de aproximadamente 1/2.000 a 1/2.500 recém-nascidos vivos. É mais rara na raça entre negros e orientais.

São conhecidas mais de mil mutações, sendo a mais frequente a chamada ΔF508. Ocorre alteração na proteína denominada CFTR (*cystic fibrosis transmembrane condutance regulator*), que regula a passagem do íon cloro.

A FC apresenta três características importantes: primeira, a concentração anormal de íons sódio e cloro nas secreções das glândulas serosas é notoriamente elevada no suor, já que as células tornam-se impermeáveis ao cloro; segunda, ocorre o aumento da viscosidade das secreções das glândulas mucosas, com perda da função glandular pela obstrução; e terceira, a suscetibilidade à colonização endobrônquica crônica por grupos específicos de bactérias, notadamente *Staphylococcus aureus* e *Pseudomonas aeruginosa*.

Quadro clínico

As manifestações decorrentes das alterações atingem diversos órgãos, porém nos ateremos às manifestações otorrinolaringológicas neste capítulo.

A fisiopatologia consiste no aumento da viscosidade do muco nasal, provocando obstrução dos óstios e discinesia ciliar, com crescimento bacteriano. Quase todo paciente com FC apresenta doença nasossinusal; os principais sintomas incluem: obstrução nasal, rinorreia, cefaleia e anosmia. O quadro de infecção aguda não difere da população em geral. O acometimento dos seios paranasais ocorre principalmente nos seios etmoidais e maxilares, em razão da obstrução mecânica dos óstios.

Como nem todos portadores de FC apresentam sintomas, a endoscopia nasal e a tomografia tornam-se exames importantes para a avaliação. Quase sempre são encontradas anormalidades no exame endoscópico, que consistem em hipertrofia de cornetos e polipose nasal; o segundo com incidência entre 7% e 48% dos casos. O pico de incidência é observado na adolescência e tornam-se menos comuns após os vinte anos de idade.

A razão para existir polipose em fibrose cística ainda é desconhecida.

Estudos histopatológicos não mostraram diferenças estatisticamente significantes entre grupos de pacientes com pólipos eosinofílicos com e sem fibrose cística. Possivelmente, a patogênese dos pólipos nos dois grupos parece ter um mecanismo em comum em que o eosinófilo pode contribuir para a formação do pólipo em paciente com ou sem fibrose cística. Dessa maneira, torna-se incorreto classificar os pólipos como eosinofílicos ou neutrofílicos para determinada doença.

Pacientes com FC apresentam alterações em 90% a 100% das TC. As mais características são: agenesia/hipoplasia do seio frontal

(5% a 9% em indivíduos normais × 38% a 40% em FC); a desmineralização e o deslocamento da parede lateral do nariz e do processo unciforme e o muco espesso podem resultar em remodelamento e afinamento da parede óssea com aspecto de mucocele, mais comumente descrita como pseudomucocele, que, à TC dos seios paranasais, aparece como uma imagem de velamento com densidades de atenuações diferentes (hiperdenso no centro com halo hipodenso ao redor) e abaulamento medial da parede sinusal na área do meato médio (alteração mais específica da doença); velamento difuso dos seios paranasais. Entretanto, repetidos exames de TC não se mostraram úteis no seguimento desses pacientes para avaliação de resposta ao tratamento.

A rinossinusite crônica com polipose nasossinusal apresenta-se de duas formas de acometimento, de acordo com a faixa etária. No primeiro grupo (lactentes e crianças mais novas), a maior elasticidade do osso da parede lateral da fossa nasal gera uma deformidade visualizada como abaulamento da parede lateral da fossa nasal. Já no segundo grupo (crianças mais velhas e adultas), a pressão exercida no interior do seio leva a ulceração e destruição do osso, permitindo a invasão dos pólipos sinusais na cavidade nasal.

Pseudomucocele é um achado tomográfico em pacientes com fibrose cística em que se observam à imagem da TC duas atenuações (centro hiperdenso e heterogêneo com contorno relativamente hipodenso), com tendência à expansão em 87% dos casos. O achado intraoperatório mostra uma cápsula inflamatória espessa e resistente seguindo os contornos das paredes do seio, o que corresponde ao contorno hipodenso observado na TC.

As culturas sinusais na FC isolam principalmente S. aureus e H. influenzae na faixa etária mais jovem e Pseudomonas em pacientes mais velhos. Enzimas diversas produzidas pelas bactérias parecem diminuir os batimentos ciliares quando em altas concentrações, resultando em cilostase e rotura epitelial.

Complicações de doença nasossinusal, como mucoceles, são muito mais raras em pacientes com FC do que na população em geral. A relação entre sinusopatia e pneumopatia é discutível, ainda não se sabe ao certo se os seios paranasais servem como um reservatório para a via aérea inferior ou se são entidades separadas.

As manifestações otológicas são hipo/anacusia, em razão do acúmulo de secreção ao redor dos orifícios tubários. A associação de infecções de repetição e uso prolongado de antimicrobianos de efeito ototóxico pode contribuir para essa manifestação. A hipótese de hipofuncionamento do aparelho mucociliar predispondo a infecções de repetição (OMA) foi abandonada.

Diagnóstico

O diagnóstico da fibrose cística é atualmente feito de acordo com os critérios propostos no consenso da Cystic Fibrosis Association. Os casos de apresentação atípica de fibrose cística dependem de exames diagnósticos mais complexos, como pesquisa mais extensa de mutações, sequenciamento completo do gene CFTR ou demonstração de transporte iônico anormal em epitélio nasal.

Triagem neonatal: o teste mais utilizado é o que mede o nível de tripsinogênio (imunorreactive trypsinogen – IRT), com base no refluxo dessa enzima pancreática para o sangue, decorrente da obstrução dos ductos. A taxa de IRT é 2 a 5 vezes mais alta em recém-nascidos com FC, em relação à dos normais. No Brasil, tem sido realizada a dosagem de IRT em duas amostras: a primeira coletada na primeira semana de vida em gota de sangue seco com os demais exames para o "teste do pezinho", e a segunda, se o primeiro resultado for positivo, antes do final do primeiro mês de vida da criança em razão da queda natural dos níveis de tripsinogênio. Se ambos os resultados forem positivos, deve-se realizar o teste do suor para o diagnóstico.

Teste do suor: padrão-ouro para o diagnóstico de FC. O teste mais confiável é o com base na técnica de iontoforese por pilocarpina. O resultado é considerado positivo quando acima de 60 mmol/L e limítrofe entre 40 e 60 mmol/L.

Outro achado característico é a medialização da parede lateral do nariz – pseudomucocele na TC de seios paranais.

Tratamento

O tratamento da FC deve ter enfoque multidisciplinar, principalmente otorrinolaringológico, dados os numerosos fatores envolvidos nessa patologia. A sinusopatia espelha e muitas vezes é fator preditivo de doença pulmonar em fibrose cística. Em geral, a abordagem inicial não é cirúrgica.

A antibioticoterapia é realizada com duração variável, mas dificilmente são administrados por um curto período. Alguns antimicrobianos são mais apropriados em razão da contaminação por P. aeruginosa e pelo S. aureus. A ciprofloxacina, por via oral, é utilizada no tratamento ambulatorial de pacientes com mais de dois anos. Oxacilina, amicacina, tobramicina e as cefalosporinas de terceira geração são as drogas mais frequentemente administradas, de acordo com a sensibilidade dos microrganismos. Novas drogas antipseudomonas, como meropenem, e antiestafilocócicas, como vancomicina e teicoplamina, são empregadas quando há resistência ou ausência de resposta clínica.

Em razão da ineficácia do tratamento clínico da panopacificação dos seios, essa tentativa terapêutica deve ser apenas utilizada na presença de sintomatologia significativa, e nunca com base no achado radiológico. Alguns fatores parecem estar associados à ineficácia do uso crônico de antimicrobianos na erradicação das bactérias encontradas nos seios: difusão prejudicada dessas substâncias nos seios da face; fatores inibitórios locais; altas concentrações de bactérias; resposta prejudicada do hospedeiro em razão da infecção.

Rotineiramente, a lavagem nasal é recomendada de 1 a 3 vezes/dia. Agentes mucolíticos não têm se mostrado efetivos, e os anti-histamínicos devem ser evitados, pois podem aumentar a viscosidade das secreções. Corticosteroides tópicos são prescritos com o objetivo de diminuir ou mesmo cessar o crescimento da polipose nasal.

Foi demonstrado benefício no tratamento com dornase alfa, e, em menor grau, com corticoesteroides tópicos, além da falta de evidência para apoiar o uso de antibioticoterapia. Dornase alfa é uma droga que auxilia a fluidificar secreções purulentas e tem grande potencial como terapia adjuvante. Seu uso ainda é controverso, embora estudos demonstrem sua superioridade em relação à lavagem nasal isolada.

Entre 10% e 20% poderão eventualmente requerer cirurgia sinusal. A opção pela cirurgia deve ter como principal objetivo o controle da sintomatologia, já que a normalização da cavidade nasal e dos seios ainda não é uma meta atingível.

A polipectomia nasal deve ser combinada à abordagem cirúrgica dos seios. A cirurgia endoscópica funcional permite uma abordagem de todos os seios paranasais, evitando incisões externas e proporcionando uma abordagem mais fisiológica aos seios. Possui baixa morbidade e permite outros procedimentos sem destruir a anatomia normal do nariz e dos seios. Em casos de polipose nasossinusal severa, com destruição dos parâmetros anatômicos, cirurgias externas podem ser necessárias.

Em casos de cirurgias endoscópicas nasais em paciente com fibrose cística ou discinesia ciliar, deve ser realizada antrostomia no meato inferior para que a própria gravidade ajude na drenagem da secreção dos seios maxilares. Outra técnica que pode ser utilizada nesses casos seria a mega-antrostomia, isto é, extensão da antrostomia para metade posterior da concha nasal inferior até o assoalho nasal.

Apesar das vias aéreas superiores serem consideradas fonte de colonização para o trato inferior, não existe consenso sobre a realização da cirurgia sinusal como tratamento adjuvante da patologia pulmonar.

Dicinesia ciliar
Introdução

Discinesia ciliar primária (DCP) é uma doença genética autossômica recessiva caracterizada por anormalidades ultraestruturais ciliares. A propulsão do espermatozoide e a depuração do muco estão prejudicadas. As manifestações clínicas mais comuns são doenças crônicas de vias aéreas superiores e inferiores e infertilidade masculina. De particular interesse para o otorrinolaringologista são as seguintes: sinusite, otomastoidite, pneumonia recorrente e, ocasionalmente, problemas na fala e no olfato. A Síndrome de Kartagener refere-se à presença de situs inversus juntamente às alterações previamente descritas.

Quadro clínico

Nos primeiros anos de vida, o acometimento da via aérea superior e ouvido médio predomina com manifestações que variam desde rinorreia leve à rinossinusite e otite média de repetição, sendo os sintomas usualmente recorrentes. Com a progressão da doença, surgem sintomas de infecção de trato respiratório inferior e o desenvolvimento de complicações, como bronquiectasias, hipocratismo digital e déficit de crescimento. A tríade clássica de sinusopatia, bronquiectasia e situs inversus está presente em aproximadamente metade dos pacientes, constituindo a síndrome de Kartagener. A dextrocardia depende da imobilidade ciliar durante o período embrionário e pode ocorrer em até 50% dos pacientes com DCP.

No indivíduo adulto, pode apresentar-se como tosse produtiva crônica, rinossinusopatia crônica e otite média de repetição, mesmo na ausência de situs inversus. Infertilidade masculina pode ser a queixa predominante na presença ou não de sintomas respiratórios, uma vez que o curso da doença é variável e alguns indivíduos podem atingir a vida adulta com poucos sintomas respiratórios.

Uma das características mais notáveis é a rinorreia mucopurulenta persistente associada à rinossinusite crônica e otite média. Os sintomas tendem a regredir com a administração de antibióticos e reaparecer rapidamente após. Não há correlação direta entre a gravidade dos sintomas respiratórios superiores e inferiores. Também existe maior prevalência de atopia nesses pacientes porque a contínua inflamação facilita a sensibilização alergênica.

Otite média com efusão crônica e perda auditiva condutiva estão presentes em quase todos os pacientes, o que requer quase sempre a colocação de tubos de ventilação. Fala anasalada, anosmia e halitose são reclamações comuns de pacientes gravemente afetados. Pólipos nasais foram relatados.

As alterações radiológicas são pouco específicas. À tomografia de seios paranasais, evidenciam-se alterações, como pansinusite, pólipos nasais, opacificação e níveis hidroaéreos; à radiografia de tórax e, principalmente, na tomografia computadorizada de alta resolução, pode-se visualizar aumento da trama broncovascular, espessamento brônquico, hiperinsuflação, consolidações e atelectasias.

A Síndrome de Young é uma variante da discinesia ciliar primária, caracterizada pela ocorrência de rinossinusite, bronquiectasia e obstrução congênita do epidídimo. A estrutura ciliar é normal e não há associação conhecida com as mutações genéticas da FC.

Diagnóstico

Na ausência de situs inversus, o fato histórico mais importante é o início precoce dos sintomas. O restante do quadro clínico geralmente é indistinguível de doenças alérgicas, hipogamaglobulinemia ou fibrose cística.

Não há, na história ou no exame físico, características diagnósticas definitivas. O diagnóstico depende de testes laboratoriais. Devem ser feitos testes para excluir diagnósticos diferenciais, como teste do suor, teste alérgico e dosagem das imunoglobulinas. Realizar, também, testes que incluam a avaliação da estrutura ciliar, como o teste da sacarina, que é um procedimento barato, fácil e pode ser realizado em crianças mais velhas e adultas. Se bem realizado, um teste normal exclui o diagnóstico de DCP. Um teste com resultado anormal deve ser investigado por análise ciliar.

Pode-se dosar a quantidade de óxido nítrico (NO) no exalado nasal. O NO é produzido no trato respiratório superior e inferior da via aérea humana e exerce muitas funções na defesa do hospedeiro, na atividade ciliar e na inflamação. Nos pacientes com discinesia ciliar primária as concentrações de NO exaladas da região nasossinusal são menores que 250 ppb (normal de 200 a 2.000 ppb), supostamente por incapacidade genética de produzi-lo.

O transporte mucociliar também pode ser avaliado pelo *clearance* de radioisótopos, como albumina marcada com 99 mTc. Ela é colocada na concha inferior e visualizada por cintilografia. Esses marcadores não se moverão em pacientes com discinesia.

O teste de função ciliar está indicado se houver valores maiores de 60 min nos testes de transporte mucociliar. O teste de função ciliar baseia-se na medida da frequência do batimento ciliar e na observação da onda de movimentação dos cílios. A frequência do batimento normal dos cílios é de aproximadamente 12 a 14 Hz. O material citológico é coletado por meio de raspagens, da mucosa nasal entre a concha inferior e a parede nasal lateral. Pacientes com discinesia ciliar possuem frequência ciliar diminuída (média 8 Hz) e uma onda de batimento ciliar caracterizada por movimentos incoordenados, vibratórios, giratórios ou diminuição da amplitude, no lugar da movimentação clássica para frente e para trás.

No paciente com função ciliar e *clearance* mucociliar anormais, um estudo detalhado da ultraestrutura do cílio, por meio de microscopia eletrônica é obrigatório. O epitélio é obtido por biópsia de mucosa nasal da concha inferior e fixado em glutaraldeído 2,5%. Na análise pode-se avaliar a presença ou não de braços internos ou externos de dideína, conexões de dideína, filamentos radiais, configurações anômalas de microtúbulos e orientação do batimento ciliar.

Tratamento

O objetivo é o tratamento precoce das infecções de vias aéreas superiores e ouvido médio e a prevenção do desenvolvimento de complicações como déficit auditivo e bronquiectasias.

Medidas gerais incluem acompanhamento permanente, imunizações para pneumococo e influenza além das tradicionais, antibioticoprofilaxia, tratamento prolongado com antibióticos para infecções por pneumococo, H. influenza, S. aureus e P. aeruginosa, e fisioterapia respiratória.

O controle da função auditiva requer atenção especial ao tratamento adequado da otite média e também à realização de testes de audiometria, para avaliar a possibilidade de perda funcional. A timpanotomia com inserção de tubos de ventilação é necessária naqueles pacientes com otite média recorrente.

Inflamação e infecção dos seios paranasais geralmente se apresentam como um problema muito difícil. A cirurgia nasossinusal endoscópica funcional pode ajudar em pacientes refratários ao tratamento clínico, mesmo em crianças.

Bibliografia consultada

1. Campbell R. Managing upper respiratory tract complications of primary ciliary dyskinesia in children. Curr Opin Allergy Clin Immunol. 2012;12(1):32-8.
2. Chaaban MR, Kejner A, Rowe SM, et al. Cystic fibrosis chronic rhinosinusitis: a comprehensive review. Am J Rhinol Allergy. 2013;27(5):387-95.
3. Dos Santos JWA, Waldow A, Figueiredo, et al. Discinesia ciliar primária. J Pneumol. 2001;27(5):262-8.
4. Hulka GF. Head and neck manifestations of cystic fibrosis and ciliary dyskinesia. Otolaryngol Clin North Am. 2000;33(6):1333-41, vii-viii.

5. Kang SH, Dalcin Pde T, Piltcher OB, et al. Chronic rhinosinusitis and nasal polyposis in cystic fibrosis: update on diagnosis and treatment. J Bras Pneumol. 2015;41(1):65-76.

6. Liang J, Higgins T, Ishman SL, et al. Medical management of chronic rhinosinusitis in cystic fibrosis: a systematic review. Laryngoscope. 2014;124(6):1308-13.

7. Loebinger MR, Bilton D, Wilson R. Upper airway 2: Bronchiectasis, cystic fibrosis and sinusitis. Thorax. 2009;64(12):1096-101.

8. Mainz JG, Schumacher U, Schädlich K, et al. Sino nasal inhalation of isotonic versus hypertonic saline (6.0%) in CF patients with chronic rhinosinusitis - Results of a multicenter, prospective, randomized, double-blind, controlled trial. J Cyst Fibros. 2016;16:S1569-1993.

9. Chaaban MR, Kejner A, Rowe SM, et al. Cystic fibrosis chronic rhinosinusitis: A comprehensive review. Am J Rhinol Allergy. 2013;27(5):387-95.

10. Reis F, Damasceno N. Fibrose cística. J Ped. 1998;74:S76-S94.

11. Ryan MW, Brooks EG. Rhinosinusitis and comorbidities. Curr Allergy Asthma Rep. 2010;10(3):188-93.

12. Sampaio MH, Aniteli MB, Sakano E. Rinossinusite Crônica, Polipose e Fibrose Císticas. In: Tratado de Otorrinolaringologia e Cirurgia Cervicofacial. 2.ed. São Paulo: Roca, 2011.

13. Sikora AG, Lee KC. Otolaryngologic manifestations of immunodeficiency. Otolaryngol Clin North Am. 2003;36(4):647-72.

14. Virgin FW, Rowe SM, Wade MB, et al. Extensive surgical and comprehensive postoperative medical management for cystic fibrosis chronic rhinosinusitis. Am J Rhinol Allergy. 2012;26(1):70-5.

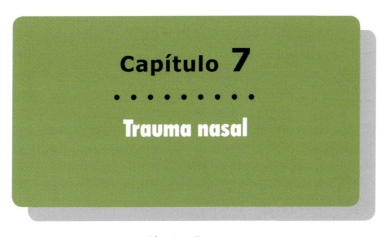

Capítulo 7

Trauma nasal

Edson Leite Freitas

Introdução e definições

O trauma de face atinge a população do sexo masculino na grande maioria dos casos e a faixa etária mais acometida é a de adultos jovens. A fratura nasal é a mais comum (40% das fraturas faciais), seguida de fratura de mandíbula e zigoma. A maior causa de trauma de face é acidente automobilístico; a utilização de cinto de segurança e do *airbag* diminui a prevalência de trauma de face nesses acidentes. Agressões, acidentes esportivos, quedas (com aumento da incidência em idosos) e acidentes de trabalho são outras causas frequentes de trauma facial.

A posição central do nariz na face e sua projeção anterior o tornam mais suscetível a lesões traumáticas. Fraturas nasais são o tipo mais comum de fratura da face, correspondendo a aproximadamente 40% destas, e o terceiro mais comum do esqueleto humano. O pico de incidência se dá entre os 15 e 30 anos de idade, com uma predominância no sexo masculino (dois homens para cada mulher). Traumas contusos relacionados a acidentes automobilísticos, esportes e violência interpessoal são as causas mais comuns de fraturas nasais. Em crianças, além dessas causas, devem-se considerar acidentes domésticos e abuso infantil, podendo ocorrer também fraturas nasais em partos, por força na expulsão ou pelo uso de fórcipe.

Muitas fraturas dos ossos nasais passam despercebidas e sem um atendimento inicial, mas representam uma alta porcentagem de procedimentos cirúrgicos (rinosseptoplastia) para correção de obstrução nasal e, posteriormente, desvios.

Anatomia

Os ossos próprios nasais são um par em forma de cunha que se unem na linha média. Sua metade inferior é fina e larga, enquanto a porção superior é mais grossa e firmemente suportada pela articulação com o osso frontal e com o processo frontal da maxila. Portanto, a porção inferior mais delgada é mais suscetível a fraturas.

A metade inferior do nariz é dependente de uma complexa inter-relação das cartilagens laterais superior e inferior e do septo nasal. As cartilagens laterais superiores mantêm a cartilagem quadrangular em posição central, enquanto as cartilagens laterais inferiores contribuem sobremaneira para o contorno estético do nariz. O septo nasal ou cartilagem quadrangular atua sustentando e dando forma ao dorso nasal. O septo é apoiado lateralmente pelas cruras mediais das cartilagens laterais, inferiormente pela crista maxilar e superior e, posteriormente, pela lâmina perpendicular do etmoide.

Fisiopatologia

Um entendimento inadequado da fisiopatologia do trauma nasal é responsável pelo alto índice de falha no seu tratamento.

Os tipos de fratura nasal e suas sequelas dependem de alguns fatores:

- » idade do paciente (flexibilidade das estruturas);
- » intensidade e direção da força aplicada;
- » natureza do instrumento causador do trauma.

Figura 7.1 Estrutura nasal osteocartilaginosa do nariz.

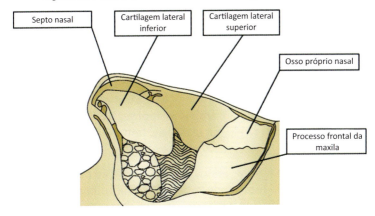

Fonte: Edson Leite Freitas.

Lesões comuns de tecidos moles incluem laceração, equimoses e hematomas do nariz externo, assim como interno. Lesões ósseas correspondem a fraturas (cominutiva é mais comum em pacientes idosos), desvios (mais comum em crianças) e fraturas-desvios. Estudos epidemiológicos sugerem que os ossos nasais são mais susceptíveis a sofrer uma fratura após uma rinoplastia.

O padrão das fraturas nasais varia com a direção e as forças aplicadas (lateral ou frontal), e uma evidente diferença é encontrada entre esses impactos. A força aplicada de direção frontal pode causar lesões simples, como a fratura interna da margem inferior dos ossos nasais, que é mais delgada, ou lesões graves com afundamento dos ossos nasais e do septo. Quando associada a telecanto ou pseudotelecanto, pode indicar fratura naso-etmoido-orbitária.

A força aplicada de direção lateral pode causar depressão do osso nasal ipsilateral ou ser forte o suficiente para ocasionar fratura do osso contralateral. O septo nasal pode ser deslocado da crista maxilar, principalmente quando as forças tem direção inferior.

O tratado da ABORL – CCP 2011 cita a classificação de Stranc, que agrupa as fraturas nasais em função de sua localização anteroposterior (fratura nasal por impacto frontal) e do desvio lateral.

» fraturas tipo I: afetam a porção mais anterior dos ossos nasais e do septo;
» fraturas tipo II: além de afetarem os ossos nasais e septo, apresentam lesões da apófise frontal da maxila;
» fraturas tipo III: afetam ambas as apófises frontais da maxila e o osso frontal, sendo, na realidade, fratura naso-etmoido-orbitárias.

Em casos de fraturas perinatais, a deformação nasal é em sentido inverso ao da rotação da cabeça. A redução imediata nesses casos é imperativa. Especula-se que essa deve ser a causa mais frequente de deformação da pirâmide nasal e de septo, aparentemente, espontânea.

Diagnóstico

O diagnóstico do trauma nasal é com base na avaliação clínica. A história deve incluir o mecanismo de trauma, o tempo entre o trauma e o atendimento médico, a duração e a extensão do sangramento associado. Avaliar também a qualidade prévia da respiração e a permeabilidade nasal, questionando sobre obstrução nasal, rinorreia, roncos e apneia; a aparência estética do nariz (se possível com fotografia do paciente antes do trauma); além de antecedente de cirurgias nasais, traumas, uso de álcool ou drogas.

O exame físico é o principal elemento diagnóstico, sendo composto de exame externo e interno. O exame externo deve focar em deformidades nasais, desvios ou afundamentos, e outras lesões de tecidos moles, incluindo lacerações, hemorragia, equimoses, hematomas ou edema (de evolução rápida, podendo estender-se à região orbitária). Outros sinais na área orbitária são edema palpebral, hemorragia subconjuntival e enfisema subcutâneo.

A palpação do nariz é fundamental para verificar a estabilidade nasal e deve ser realizada de forma delicada, bilateralmente; crepitação, mobilidade, depressão óssea, afundamento ou irregularidades são indicativos de fratura. Além disso, deve-se palpar todas as estruturas ósseas da face, incluindo eminências malares, margens da órbita, arcos zigomáticos, mandíbula e os dentes.

Os olhos devem ser examinados quanto à simetria e mobilidade. O achado de rinorreia significante deve levantar a hipótese de fístula liquórica traumática com necessidade de dosagem de glicose ou de β-transferrina do líquido nasal para diagnóstico.

O exame físico das fossas nasais é feito após a preparação com vasoconstritores e anestésicos tópicos (no HCFMUSP utiliza-se a solução de lidocaína + epinefrina na diluição de 1:2000 para uso tópico e 1:80000 para uso injetável). Deve-se atentar para focos de sangramento, hematoma septal e outras alterações do septo, como laceração, desvio, perfuração ou exposição das estruturas osteocartilaginosas.

Em crianças, quanto menor a idade mais difícil o diagnóstico em razão do edema precoce.

Em alguns casos de fratura da pirâmide associada a uma fratura de septo, o nariz pode parecer particularmente ileso. Dispneia e distúrbios na alimentação são possíveis sinais de injúria nasal.

Exames complementares

- » Nasofibroscopia flexível: complementa a rinoscopia anterior, avalia todo o septo (especialmente o septo ósseo posterior e a região do vômer) e para procurar outras afecções endonasais após o trauma.
- » Laboratoriais: o hemograma é indicado, principalmente, quando ocorrer epistaxe grave.
- » Radiografia simples: raramente indicada, todavia deve ser solicitada (perfil e *waters*) para confirmação diagnóstica e documentação médico-legal. Geralmente, é realizada na emergência, mas o diagnóstico baseia-se em história e exame clínico, pois até 47% dos pacientes com fratura nasal apresentam radiografia sem evidências de fraturas.
- » Tomografia computadorizada: é mandatória em pacientes com lesões mais significativas, associações com outras fraturas (orbitárias, naso-emoido-orbitária, maxilares) e na presença de fístula liquórica.

» A documentação fotográfica também é um fator útil no diagnóstico das fraturas nasais, no qual se pode observar a já existência ou não de deformidades nasais antes da atual injúria.

Tratamento

As indicações de observação em casos de trauma nasal são fraturas sem desvio do osso nasal, septo nasal ou espinha nasal anterior, sem deformidades estéticas relevantes ao exame físico e sem evidência clínica de obstrução da via aérea. O paciente deve ser seguido até que o edema regrida para assegurar de que não se deixou passar desapercebida nenhuma deformidade.

Fraturas nasais que apresentem desvios e/ou instabilidade têm indicação de tratamento. Três variáveis são importantes para garantir o melhor tratamento das fraturas nasais – o tempo entre o trauma e o tratamento, a escolha da anestesia apropriada (local × geral) e a técnica cirúrgica (redução aberta × fechada).

O tempo ideal para a realização do tratamento cirúrgico ainda é polêmico, todavia entendemos que o período ideal é logo após o trauma (na ausência do edema), embora o período entre o terceiro e quinto dia pós-trauma, após regressão do edema, seja uma possibilidade.

O tratamento cirúrgico pode ser realizado por meio de:

» *redução fechada:* indicada para fraturas uni ou bilaterais dos ossos nasais e fraturas do complexo nasosseptal com desvio menor que a metade da largura da ponte nasal. Utiliza-se algodão embebido com agente vasoconstritor e anestésico tópico. Além disso, infiltração externa com uma solução contendo lidocaína e epinefria é utilizada para bloquear os nervos supratroclear, infraorbital, infratroclear, alveolar superior, o dorso nasal e a espinha nasal anterior. Sedação oral ou intravenosa pode ser utilizada como adjuvante. Utilizando elevador ósseo, os fragmentos são reposicionados com aplicação de força no sentido aposto ao trauma, que quase sempre é na direção anterolateral ou lateral (recomenda-se o elevador de Goldman); o fórcipe de Asch pode ser introduzido com uma lâmina em cada cavidade nasal, visando posicionar o septo na crista maxilar (linha média) evitando lacerações da mucosa. A moldagem digital para o posicionamento preciso da pirâmide nasal pode ser necessária; na presença de lacerações, podem ser utilizados moldes internos (*splint* de silicone ou plástico). Raramente, recomenda-se o tamponamento nasal, podendo ser utilizado na presença de sangramento ativo importante na emergência.

Figura 7.2 Redução fechada realizada no pronto-socorro de otorrinolaringologia do Hospital das Clínicas da FMUSP.

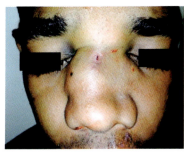
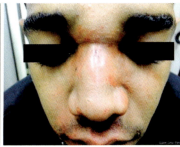

Fonte: Seminários USP.

» *redução aberta:* indicada em fraturas extensas, desvio da pirâmide nasal maior que a metade da ponte nasal, deslocamentos do septo caudal, fratura aberta do septo e persistência de deformidade após redução fechada. O septo é a estrutura que pode dificultar a redução da pirâmide nasal, principalmente quando os fragmentos estão sobrepostos. O acesso ao septo pode ser feito por incisão hemitransfixante com elevação dos retalhos mucopericondriais e o dorso nasal, por incisões intercartilagíneas; a remoção da parte da cartilagem ou dos ossos da lâmina perpendicular do etmoide ou vômer pode ser necessária. A redução do septo é realizada por sutura da parte anteroinferior da cartilagem quadrangular na espinha nasal anterior. Deve-se realizar suturas das incisões e de laceração em mucosas.

Figura 7.3 Algoritmo de tratamento das fraturas nasais.

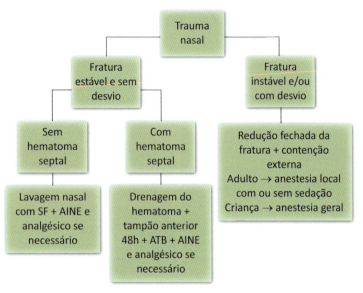

Bibliografia consultada

1. Bailey BJ. Head and Neck Surgery - Otolaryngology. 4.ed. Philadelphia: Lippincott Williams & Wilkins, 2006. Vol. 1, p.69-74.

2. Cummings CW. Otolaryngology-Head and Neck Surgery. St. Louis: Mosby Year Book, 1993.

3. English Otolaryngology - Plastic and Reconstructive Surgery of Head and Neck. Philadelphia: Lippincott Williams & Wilkins, 1993. Vol. 4, Cap. 34, 35 e 36.

4. Loré AN. Atlas of Head and Neck Surgery. 3.ed. Philadelphia: WB Saunders Company, 2004. Cap. 13.

5. Miniti A, Bento RF, Butugan O. ORL Clínica e cirúrgica. 2.ed. São Paulo: Ed. Atheneu, 2000. Cap. 29.

6. Birolini D, Utiyama E, Steinman E. Cirurgia de Emergência. São Paulo: Atheneu, 1997. Cap. 22.

7. The Washington Manual of Surgery. Philadelphia: Lippincott-Raven, 1997. Cap. 34.
8. Juhl JH, Crummy AB. Paul & Juhl´s Essential of Radiologic Imaging. Medicine & Health Science, 1996. Cap. 33 e 34.
9. Seminário dos residentes de Otorrinolaringologia - FMUSP, 2014. [Internet] [Acesso em 23 mar 2017]. Disponível em: http://www.otorrinousp.org.br/seminarios.asp
10. Neto SC, Mello JFM, Martins RHG, et al. Tratado de Otorrinolaringologia e Cirurgia Cervicofacial. 2.ed. São Paulo: Roca, 2011. Cap 38.
11. Voegels RL, Bento RF, Lessa MM, et al. Condutas práticas em rinologia. 1.ed. São Paulo: Editora da Universidade de São Paulo e Fundação Otorrinolaringologia, 2002. Cap III.

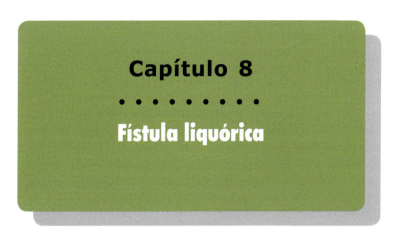

Capítulo 8

Fístula liquórica

Sang Yun Sin

Introdução

O liquor ou líquido cefalorraquidiano (LCR) é um fluido aquoso e incolor que ocupa o espaço subaracnoideo e as cavidades ventriculares. É produzido nos plexos coroides, fluindo para fora do sistema ventricular através dos forames de Luschka e Magendie, alcançando as cisternas basilares subaracnoideas. A seguir, é reabsorvido através das granulações aracnoideas (protrusões para o interior dos seios venosos da duramáter).

O volume total do liquor é de 125 a 150 mL, sendo completamente renovado a cada 8 horas. Portanto, aproximadamente 450 mL de LCR são produzidos diariamente. A pressão normal é de 5 a 20 cmH$_2$O (punção lombar com o paciente em decúbito lateral). A glicorraquia é cerca de 2/3 da glicemia, e raramente é menor que 50 mg/dL. Essa dosagem de glicose é maior que os níveis encontrados na secreção nasal, lágrima ou fluidos serosos. Esse fato é muito importante na diferenciação do LCR de outras secreções.

A fístula liquórica decorre da lesão da aracnoide, duramáter, osso e mucosa, resultando em fluxo extracraniano de liquor. São classificadas de forma didática em fístulas rinogênica e otogênica, sendo as rinogênicas mais comuns. Ambas são de baixa prevalência.

Fístula liquórica rinogênica

A rinorreia liquórica (RL) ocorre quando há uma conexão do espaço subaracnoideo com a fossa nasal ou os seios paranasais.

Classificação

A fístula liquórica rinogênica, segundo Ommaya (1976), pode ser traumática ou não traumática. As causas mais comuns são as traumáticas acidentais (44%), seguidas pelo trauma cirúrgico (29%) e pelos tumores (22%). Fístulas espontâneas e de origem congênita também podem ocorrer.[1]

Fístulas liquóricas rinogênicas traumáticas

As fístulas traumáticas decorrem de causas acidentais ou cirúrgicas (iatrogênicas).

Lee *et al.* relatam como causa mais comum de fístula liquórica rinogênica o trauma, seguido das causas iatrogênicas[2] (Tabela 8.1).

As áreas de maior risco para a ocorrência de fístula liquórica durante cirurgias dos seios paranasais são a placa cribiforme do etmoide e o etmoide anterior. O etmoide anterior é extremamente delgado e constitui uma área de perigo.

A incidência de fístulas durante a *Functional Endoscopic Sinus Surgery* (FESS) varia de 0,1% a 1%. Entre os fatores de risco incluímos: cirurgias revisionais, cirurgia do seio frontal e polipose. Em adição à FESS, há também as iatrogenias neurocirúrgicas. Quando a fístula é reconhecida durante o ato cirúrgico, sua correção deve ser feita no mesmo tempo, pois a chance de fechamento com sucesso é de 95%.[3]

O aparecimento da fístula pode ocorrer imediatamente ao trauma ou após dias/semanas. Os casos de instalação imediata possuem maior chance de resolução e os tardios têm maior tendência à persistência e recorrência.

Tabela 8.1 Causas e localizações de fístulas liquóricas rinogênicas.

	Nº de pacientes	Porcentagem (%)
Causas		
Traumática	20	51,3
Espontânea	6	15,4
Iatrogênica	13	33,3
FESS	6	
Neurocirurgia	6	
Papiloma invertido	1	
Localização		
Lâmina cribiforme	13	33,3
Etmoide anterior	11	26,2
Etmoide posterior	5	12,8
Esfenoide	7	18
Frontal	3	7,7

Fonte: Lee e cols., 2004.

Nos casos de suspeita de fístula liquórica rinogênica deve-se evitar o uso de máscaras nasais para ventilação, pois podem predispor a pneumoencéfalo.

O risco de meningite nas primeiras 3 semanas, após o trauma e antes da correção da fístula, tem sido relatado como sendo entre 3% e 11%.

Fístulas liquóricas rinogênicas não traumáticas

As causas não traumáticas, também conhecidas como fístulas espontâneas, são incomuns (4%) e podem ser de alta pressão ou de pressão normal. Fístulas espontâneas geralmente são de difícil confirmação e localização.

Podem originar-se na placa cribiforme ou em algum forame nervoso (redondo, por exemplo). As fístulas de alta pressão são mais comuns e resultam de tumores ou hidrocefalia. As de pressão normal ocorrem como resultado de anomalias congênitas ou osteomielite. Ocasionalmente, aparecem sem uma causa definida. Descrito por Castelnuovo P. *et. al.*,[4] o canal de Sternberg é um canal craniofaríngeo lateral resultante da fusão incompleta de diferentes componentes do osso esfenoide. É causa de encefaloceles e fístulas na região do recesso lateral do seio esfenoide (Figura 8.1).

Figura 8.1 Tomografia computadorizada de seios paranasais, corte coronal: encefalocele no recesso lateral do seio esfenoide, lateral ao canal do vidiano. Seta branca: canal do vidiano; seta preta: canal do V2; estrela branca: encefalocele pelo canal de Sternberg.

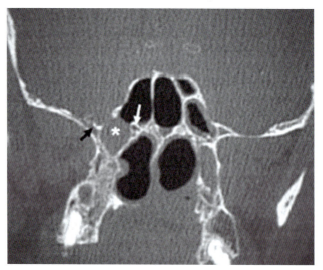

Fonte: Castellnuovo *et al.*, 2007.

Os tumores correspondem a mais da metade dos casos de RL não traumática e causam a fístula diretamente pela erosão óssea das partes moles ou indiretamente em razão da elevação da pressão intracraniana.

Uma parcela relevante de casos de fístula espontânea de alta pressão apresenta a Síndrome da Sela Vazia, na qual a pressão intracraniana aumentada leva à herniação da dura-máter na sela túrcica, comprimindo a hipófise e dando a aparência radiológica de "sela vazia" ao exame de imagem. É mais comum em mulheres obesas de meia-idade.

A mais importante complicação é a meningite. Seu risco varia com a etiologia: menor risco em fístulas espontâneas, risco intermediário (5% a 10%) nas pós-traumáticas e o risco alto em cirurgias de sinusite (cerca de 50%).

Diagnóstico

Em certos casos, o diagnóstico de fístula é óbvio, porém em muitos casos torna-se um desafio. A história do paciente com fístula é típica: rinorreia hialina fluida, de gosto doce, intermitente, que emana do nariz quando o paciente se inclina para frente.

Hiposmia ou anosmia ocorre em 60% a 80% dos pacientes com RL, em razão da lesão do nervo olfatório pela fratura da placa cribiforme.

Durante a anamnese do paciente, deve-se procurar antecedentes, como cirurgias prévias, traumas fechados, tumores nasais, condições que aumentem subitamente a pressão intracraniana (tosse paroxística, esforço físico/Valsalva).

Em casos de trauma, pode ser observado o sinal do duplo halo, no qual a secreção é, preferencialmente, gotejada em papel de filtro, e há formação de uma mancha com duplo halo (anel externo representa o liquor e o interno o sangue), sugerindo fístula liquórica.

Estimular o aumento da PIC também pode ser um método de diagnóstico quando pedimos ao paciente que se incline para a frente e realize a manobra de Valsalva. Porém, nenhum dos testes anteriores são suficientes para fechar o diagnóstico.

Pode-se investigar fístula por meio de testes bioquímicos, como a dosagem de glicose. É necessária a dosagem da glicose sérica simultaneamente à da secreção nasal. Níveis superiores a 30 mg/dL ou dois terços da glicemia apontam a favor da fístula, porém esse não é um método definitivo. Mistura com muco ou lágrima pode causar um falso-negativo. Em casos de meningite, a glicose pode estar em níveis baixos.

Raramente, pode ocorrer a chamada pseudofístula, que ocorre após uma lesão de fibras simpáticas (por trauma cirúrgico ou acidental), resultando em um predomínio de fibras parassimpáticas.[5] Isso pode levar à produção de uma rinorreia hialina abundante unilateral, com dosagem de glicose inferior a 30 mg/dL.

O teste padrão-ouro é a dosagem da β2 transferrina. Essa proteína está presente apenas na perilinfa, no humor vítreo e no liquor. e tem alta especificidade (97%) e sensibilidade (93% a 97,7%). No entanto, atualmente, é indisponível em nosso meio. O teste negativo não exclui o diagnóstico de fístula, especialmente se há muita secreção mucosa.

Existe também a dosagem da prostaglandina D sintetase (ou proteína traço-β) na secreção nasal. As vantagens desse teste em relação ao da dosagem da β2 transferrina são o baixo custo e o resultado rápido[6] com boa sensibilidade.

Para confirmar a presença de fístula e tentar localizar a região do defeito ósseo, o uso de fluoresceína intratecal associado à manobra de Valsalva pode ser útil. Para tanto, 0,5 a 1 mL de fluoresceína a 5% é injetado no espaço subaracnoideo e o paciente é posto em posição de Trendelemburg por 30 minutos. O paciente é então avaliado endoscopicamente; sob luz ultravioleta a fluoresceína adquire uma coloração amarelada.

A TC deve ser solicitada, tanto para uma definição anatômica da base do crânio como para possível diagnóstico e localização do defeito. Deve ter cortes finos, coronais, de janela óssea e com ótima qualidade. Excepcionalmente, em casos mais difíceis, podem-se empregar contrastes intratecais. A cisternografia é um teste bastante específico (Figura 8.2), com 85% de sucesso. Tem como desvantagens ser invasivo, desconfortável, demorado e caro. Em fístulas intermitentes, esse teste pode falhar. A cisternografia com radionuclídeos é uma alternativa, porém esse teste diagnóstico não localiza precisamente a fístula e deve ser realizado somente quando a RNM é contraindicada ou se a fístula é provada clínica e biologicamente, mas não é visualizada na TC ou na RNM.[7] É bastante sensível (90%) e pouco específico. Por essas razões, não é um teste comum de ser realizado.

Figura 8.2 Cisternografia de paciente com meningocele frontal.

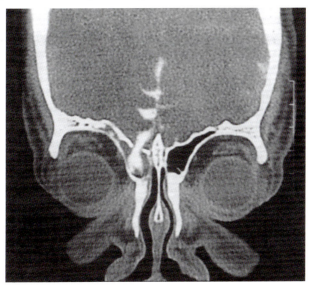

Fonte: Tratado de Otorrinolaringologia ABORLCCF.

A RNM é útil para o diagnóstico de fístula, já que em T2 o liquor é realçado (Figura 8.3). Em nosso serviço, de modo geral, realizamos a TC e, em alguns casos, a RNM como complementação.

Tratamento

O objetivo principal do tratamento é a prevenção da meningite por via ascendente.

Aproximadamente 90% das fístulas traumáticas fecham espontaneamente em 7 a 10 dias.[8] O tratamento conservador, quando bem indicado, tem bastante sucesso.

Figura 8.3 RNM de paciente com meningocele etmoidal, com hipersinal em T2 (indicado pela seta branca).

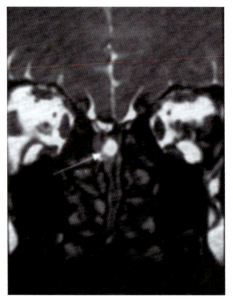

Fonte: Tratado de Otorrinolaringologia ABORLCCF.

Os casos mais comuns são após traumas abruptos da base do crânio, como acidentes de carro. Terapia conservadora, geralmente, é indicada nesses casos e em casos de fístulas iatrogênicas detectadas após o procedimento. Quando a fistula é diagnosticada no momento em que é causada, ou logo após, tem a evolução favorável. Se for diagnosticada durante a cirurgia endonasal, sua correção deve ser imediata.

A terapia conservadora consiste em medidas como: repouso absoluto no leito, decúbito elevado 30°, uso de antitussígenos e laxantes. Agentes que diminuem a PIC também podem ser usados, como manitol, corticoides e acetazolamina), mas não há consenso quanto à indicação deles, bem como à administração de antibioticoterapia profilática.

Em casos sem melhora após 7 a 10 dias, o uso da derivação lombar pode ser indicado. A derivação diminui a PIC, porém resulta em maior risco de cefaleia, pneumoencéfalo e meningite. Seu uso deve ser individualizado e discutido com o paciente. É mais favorável em casos em que há fratura linear da base do crânio.

Exploração cirúrgica é indicada nos seguintes casos:

- » ausência de resolução espontânea após 7 a 10 dias de tratamento conservador;
- » rinorreia liquórica que se inicia dias após o trauma;
- » rinorreia liquórica resultante de ferimento de arma de fogo;
- » rinorreia liquórica com presença de amplo defeito na base de crânio com herniação do cérebro ou evidências de espículas de osso penetrando no cérebro;
- » rinorreia liquórica maciça em pós-operatório imediato.

Pacientes com fístula espontânea (pressão normal) ou tumoral, provavelmente, não responderão às medidas conservadoras e é mais aconselhável o tratamento cirúrgico.

Em pacientes com fístula liquórica não traumática de alta pressão, o primeiro passo é diminuir a pressão intracraniana, o que leva à solução do quadro na maioria dos casos. A exploração cirúrgica é indicada se houver falha mesmo após esse tratamento.

O pré-operatório do paciente exige, inicialmente, uma avaliação neurocirúrgica. A administração de antibioticoterapia pré-operatória é questionável, porém metanálises favorecem seu uso. Injeções de fluoresceína intraoperatória no espaço subaracnoideo podem ser usadas para localizar o sítio de drenagem.

Em casos de pós-trauma com indicação cirúrgica, para permitir a regressão do edema, a correção da fístula idealmente é realizada 2 a 3 semanas após o trauma.

Em pacientes com FLN ativa, histórico de FLN ou com risco aumentado (exemplo, após cirurgia extensa de base de crânio), deve-se utilizar de rotina a vacina antipneumocócica, visto que o pneumococo é o agente mais prevalente em meningites nesses casos.

Acessos cirúrgicos

Os acessos cirúrgicos devem ser escolhidos de acordo com a causa, o tamanho do defeito e a localização da fístula. Existem acessos: intracraniano (craniotomia, com maior morbi-mortalidade), extracraniano, transnasal (caiu em desuso) e endoscópico endonasal.

Endoscópico endonasal: Atualmente, essa é a via de abordagem preferida por ter menos morbidade que a via intracraniana. Está associada a uma taxa de sucesso de 90%, com risco de complicações de 2,5%. Várias técnicas podem ser utilizadas para fechar os defeitos da base do crânio: *underlay* (enxerto entre o defeito ósseo e a dura-máter), *overlay* (sobre a falha óssea), técnica combinada; obliteração com gordura, etc.

O material utilizado para reparar as falhas na base do crânio são variados. Em nossa clínica, utilizamos usualmente um "sanduíche", com colocação de camadas de enxerto (de concha inferior, por exemplo), Surgicel® e Gelfoam® entremeadas por cola de fibrina.

Para a correção de falha em acesso endoscópico para base de crânio anterior/hipófise, pode-se utilizar o retalho de Haddad-Bassagasteguy (*flap* pediculado do septo posterior).[9]

Os cuidados pós-operatórios gerais consistem em dieta laxativa, decúbito elevado e repouso absoluto no leito. A antibioticoterapia (Ceftriaxone) pode ser mantida por 24 horas ou mais, se necessário. Derivação lombar também pode ser utilizada em alguns casos.

As possíveis complicações da abordagem endonasal são: sinéquias em fossa nasal; meningite; sangramento intracraniano; pneumoencéfalo e abscessos; anosmia (principalmente na abordagem transcraniana); formação de tecidos de granulação.

Fístula liquórica otogênica e fístula perilinfática

A otorreia liquórica (OL) ocorre quando existe uma comunicação patológica entre o espaço subaracnóideo e as áreas pneumatizadas do osso temporal. Se associada à perfuração timpânica ou a um defeito na parede do conduto auditivo externo, observamos a saída do liquor através deste (otoliquorreia). Caso não exista lesão, o líquor percorrerá o osso temporal, preencherá a orelha média e passará pela tuba auditiva, causando rinorreia anterior ou posterior.

Por sua vez, a fístula perilinfática, também conhecida como fístula labiríntica, é definida como vazamento de perilinfa do espaço perilinfático para orelha média, e pode ter manifestações semelhantes. Porém, cursa também com hipoacusia de grau variado e tontura. Em geral, ocorre nas janelas oval e redonda.

Simplificadamente, agruparemos ambas as entidades quanto à conduta e ao tratamento, uma vez que a perilinfa é uma expansão do LCR advindo do aqueduto coclear.

Classificação

Apesar de não haver um sistema de classificação utilizado pela maioria dos autores, a fístula liquórica otogênica, segundo Brackmann, também pode ser dividida em fístulas **traumáticas** (acidentais e iatrogênicas); e **nãotraumáticas** (tumores, anomalias congênitas e infecciosas – osteítes, osteomielites).

Fístulas liquóricas otogênicas traumáticas

As fístulas traumáticas decorrem de trauma acidental ou cirúrgico. A causa mais comum é a acidental. Fraturas e lesões penetrantes associadas às fístulas podem passar pelo labirinto ósseo, conduto auditivo interno, tegmento timpânico, entre outras porções mastoides.

As fraturas de osso temporal são divididas em fraturas longitudinais ou transversas, e ambas podem cursar com fístula liquórica. As longitudinais são mais frequentes do que as transversas, porém estas ocasionam mais fístulas que as primeiras.

A cirurgia é a segunda causa mais comum de OL, geralmente ocorre após cirurgias, como mastoidectomias, manipulação excessiva da cadeia ossicular, implante coclear e, principalmente, acessos para exérese de Schwannoma do VIII (translabirínticos, retrossigmoideos ou transmeatais, entre outros acessos à base de crânio).

Fístulas liquóricas otogênicas não traumáticas

As fístulas não traumáticas são raras e ocorrem como resultado de anomalias congênitas, tumores ou osteíte, sendo mais frequentemente congênitas.

Crianças com OL frequentemente apresentam malformações (Mondini ou outras) e episódios repetidos de meningite. As displasias cocleares devem ser diferenciadas das fístulas perilinfáticas idiopáticas em crianças.

Nos pacientes adultos, que têm orelha interna normal, a fístula liquórica geralmente resulta da ruptura de meningoencefaloceles, que se insinuam através de defeitos congênitos do tégmen timpânico. Meningites de repetição podem ser as únicas manifestações nesses pacientes, e a causa pode não ser detectada por anos.

Fístulas perilinfáticas

São classificadas, no tratado ORL-ABORL (2ª edição), em seguintes categorias:fístulas pressóricas; traumáticas; espontâneas ou idiopáticas; perilinfáticas liquóricas.

Diagnóstico

A otoscopia/otomicroscopia pode apresentar aspecto de otite média secretora, caso a MT esteja íntegra, bem como curva B à imitanciometria. Deve-se evitar miringotomia sem investigação prévia em casos suspeitos. O sinal de Hennebert e o fenômeno de Tullio podem estar presentes, mas não são patognomônicos.

No caso de fístula labiríntica, a audiometria pode mostrar perda neurossensorial de grau variado. A prova calórica mostra preponderância labiríntica para o lado preservado. O Ecog pode ser semelhante à doença de Mèniére.

A exemplo da rinoliquorreia, pode-se realizar dosagem do nível de glicose e de $\beta 2$ transferrina no liquor. O sinal do duplo halo pode ser observado nas fístulas traumáticas.

A TC pode identificar falhas ósseas suficientemente grandes, malformações ou fraturas de osso temporal (que são mais facilmente vistas que as etmoidais). Injeção intratecal de radionuclídeos e TC com cisternografia podem auxiliar o diagnóstico e a localização da fístula, em casos selecionados. O uso da RNM é útil na presença de tecido cerebral herniado.

Tratamento

A indicação cirúrgica para fístulas otogênicas acontece nas mesmas situações já apresentadas para fístula rinogênica.

A localização precisa da fístula liquórica no pré-operatório determina o acesso cirúrgico. O nível de audição também deve ser considerado. Fístulas no tégmen (que representam a maioria dos casos) podem ser exploradas por meio de mastoidectomia com aticotomia.

O uso de enxertos para obliteração de falhas é recomendado. A sustentação é feita com gordura abdominal ou *flaps* de músculo temporal.

Para fístulas pós-traumáticas, geralmente, aguarda-se 2 a 3 semanas para a fístula cessar espontaneamente com medidas clínicas (citadas na seção acima).

Para abordagem de fístulas associadas à otite crônica ou colesteatoma, recomenda-se administrar antibióticos adequados previamente. Nesses casos, deve-se obliterar a cavidade com gordura ou *flap* de tecido vascularizado após remoção do processo infeccioso.

A incidência de meningite associada à fístula liquórica varia de 2% a 88% na literatura, e o fator mais significante para o aumento da incidência é a duração da fístula - menor que 7 dias: 5% a 11%, maior que 7 dias: 55% a 88%.Como medida adjuvante, a derivação lombar pode ser empregada em fístulas de alto débito, com permanência de até 3 dias. Antibioticoterapia (cefalosporina de 3ª geração) durante a permanência da derivação é recomendada.

Bibliografia

1. Lopatin AS, Kapitanov DN, Potapov AA. Endonasal endoscopic repair of spontaneous cerebrospinal fluid leaks. Arch Otol. 2003;129:859-62.
2. Lee TJ, Huang CC, Chuang CC, et al. Transnasal Endoscopic Repais of Cerebroespinal Fluid Rhinorrhea and Skull Base Defects: Ten Year of Experience. Laryngoscope. 2004;114:1476-81.
3. Ulualp SO. Complications of endoscopic sinus surgery: appropriate management of complications. Curr Opin Otolaryngol Head Neck Surg. 2008;16(3):252-9.
4. Castellnuovo P, Dallan I, Pistochini A, et al. Endonasal Endoscopic Repair of Sternberg's Canal Cerebroespianl Fluid Leaks. Laryngoscope. 2007;117:345-9.

5. Tratado de Otorrinolaringologia e Cirurgia Cervicofacial. 2.ed. Rio de Janeiro: ABORL-CCF, 2011.
6. Meco C, Arrer E, Oberascher G. Efficacy of cerebrospinal fluid fistula repair: sensitive quality control using the beta-trace protein test. Am J Rhinol. 2007;21(6):729-36.
7. Abuabara A. Cerebrospinal fluid rhinorrhoea: diagnosis and management. Med Oral Patol Oral Cir Bucal. 2007;12:397-400.
8. Chan DTM, Poon WS, Ip CP, et al. How Useful is Glucose Detection in Diagnosing Cerebrospinal Fluid Leak? The Rational Use of CT and Beta-2 Transferrin Assay in Detection of Cerebrospinal Fluid Fistula. Asian J Surg. 2004;27(1):39-42.
9. Hadad G, Bassagasteguy L. A Novel Recontructive Technique After Endoscopic Expanded Endonasal Approaches: Vascular Pedicle Nasoseptal Flap. Laryngoscope. 2006;116:1882-6.

Parte 2

Otologia e otoneurologia

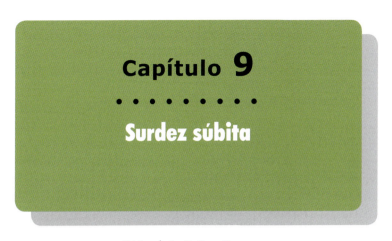

Capítulo 9

Surdez súbita

Máriton de Araújo Sousa Borges

Introdução e definições

A surdez súbita é definida como uma perda auditiva de pelo menos 30 dB em três frequências contíguas e instalada em até 72 h. É considerada uma urgência tanto pelo desconforto que impõe ao paciente quanto pela necessidade de tratamento precoce.

Quadro clínico

O principal ponto da apresentação clínica relatado pelo paciente é a hipoacusia de aparecimento recente, unilateral em mais de 90% dos casos. É muito rara a perda bilateral simultânea bem como o acometimento da segunda orelha na evolução do quadro.

Outros sintomas podem acompanhar o quadro, como zumbido (70% a 85% dos casos), sensação de distorção auditiva e queixas vestibulares (40%); neste último caso, sugere uma lesão mais extensa na orelha interna. É comum também o paciente sentir plenitude auricular precedendo a surdez súbita em algumas horas ou dias.

De acordo com a anamnese, exame físico e exames complementares iniciais, podemos verificar alguns fatores que podem indicar o prognóstico do paciente (Tabela 9.1).

Tabela 9.1 Preditores de prognóstico dos pacientes.

Idade jovem	Extremos de idade
Sexo masculino	Perdas severas, profundas ou anacusia
Perda maior em graves	Curvas audiométricas descendentes ou planas com má discriminação vocal
Tratamento precoce	Demora na recuperação dos limiares tonais
Detecção da onda V do potencial evocado de tronco encefálico na primeira semana de evolução	Demora na recuperação dos potenciais evocados auditivos e vestibulares
Respostas normais do potencial miogênico vestibular evocado (Vemp)	Crise vertiginosa, zumbido intenso e distorção auditiva

Fonte: Tratado de Otorrinolaringologia e Cirurgia Cervicofacial, Volume II, 2º Ed. 2011.

Diagnóstico

A abordagem inicial destes pacientes deve incluir anamnese e exame físico otorrinolaringológico detalhado, incluindo o exame clínico vestibular e pesquisa da integridade da função dos nervos cranianos, e realização de audiometria tonal precoce para confirmar a perda auditiva do paciente.

Embora a surdez súbita seja considerada idiopática, na maioria dos casos, a investigação etiológica é obrigatória para o diagnóstico diferencial com doenças infecciosas, neoplásicas, degenerativas, metabólicas ou genéticas. Para essa investigação, é necessária uma anamnese com história prévia de doença, antecedentes pessoais, hereditários, hábitos, medicamentos de uso frequente ou recente, questionar sobre cefaleia, incoordenação motora, sintomas visuais, febre, trauma craniano, diabetes, preexistência de doença circulatória, reumática ou uso de drogas.

Exames complementares sempre devem ser solicitados para auxiliar a investigação etiológica. Exames laboratoriais (Tabela 9.2) e uma ressonância magnética de ouvidos idealmente devem ser solicitados durante o primeiro atendimento.

Tabela 9.2 Exames laboratoriais na surdez súbita.

Suspeita clínica	Exames laboratoriais
Todos os casos	Hemograma, coagulograma, agregação plaquetária, glicemia, ureia, creatinina, triglicerídeos, colesterol, cardiolipina, TSH, T4L, viscosidade do sangue.
Doença sistêmica	Provas de atividade inflamatória.
Doença imunomediada da orelha interna	VHS, PCR, autoanticorpos, anti-HSP 68-70 kD
Infecciosas	PCR para herpes simples, sorologia para sífilis, sorologia para Lyme, varicela zoster, EBV e rubéola.

Fonte: Tratado de Otorrinolaringologia e Cirurgia Cervicofacial, Volume II, 2ª Ed. 2011.

O mecanismo fisiopatológico e o diagnóstico etiológico são firmados em apenas 15% a 20% dos casos, sendo descritas na Tabela 9.3 diversas causas possíveis.

Tabela 9.3 Principais causas de surdez súbita.

Diagnóstico sindrômico	Diagnóstico etiológico
Circulatória/ hematológica	Isquemia labiríntica em portadores de fatores protrombóticos (congênitos ou adquiridos), hemorragia labiríntica, hemorragia labiríntica após irradiação da cabeça e pescoço, infarto cerebelar no território da AICA, anemia falciforme, tratamento de disfunção erétil, viscosidade do plasma.
Infecção viral	Rubéola, CMV, caxumba, HIV, varicela zoster, Epstein-Barr, herpes simples, mononucleose, adenovírus.
Infecção bacteriana	Meningite, sífilis, micoplasma.
Tumoral	Neurinoma do acústico e outros tumores do ângulo pontocerebelar: cisto de aracnoide, mieloma múltiplo, carcinomatose meníngea, neurossarcoidose, metástase no CAI.
Autoimune	LES, doença autoimune da orelha interna, arterite temporal, granulomatose de Wegener, síndrome de Cogan, PAN.
Metabólica	DM, dislipidemia, insuficiência renal, hipocalemia.
Traumática	Mecânico e acústico.
Hidropsia endolinfática ou perilinfática	Idiopática ou secundária.
Genéticas	Sindrômicas e não sindrômicas.
Tóxica	Ototoxicidade ligada ao gene A1555G homoplásica, picada de cobra, cocaína endovenosa, intoxicação por metadona.
Neurológica	Isquemia pontina focal, esclerose múltipla, hipertensão intracraniana.

Fonte: Tratado de Otorrinolaringologia e Cirurgia Cervicofacial, Volume II, 2ª Ed. 2011.

Tratamento

Entre 20% e 50% dos pacientes apresentam recuperação espontânea do limiar auditivo. Apesar disso, existe evidência científica de que a surdez súbita deve ser tratada precocemente. Os resultados são sempre melhores quando o início do tratamento se dá nos dez primeiros dias do início dos sintomas, diminuindo a taxa de sequela auditiva, independentemente da etiologia. O período usual de recuperação varia de dias a semanas. Após o primeiro mês, a recuperação é mínima.

Preconiza-se o início do tratamento dentro dos dez primeiros dias de início da doença para que o resultado seja o melhor possível, chegando a 70% de recuperação aceitável dos limiares auditivos. O prognóstico depende, é claro, do tipo de perda e da causa da surdez súbita.

No Hospital das Clínicas da FMUSP, foi adotado um protocolo de atendimento inicial para pronto-socorro para pacientes com surdez súbita, reproduzido na Tabela 9.4.

Os corticoides agem nos distúrbios circulatórios, processos inflamatórios e imunomediados. Não há contraindicação de estabelecimento de corticoterapia em pacientes diabéticos ou hipertensos, desde que sejam internados e com controle cuidadoso das doenças de base. Em casos nos quais a recuperação da audição não foi satisfatória ou quando as condições do paciente não permitirem a corticoterapia, está indicado o uso de corticoide intratimpânico. No Hospital das Clínicas – FMUSP (HCFMUSP), o corticosteroide utilizado é a dexametasona, com esquema de retirada (8 mg por 10 dias, 4 mg por 5 dias e 2 mg por mais 5 dias).

O uso de drogas hemorreológicas, como agentes antiagregantes e anticoagulantes, também visa melhorar a irrigação coclear com poucos efeitos colaterais. A droga de escolha no HCFMUSP é a pentoxifilina na dose de 400 mg, de 8/8h durante 30 dias.

O racional do uso da vitamina A no tratamento da surdez súbita adotada no serviço advém da capacidade neurorregenerativa da substância, sendo usada na dose de 50.000 UI, 1 vez ao dia durante 30 dias.

Tabela 9.4 Conduta de pronto-socorro para surdez súbita.

Classificação – O paciente será classificado em um dos dois grupos a seguir de acordo com as contraindicações ao uso das medicações:

Grupo I   SS instalada em período não superior a 6 meses – Sem contraindicação formal ao uso de esteroides.

Grupo II SS instalada em período não superior a 6 meses Contraindicação formal ao uso de esteroides (diabetes *mellitus*, hipertensão arterial, glaucoma, úlcera gástrica, infecções fúngicas sistêmicas, tuberculose, vacinas de vírus vivo, gravidez, amamentação).

Grupos	I	II
Abordagem	Não internar o paciente	Idem
Exames de sangue a serem solicitados	No pronto-socorro, solicitar: hemoglobina, hematócrito, glicemia, colesterol total e frações, triglicerídeos, T4 livre e TSH, VHS, imunocomplexos circulantes, PCR, complemento total, C3, C4, Fator Anti-Núcleo (FAN), Fator Reumatoide (FR), anticardiolipina, anticoagulante lúpico, antitireoglobulina, antiperoxidase, sorologias (caxumba, Lyme, HSVI, CMV, rubéola, TOXO, VDRL, FTA-ABS, HIV.	Idem
Avaliação audiológica	A audiometria tonal e vocal dever ser feita no dia do atendimento ou no mais tardar no dia seguinte cedo.	Idem
Tratamento proposto	Dexametasona (2 mg, 4 comprimidos, VO, 1×/dia, 30 dias). Pentoxifilina (400 mg, 1 comprimido, VO, 8/8h, 30 dias). Vitamina A (50.000 UI, 1 drágea, VO, 1×/dia, 30 dias.	Pentoxifilina Vitamina A
Conduta	Encaminhar ao ambulatório de surdez súbita, na primeira segunda-feira subsequente ao atendimento no PS, às 11:00.	Idem

Para pacientes com surdez súbita há mais de 6 meses não existe indicação para encaminhamento ao ambulatório de surdez súbita.

Fonte: Protocolo de atendimento inicial para pronto-socorro para pacientes com surdez súbita do Hospital das Clínicas da FMUSP.

Após o atendimento inicial, o paciente deve manter acompanhamento regular ambulatorialmente para prosseguir seguimento e investigação do quadro.

Como não há um consenso na literatura atual quanto ao tratamento dos casos de surdez súbita, vários autores indicam outras drogas ou procedimentos como opções que podem ser adotadas diante de um caso.

O uso de antivirais (aciclovir 1 g a 2 g/dia, divididos em cinco doses; fanciclovir 3 g/dia, divididas em duas doses; e valaciclovir 1,5 g/dia, divididas em três doses) está indicado pelo *Tratado de otorrinolaringologia e cirurgia cervicofacial*, 2. ed, 2011, da Associação Brasileira de Otorrinolaringologia e Cirurgia Cervicofacial, mesmo antes de ser obtido o PCR ou quando não for possível sua obtenção. Essa conduta baseia-se no fato de o vírus do herpes simples já ter sido associado a perdas neurossensoriais em modelos de experimentação animal, nos quais os achados histopatológicos causados pela infecção viral foram semelhantes aos encontrados na surdez súbita.

Alguns serviços indicam o uso de oxigênio hiperbárico ou carbogênio (mistura de 95% de oxigênio e 5% de dióxido de carbono) como uma tentativa de melhorar a oxigenação da orelha interna. São preconizadas quatro a seis inalações por dia com fluxo de 6 L/min de 20 a 30 minutos de duração cada uma, durante três dias. Alguns protocolos indicam a oxigenioterapia hiperbárica em 20 sessões de oxigênio a 100% em câmara hiperbárica a 2,5 atmosferas durante 90 minutos. A justificativa no uso do carbogênio e do oxigênio em câmara hiperbárica está baseada na observação feita em cobaias saudáveis, nas quais essa terapia, bem como o bloqueio do gânglio estrelado, foram as únicas formas de aumentar a concentração de oxigênio no interior da cóclea.

Nos casos em que a causa do quadro é evidentemente traumática produzindo fístula em orelha interna, o fechamento cirúrgico está indicado caso a recuperação espontânea da surdez não se inicie nos primeiros quatro dias de evolução.

Segundo protocolo adotado pelo HCFMUSP, audiometrias devem ser realizadas nos dias 0, 15, 30, 60 e 90 de acompanhamento.

Bibliografia consultada

1. Bittar RSM, Zerati FE, Domingues EC, et al. Surdez Súbita: Experiência Terapêutica de Dez Anos. Arq Int Otorrinolaringol. 2007;11(3):300-4.

2. Bogaz EA, Suzuki FAB, Rossini BAA, et al. Influência dos corticosteroides no prognóstico auditivo da perda auditiva neurossensorial súbita idiopática. Braz J Otorhinolaryngol. 2014;80(3).

3. Caldas Neto S. Tratado de otorrinolaringologia, volume II: otologia e otoneurologia. 2.ed. São Paulo: Roca, 2011.

4. Oliveira N, Neves M, Duarte D, et al. Oxigenioterapia hiperbárica no tratamento da surdez súbita idiopática. Revista Portuguesa de Otorrinolaringologia e Cirurgia Cérvico-Facial. 2009;47(3):197-202. [Internet] [Acesso em 23 mar 2017]. Disponível em: http://www.journalsporl.com/index.php/sporl/article/view/248

Capítulo 10

Doenças da orelha externa

Guilherme Horbilon de Castro

Atualmente, temos uma banalização das doenças da orelha externa pelos clínicos gerais e otorrinolaringologistas. Um exemplo disso é a prescrição de antibióticos tópicos otológicos sem critério, muito além da real necessidade do paciente e onerando o cuidado à saúde. Atenção aos diversos diagnósticos diferenciais é necessário para evitar complicações graves das doenças diagnosticadas tardiamente, evitar uso indiscriminado de antibióticos e poder indicar procedimentos diagnósticos e/ou terapêuticos antes que surjam complicações permanentes ao paciente.

Doenças infecciosas da orelha externa
Otite externa difusa aguda

É definida como uma inflamação difusa do CAE que pode atingir também a membrana timpânica e geralmente tem início agudo. Costuma ser unilateral em 90% dos pacientes, e está frequentemente associada a umidade, alta temperatura, trauma local e uso de protetores auriculares. O quadro clínico caracteriza-se por dor intensa, principal sintoma (70% dos casos), irradiada para a região temporal e mandibular, prurido no CAE (60%), perda auditiva condutiva (32%), e plenitude auricular pelo edema (22%). Ao exame físico, o conduto é eritematoso e edemaciado. Podem ser observadas otorreia purulenta, bolhas, falsas membranas e lesões crostosas. Nos quadros mais avançados podem estar presentes febre e linfonodomegalia parotídea, mastoídea e de região cervical anterior. A dor no trágus intensa é importante para o diagnóstico diferencial com a otite média aguda. É causada por *Pseudomonas aeruginosa* (38%, mas essa porcentagem aumenta para 50% ao se considerar orelhas com isolamento de apenas um agente). O *Staphylococcus epidermidis* corresponde a 9,1% e o *Staphylococcus aureus* a 7,8%. O tratamento, como limpeza atraumática do CAE por aspiração e debridamento de restos celulares, secreções, cerume e corpos estranhos, facilita a cura e a penetração dos preparados otológicos. A antibioticoterapia tópica é bastante efetiva no tratamento da otite externa em razão das altas concentrações de antimicrobianos dessas preparações com mínimos efeitos colaterais. Preparações otológicas ou oftalmológicas podem ser aplicadas no conduto auditivo de 2 (fluoroquinolonas) a 4 vezes ao dia, geralmente por 7 a 10 dias (ou 3 dias após o término dos sintomas). Os antibióticos tópicos usados são à base de polimixina, gentamicina, neomicina, cloranfenicol ou fluoroquinolonas (ciprofloxacina, ofloxacina), associados ou não a corticosteroides (melhoram edema e dor) e a anestésicos. Estudo randomizado duplo-cego mostrou que não há diferença estatisticamente significativa na eficácia do tratamento da otite externa aguda com gotas contendo aminoglicosídeos ou fluoroquinolonas. O potencial ototóxico (coclear ou vestibular) das preparações otológicas refere-se ao seu uso prolongado (por mais de 14 dias), aos casos de perfuração da MT ou de cavidades mastoideas abertas. A antibioticoterapia sistêmica (com cobertura para *Pseudomonas* – ciprofloxacina – ou para *Staphylococcus* – cefalexina ou oxacilina), em complemento ao antibiótico tópico, é indicada em casos de: diabetes *mellitus*, imunodeficiências, história de radiação da orelha, infecções disseminadas ao redor do conduto auditivo, celulites auricular ou facial, linfadenites cervical ou parotídea, acometimento do pavilhão auricular, otalgia muito intensa, impossibilidade de aplicação da medicação tópica em razão de edema intenso e complicações. Deve-se realizar proteção auricular contra entrada de água, não se deve nadar e evitar aparelhos auditivos ou fones de ouvido durante o processo agudo.

Otite externa aguda localizada

É uma otite externa aguda limitada a uma área do conduto auditivo. Geralmente, localizada no terço externo do conduto, onde há glândulas sebáceas e folículos pilosos e resulta da obstrução dos folículos com infecção secundária. Dor localizada é o principal sintoma. Pode ocorrer também edema, eritema do conduto auditivo e possível ponto de flutuação. A bactéria mais comum é o *S. aureus*, contudo outras espécies de *Staphylococcus* e *Streptococcus* podem ser encontradas. Se houver ponto de flutuação, este deve ser incisado e drenado. Deve ser instituído antibioticoterapia oral e/ou tópica com drogas antiestafilocóccicas como as cefalosporinas de 1ª geração ou oxacilina. Pacientes alérgicos a penicilina podem usar clindamicina.

Otite externa crônica

Provavelmente, é uma doença de etiologia mista, e a infecção e a hipersensibilidade têm papel importante. Pode ocorrer quando os processos infecciosos e inflamatórios não são tratados adequadamente e persistem por mais de três meses. Caracteriza-se por aumento da espessura da pele do CAE, com sinais de ressecamento e alteração da descamação das camadas superficiais da epiderme, propiciando e mantendo a estagnação de debris epiteliais, favorecendo infecções recidivantes. Os sintomas mais frequentes são prurido intenso, desconforto leve, ressecamento da pele do conduto auditivo e hipoacusia. Pode-se instituir o tratamento com agentes locais queratolíticos como ácido salicílico, associado a corticoides não fluorados, usados por 90 dias, aplicados em dias alternados. Antibióticos tópicos podem ser usados durante as exacerbações.

Otite externa granulosa ou miringite granulosa

Consiste em inflamação (desepitelização) do terço interno do conduto auditivo, incluindo a membrana timpânica, com exsudação purulenta escassa e cremosa, proveniente de granulações polipoides justatimpânicas ou focal. Pode ocorrer em pacientes que não trataram adequadamente um episódio prévio de otite externa. Os principais agentes são *Proteus sp.* e *P. aeruginosa*. Hipoacusia, otalgia discreta, sensação de plenitude aural, otorreia purulenta e prurido leve são os sintomas mais comuns. O tratamento inicia-se com limpeza do conduto auditivo e cauterização do tecido de granulação com ácido tricloroacético a 70% ou nitrato de prata a 10%, realiza-se também assepsia e antibiótico tópico mais corticosteroide. Deve-se acompanhar o tratamento do paciente, devendo fazer biópsia de refratário.

Otite externa bolhosa (miringite bolhosa) – otite externa hemorrágica

Considerada uma das otites mais dolorosas, manifesta-se na forma de vesículas ou bolhas hemorrágicas na porção óssea do conduto auditivo e na membrana timpânica que, quando rompem, produzem uma otorreia serossanguinolenta ou sanguinolenta. A etiologia não está estabelecida e, na literatura, cita-se o *Mycoplasma sp.* como uma provável causa. Outros agentes envolvidos são *Streptococcus pneumoniae, Haemophilus influenzae* e vírus (influenza, parainfluenza e adenovírus). O tratamento envolve analgesia, corticoesteroides, antibióticos tópicos e sistêmicos (claritromicina, ampicilina e sulfa) quando se pensa em cobertura de infecção bacteriana.

Otite externa fúngica (otomicose)

A otomicose está associada ao aumento da umidade e calor no conduto auditivo, má higiene, obstrução do conduto por polipose ou tumores, uso prolongado de corticoides tópicos, imunossupressão, alterações metabólicas, doenças crônicas como o diabetes e dermatoses atópicas, uso de quimioterápicos e cirurgias otológicas prévias como mastoidectomia. Em pacientes com diabetes *mellitus* a predisposição a infecções fúngicas é marcante, tendo destaque a otomicose por *Candida*. Prurido é a manifestação clínica primária. Há, nas fases mais avançadas, otalgia e otorreia espessa, em razão da infecção bacteriana secundária, assim como, sensação de plenitude e hipoacusia condutiva. Otoscopia é a presença de micélios fúngicos de coloração negra, acinzentada, verde-escuro, amarelada ou branca, com debris celulares no conduto auditivo. As espécies mais envolvidas são *Aspergillus niger, flavus, fumigatus* e *Candida albicans e parapsilosis*. O tratamento consiste na correção dos fatores predisponentes, limpeza do conduto com remoção de debris e material fúngico (principal medida), por meio do uso de curetas, pinças ou aspiração, e aplicação de antissépticos tópicos, antimicrobianos, antimicóticos e corticoides tópicos ou sistêmicos. Podem ser usados agentes acidificantes e secativos pode-se empregar violeta de genciana e, em seguida, antifúngicos tópicos em líquido ou creme como clotrimazol ou clorfenesina. Antifúngicos orais podem ser usados em casos refratários ao tratamento tópico.

Otite externa necrotizante (malígna)

É uma infecção grave da orelha externa e base de crânio tipicamente vista em diabéticos, idosos e imunocomprometidos. A *Pseudomonas aeruginosa* é encontrada em mais de 95% dos casos, mas outros agentes já foram descritos: *S. epidermidis*, *S. aureus*, *Proteus sp.*, *Salmonella sp.*, *Klebsiella sp.*, *Aspergillus fumigatus* e *Candida albicans*. A doença se inicia no conduto auditivo e progride com osteomielite do osso temporal e base de crânio, podendo levar ao acometimento de nervos cranianos (aproximadamente dois meses após o início do quadro), trombose de seio sigmoide, meningite e morte. O quadro clínico é caracterizado por: otalgia com mais de um mês de duração, otorreia purulenta persistente com tecido de granulação por várias semanas, diabetes *mellitus* ou outra condição imunossupressora e acometimento de pares cranianos. Os principais exames a serem pedidos na avaliação inicial e no seguimento da doença são: leucograma, velocidade de hemossedimentação (VHS-marcador da atividade da doença no seu seguimento); proteína c reativa, bacteriológico e cultura da otorreia, glicemia, biópsia do tecido de granulação (frequentemente encontrado no assoalho da junção ósseo-cartilaginosa para excluir neoplasia malígna), punção liquórica (se suspeita de meningite) e exames de imagem como: tomografia computadorizada (útil no diagnóstico inicial), ressonância nuclear magnética (complementar à tc), cintilografia com tecnécio 99 m (diagnóstico precoce de osteomielite, com sensibilidade de 97,8%, recomendado realizar no início do manejo), cintilografia com Gálio 67 (exame de escolha para monitorizar a evolução clínica e resposta à terapêutica). Deve ser instituído antibioticoterapia endovenosa com espectro contra *Pseudomonas sp.*, como ciprofloxacino, ceftazidima ou aminoglicosídeos, por período de 4 a 8 semanas. É obrigatório o debridamento diário do conduto auditivo até que não seja mais observado nenhum tecido de granulação. O uso de antibiótico tópico é controverso pela possibilidade de alteração da flora local. O manejo clínico da glicemia em diabéticos e da função renal nos que estão usando aminoglicosídeos é essencial. O tratamento cirúrgico é reservado aos casos que não respondem à terapêutica convencional.

Herpes zoster otológico

Manifesta-se com erupção cutânea unilateral, raramente afetando mais de um dermátomo, com vesículas coalescentes e posterior formação de crostas em área dolorosa, com base eritematosa, sensação de queimação e dor importante. As lesões localizam-se com mais frequência na concha e na parede superior do CAE. Pode levar de dois a quatro dias para os sintomas se estabelecerem definitivamente e, se não houver complicações, a afecção evolui para a cura em duas a quatro semanas. O tratamento é principalmente de suporte, pois a doença é autolimitada, com medidas gerais como higiene local com água boricada, antibiótico tópico no caso de infecção secundária. O uso de antivirais como aciclovir (800 mg, cinco vezes ao dia, via oral) fanciclovir e valaciclovir por sete dias tem mostrado bons resultados quando iniciados precocemente. Corticosteroides ainda são controversos, mas parecem diminuir a incidência de neuralgia pós-herpética.

Pericondrite, condrite e oto-hematoma

A pericondrite, inflamação do pericôndrio, e a condrite, inflamação da cartilagem, podem acompanhar ou complicar infecções do conduto auditivo ou resultarem de trauma acidental ou cirúrgico do pavilhão. A causa mais frequente é o oto-hematoma com infecção secundária subsequente. Suas primeiras manifestações ocorrem três a quatro semanas após a lesão causal. A infecção é polimicrobiana, sendo a *P. aeruginosa* a mais comum, seguida de *S. aureus* e *Proteus*. O tratamento em quadros iniciais é realizado com antibioticoterapia tópica e oral. Debridamento, drenagem de pontos flutuantes com posterior colocação de drenos, curativos compressivos ou pontos captonados, com a coleta de culturas para direcionar o antibiótico podem ser necessários. Deve-se usar antibiótico de amplo espectro com cobertura para *Pseudomonas sp.*, sendo a ciprofloxacina e a ceftazidima as primeiras escolhas. Sua evolução pode causar deformidades.

A pericondrite recidivante (ou policondrite recidivante) é uma doença autoimune, progressiva e intermitente caracterizada por inflamação e destruição das cartilagens, inclusive a da orelha externa.

O oto-hematoma é o acúmulo de sangue entre o pericôndrio e a cartilagem do pavilhão auricular. O tratamento depende do tempo de instalação da doença e de sua extensão. Hematomas pequenos, não endurecidos e de início recente, podem ser aspirados. Após cerca de dois dias, o hematoma forma um coágulo, impossibilitando a aspiração. Torna-se necessário uma incisão da pele e drenagem do hematoma, seguida de limpeza cuidadosa dos coágulos. Após a drenagem, aproximam-se os retalhos sem suturá-los e coloca-se curativo compressivo por 10 dias ou o ponto captonado. Recomenda-se se antibioticoterapia (cefalexina) para cobertura de germes de pele.

Rolha de cerume

Afecção muito comum; acomete cerca de 2% a 6% da população em geral. Os pacientes podem ser assintomáticos ou referir hipoacusia, autofonia, plenitude auricular, otalgia, prurido no conduto auditivo, tontura, vertigem ou zumbido. O cerume é composto de: água (10%), minerais (43,33%), lipídios (23,4%), proteínas (23%) e pigmentos (0,27%). Tais porcentagens têm variações entre os indivíduos, diferindo a cor e consistência do cerume. Sua produção depende de vários fatores, como condições da pele, estado febril, irritação do CAE e estado emocional. O cerume é eliminado naturalmente pelo migrar da pele de dentro para fora e por meio de movimento dos tecidos adjacentes à articulação temporomandibular durante a mastigação. O diagnóstico é feito pela otoscopia. Os cerumes assintomáticos não devem ser removidos já que exercem uma função protetora. Deve ser removido com curetagem ou lavagem com seringa quando impede a visualização da membrana timpânica, quando o paciente possui queixas otológicas ou em pacientes portadores de próteses auditivas. Estima-se que a retirada de um cerume oclusivo promova um incremento no nível de audição de 15 a 35 dB. Em diversas revisões de literatura realizadas nos últimos anos, não houve conclusão sobre a melhor solução otológica ceruminolítica e sua posologia. As contraindicações relativas à lavagem com água são história de perfuração de membrana timpânica, otite externa presente, história prévia de cirurgia otológica e criança que não coopera. As complicações da lavagem são comuns e incluem perfuração da membrana timpânica, otite externa, laceração de conduto, otalgia, hipoacusia, vertigem e zumbidos. Ceruminolíticos devem ser evitados quando não se sabe o estado da membrana timpânica.

A queratose obliterante é uma entidade clínica em que ocorre uma falta ou erro na direção da migração epitelial, ou mesmo uma lentidão no movimento de descamação epitelial levando a formação e acúmulo de debris. O tratamento é a remoção mecânica da rolha queratínica e o uso local de queratolíticos à base de ácido salicílico.

Otite externa eczematosa (dermatites)

Compreende diversas condições dermatológicas que afetam a orelha externa, sendo o prurido a manifestação mais comum e, ao exame clínico, observam-se eritema, edema, descamação, crostas, vesículas ou fissuras na pele do conduto auditivo. Entre estas lesões, as mais comuns são: dermatite atópica, dermatite seborreica, dermatite de contato, psoríase e lúpus eritematoso.

Tumores benignos da orelha externa
Adenoma

Originado de glândulas ceruminosas, geralmente é uma massa indolor dentro ou em volta do CAE que se torna sintomática quando obstrui o lúmen ou associada à otite externa. Usualmente amarelada, circunscrita, com consistência de gordura. Seu tratamento é remoção cirúrgica.

Pólipo inflamatório

Geralmente, provem da mucosa da orelha média por causa de perfuração da membrana. Pode se originar também da pele, é rosado, pedunculado e indolor. O tratamento também consiste em remoção cirúrgica.

Exostoses e osteoma

Exostoses são formações ósseas arredondadas, de consistência endurecida, inserção principalmente na porção medial do conduto, geralmente múltiplas e bilaterais. A etiopatogenia é desconhecida (esportes náuticos, otites e traumas são fatores predisponentes e acredita-se que pela exposição à água fria haveria periostite crônica gerando deposição óssea reacional). Seu principal diagnóstico diferencial é o osteoma compreendido por uma massa óssea única, unilateral, pedunculada, ocorrendo na junção ósseo-cartilaginosa da linha de sutura tímpano-mastoidea ou tímpano-escamosa, mais comum, do conduto auditivo. Podem ser assintomáticas ou provocar hipoacusia condutiva ou otites externas de repetição. Para ambos, há indicação cirúrgica formal na vigência de complicações, como otite externa recidivante, estenose quase total do conduto auditivo, colesteatoma entre a exostose e a membrana timpânica ou perfuração da membrana timpânica.

Tumores malignos da orelha externa

Mais de 80% das neoplasias de pele ocorrem na região da cabeça e pescoço e cerca de 12% destas estão localizadas na orelha. O carcinoma basocelular (CBC) é o mais frequente (65% a 85%) das neoplasias malignas de pele de cabeça e pescoço, seguido pelo carcinoma espinocelular (CEC) e pelo melanoma (terceiro mais frequente). Clinicamente, o CBC se apresenta como uma lesão ulcerada, indolor, bem circunscrita com margens elevadas e com angiotelectasias. O CEC se apresenta tipicamente com uma lesão ulcerada com uma base eritematosa e endurecida, podendo ser plana ou elevada. O CBC localiza-se primariamente na área retroauricular e preauricular, enquanto o CEC localiza-se mais na hélice e anti-hélice. O envolvimento linfonodal, seja apenas de um linfonodo, caracteriza doença avançada e de mal prognóstico. Todas as lesões de pele com alteração do tamanho ou cor ou com sangramento fácil devem ser biopsiadas. O tratamento da doença primária é realizado com base em uma excisão cirúrgica ampla da lesão com cirurgia reconstrutiva subsequente, se necessário. A radioterapia é recomendada quando estruturas adjacentes (parótida, osso temporal, etc.) são invadidas.

Corpo estranho do conduto auditivo externo

São os corpos estranhos (CE) mais frequentes na área otorrinolaringológica, comum em crianças, principalmente no grupo de um a seis anos de idade, pode evoluir com otorreia, hiperemia de CAE ou dor local. A introdução involuntária é representada por animais vivos (moscas, percevejos, baratas) ou por corpos inertes (areia, gravetos, bolas de algodão).

Tipos de CE	*Manejo para remoção*
Hidrófilo (grão, semente)	Pinças e estiletes adequados
Algodão, plástico, papel, esponjas	Pinças
Metal, objeto pontiagudo	Lavagem
Óleos industriais/soluções ácidas/alcalinas	Aspiração e limpeza do CAE
Vivos (moscas, baratas, pulgas)	Imobilizar com solução oleosa + lavagem ou retirada instrumental

Em crianças que não colaboram com a imobilização, pode-se recorrer à anestesia geral e usar microscópio cirúrgico e microestiletes para a retirada.

No caso de miíase (presença de larvas de mosca), o tratamento adotado no Hospital das Clínicas da FMUSP tanto na miíase nasal ou auricular consiste na remoção mecânica das larvas, Ivermectina 12 mg VO, dose única para adulto ou 200 a 300 μg/kg para crianças, visando erradicar as larvas, antibioticoterapia tópica e sistêmica, caso haja infecção secundária, anti-inflamatórios e analgésicos, reavaliação em 24 a 48 horas para avaliar a presença de larvas remanescentes. Em alguns casos, a depender da extensão e da intensidade da dor, deve-se internar o paciente.

Bibliografia consultada

1. Adunka OF. Otology, Neurotology and Lateral Skull Base Surgery. Germane: Thieme, 2011.
2. Shinnabe A, Hara M, Hasegawa M, et al. A Comparison of Patterns of Disease Extension in Keratosis Obturans and External Auditory Canal Cholesteatoma. Otol Neurotol. 2013;34(1):91-4.
3. Bento RF, Martins GSQ, Pinna MH. Tratado de Otologia. 2.ed. São Paulo: Atheneu, 2013.
4. Caldas Neto S, et al. Tratado de Otorrinolaringologia, volume II: Otologia e Otoneurologia. 2.ed. São Paulo: Roca, 2011.
5. Mahdyoun P, et al. Necrotizing Otitis Externa: A Systematic Review - Otology & Neurotology. Philadelphia: Lippincott, Williams & Wilkins, 2013.
6. Manolidis S, Friedman R, Hannley M, et al. Comparative efficacy of aminoglycoside versus fluoroquinolone topical antibiotic drops. Otolaryngol Head Neck Surg. 2004;130(3 Suppl):S83-8.
7. Matz G, Rybak L, Roland P, et al. Ototoxicity of ototopical antibiotic drops in humans. Otolaryngol Head and Neck Surg. 2004;130(3 Suppl):S57-78.
8. Roland PS, Smith TL, Schwartz SR, et al. Clinical practice guideline: cerumen impaction. Otolaryngol Head Neck Surg. 2008;139(3Suppl 2):S1-S21.
9. Roland PS, Stroman DW. Microbiology of acute otitis externa. Laryngoscope. 2002;127(7 Pt 1):1166-77.

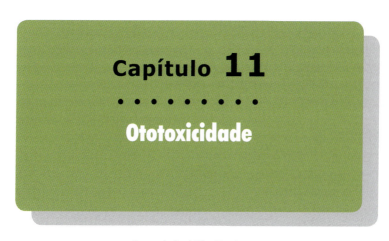

Capítulo 11

Ototoxicidade

Fernando Raul Silva Gando

Introdução

Pode ser definida como a perda da função auditiva e/ou vestibular decorrente de lesões da orelha interna, originada por substâncias químicas (medicamentos ou outros produtos industrializados), sendo esta parcial ou total, simétrica ou não, temporária ou permanente, dependendo da composição química da substância, da dose, do tempo de exposição e da via de administração, além da característica genética individual.

A grande maioria das medicações ototóxicas tem efeitos reversíveis após cessado o uso, como no caso da eritromicina, do AAS e dos diuréticos, com recuperação parcial ou total dependendo da dose cumulativa. Outras, como a cisplatina, por sua vez, lesam o labirinto de forma irreversível, com sequela definitiva.

Os três principais sítios de ação das drogas na orelha interna são as células ciliadas da cóclea, o vestíbulo e a estria vascular. Uma mesma droga pode agir em mais de um local.

Exemplos de ototóxicos e seus locais de ação:

» células ciliadas: canamicina, neomicina, amicacina, netilmicina, cisplatina, salicilatos e di-hidroestreptomicina;
» vestíbulo: estreptomicina, gentamicina e tobramicina;
» estria vascular: diuréticos de alça, salicilatos e cisplatina.

Fatores de risco

Entre os mais importantes, podemos citar:

» pacientes com alteração prévia da função renal;
» pacientes que necessitarão de doses altas de drogas ototóxicas ou que receberão a medicação por tempo prolongado;
» pacientes com PANS ou disfunção vestibular prévia;
» extremos de idade (neonatos e idosos);
» pacientes que recebem combinação de ototóxicos;
» desnutridos graves, pacientes moribundos (condição clínica);
» exposição crônica à substância;
» radioterapia prévia ou concomitante;
» RN de alto risco: BPN, septicemia, meningite, hiperbilirrubinemia, hipotensão, permanência em incubadora, apneia, distúrbios hidroeletrolíticos e insuficiência renal;
» tendência familiar.

Mutações no gene MT–RNR1 (A1555G, C1494T, A7445G) do DNA mitocondrial estão relacionadas a maior risco de desenvolver perda auditiva quando expostos a aminoglucosídeos.

Tabela 11.1 Fármacos e principais efeitos.

Cocleotóxico	Vestibulotóxico
Amicacina	Gentamicina
Canamicina	Tobramicina
Neomicina	Estreptomicina
Paramomicina	

Fonte: Acervo do autor.

Principais drogas ototóxicas

Antibióticos aminoglicosídeos
Entre os subprodutos mais citados estão a canamicina, gentamicina, estreptomicina, tobramicina e amicacina.

Eritromicina
É um antibiótico macrolídeo com ação bactericida contra gram-positivos (*Streptococcus, Staphylococcus, Clostridium, Corinebacterium, Listeria*), cocos gram negativos (*meningococo* e *gonococo*), entre outros. Apresenta ototoxicidade bastante rara, mas já descrita, com predomínio coclear. Na maioria das vezes, a perda é transitória e reversível, cessando após cerca de 3 dias da suspensão do medicamento.

Glicopeptídeos
O antibiótico mais usado dessa classe é a vancomicina, ainda não está totalmente esclarecida, mas provavelmente ocorre quando é usada pela via parenteral (na via oral a absorção sistêmica é irrisória), em altas doses ou em pacientes que já apresentavam alguma perda de audição.

Diuréticos de alça
O principal exemplo dessa classe é a furosemida. Na cóclea, atua alterando o transporte iônico de potássio na estria vascular e, consequentemente, o potencial endococlear. A incidência é baixa (cerca de 6%) e a perda costuma ser transitória e reversível.

Salicilatos
O AAS é uma das medicações mais utilizadas na prática clínica. A sua ototoxicidade é limitada à cóclea e se manifesta como perda auditiva neurossensorial bilateral, simétrica, em todas as frequências, acompanhada de zumbido. Na maioria das vezes, a reversão é completa e ocorre 1 a 3 dias após a suspensão da droga, mas existem relatos de perdas permanentes.

Medicações antineoplásicas

Entre os principais agentes ototóxicos dessa classe, podemos citar o cisplatino. Seus efeitos colaterais, contudo, são importantes e potencialmente graves, incluindo ototoxicidade, alterações gastrointestinais, nefrotoxicidade, supressão medular e neuropatia periférica. A gravidade desses efeitos depende das condições clínicas do paciente, da sensibilidade individual e da dose administrada. Causa apenas lesão coclear e poupa o sistema vestibular, sendo esta a única toxicidade irreversível da droga.

Outros: Nitrogênio mostarda, 6-amino-nicotinamida, vincristina, diclorometotrexate, Lonidamina.

Preparações tópicas

As medicações aplicadas topicamente no CAE podem atingir a janela redonda e chegar à orelha interna, caso haja perfuração da membrana timpânica ou tubo de ventilação. Os únicos agentes com evidência de serem cócleo ou vestibulotóxicos foram a gentamicina e a neomicina, além da mitomicina (controverso).

Tabela 11.2 Antibióticos mais utilizados em gotas otológicas.

Antibióticos	Número de aplicações por dia	Efeito ototóxico
Gentamicina	3	Sim
Tobramicina	3	Sim
Cloranfenicol	4	Sim*
Ciprofloxacino	2	Não
Ofloxacino	2	Não
Neomicina	4	Sim
Polimixina	4	Sim

* Ototoxicidade não relacionada ao cloranfenicol, mas ao solvente propilenoglicol, presente na formulação.

Fonte: tratado de otorrinolaringologia e cirurgia cervicofacial da ABORL, segunda edição. Volume II, capítulo 38, página 235.

Outros

Álcool: acredita-se que o álcool pode causar alteração no sistema auditivo e/ou vestibular, com degeneração do órgão de Corti.

Antimaláricos: a quinina e a cloroquina são os antimaláricos mais usados. A perda costuma ser bilateral, em altas frequências, reversível e mais frequente em idosos que fazem uso crônico da droga.

Quadro clínico

De modo geral, os sintomas podem ser intensos ou leves, de caráter agudo ou crônico, com hipoacusia, zumbido, plenitude auricular, vertigem, sintomas neurovegetativos, oscilopsia, desequilíbrio, tontura ao movimento rotacional da cabeça e dificuldade de andar no escuro.

No que diz respeito às alterações cocleares, o primeiro sintoma é o zumbido (em geral contínuo e de alta frequência), mas pode ocorrer perda auditiva mesmo na ausência dele. A perda auditiva começa nas frequências mais altas, podendo progredir e atingir as frequências mais baixas. A perda auditiva ocorre em geral após 1 a 2 semanas do início do tratamento, mas há relatos de início já no primeiro dia de uso do antibiótico ou até 6 meses após o seu término.

A vestibulotoxicidade se apresenta clinicamente como vertigem, que pode ser posicional ou não, alterações do equilíbrio, náuseas, vômitos, osciloscopia (sensação de oscilação/movimentação do ambiente) à movimentação da cabeça ou ao viajar de carro ou mesmo caminhar.

Contudo, a vertigem raramente é relatada, provavelmente porque a lesão tende a ser bilateral e simétrica.

Diagnóstico

Os exames de escolha para a monitorização da perda auditiva são as emissões otoacústicas, juntamente com a audiometria. Nos pacientes com perda, a resposta é alterada ou ausente.

As audiometrias tonal e vocal devem ser realizadas antes do início do tratamento com drogas ototóxicas e semanalmente durante o tratamento. Recomenda-se repeti-las mensalmente após o fim do tratamento. A perda é do tipo neurossensorial nas frequências agudas, com discriminação compatível à perda e de caráter progressivo. O recrutamento está presente nas perdas mais graves.

Outros: audiometria de alta frequência, BERA/PEATE.

No exame físico, podem ocorrer nistagmos espontâneos em quadros agudos. Os testes cerebelares (marcha, Romberg, Fukuda) podem apresentar desvios da marcha e equilíbrio (características típicas das vestibulopatias periféricas). Nas crianças, fenômeno dos olhos de boneca e reflexos de postura de cabeça e pescoço confirmam a suspeita diagnóstica. A otoscopia é normal.

O critério diagnóstico utilizado em adultos é uma perda auditiva neurossensorial superior a 20 dBNA em uma ou mais frequências, sobretudo nas agudas, associada ou não a sintomas vestibulares (vertigem) após o contato ou ingestão de substâncias potencialmente ototóxicas, segundo a Asha (American Speech-Language-Hearing Association). Nas crianças que utilizam ou utilizaram algum medicamento ototóxico, qualquer perda auditiva em mais de uma frequência é considerada sinal de alerta.

Prevenção e tratamento

A prevenção da ototoxicidade pode ser feita por meio de condutas, como: hidratação (Não há comprovação científica), evitar combinação de medicamentos com efeitos ototóxicos sinérgicos, realizar testes audiológicos e vestibulares de controle, dosagens das concentrações séricas das drogas.

Otoproteção

Até o momento, não existe nenhuma medicação eficaz para combater os efeitos ototóxicos ou proteger o sistema vestibular e auditivo sem diminuir o efeito da droga. A maioria dos pacientes apresenta uma melhora significativa dos sintomas quando cessada a sua administração.

Entre todas as drogas testadas até o momento, os tióis são aqueles com maior evidência de otoproteção. São quelantes de metais que agem como carreadores de radicais livres intracelulares, sendo encontradas maiores evidências de ação efetiva do tiossulfato de sódio e D-metionina, L-N-acetil-cisteína.

Outros fármacos utilizados: salicilato de sódio, extrato de Gingko biloba (EGB 761), lactato, entre outros, sem achados significantes em estudos clínicos.

Bibliografia consultada

1. Brummett RE. Ototoxicity of vancomycin and analougues. Otolaryngol Clin North Am. 1993;26(5):821-8.
2. Campbell KCM, Durrant J. Audiologic monitoring for ototoxicity. Otolaryngol Clin North Am. 1993;26(5)903-14.
3. Garcia VO, Asenjo VP. Are some ear drops ototoxic or potentially ototoxic? Acta Otolaryngol. 2001;121:565-8.
4. Loughanan PM. Single daily dose aminoglycosides in the neonatal period appear to be effective: but are they safe? Arch Dis Childhood Fetal Neonatal Ed. 2006;91(2):156.
5. Nestaas E, Bangstad HJ, Sandvik L, et al. Aminoglicoside extended interval dosing in neonates is safe and effective: a meta-analyses. Arch Dis Childhood Fetal Neonatal Ed. 2005;90(4):294-300.
6. Babu SC, Jack KM, Patni A. Otologic Effects of Topical Mitomycin C: Phase I – Evaluation of Ototoxicity. Otology Neurotol. 2005;26:140-4.
7. Finitzo-Hieber T, McCracken GH Jr, Roeser RJ, et al. Ototoxicity in neonates treated with gentamicin kanamicin: results of a four-year controlled follow-up study. Pediatrics. 1979;63:443-50.
8. Boettcher FA, Salvi RJ. Salicylate ototoxicity: review and synthesis. Am J Otolaryngol. 1991;12:33-47.
9. The Otolaryngologic Clinics of North America. 1993, october.
10. Annals of the New York Academy of Scienes. 1999, november.
11. Tratado de ORL da ABORL 2ª edição, vol 2, p. 232-250. 2011
12. Miniti A, Bento RF, Butugan O. Doenças do ouvido Interno. In: Miniti A, Bento RF, Butugan O. Otolaringologia Clínico e Cirúrgica. 2000.
13. Cooper LB, Chan DK, Roediger FC. AAV-mediated delivery of the Caspase inhibitor XIAP protects against cisplatin ototoxicity. Otol Neurotol. 2006;27:484-90.
14. Chan DK, Lieberman DM, Musatov S. Protection against Cisplatin-Induced ototoxicity by adeno-associated virus-mediated delivery of the X-linked inhibitor of apoptosis protein is not dependent on caspase inhibition. Otol Neurotol. 2007;28:417-25.
15. Stengs CHM, Klis SFL, Huizing EH, et al. Cisplatin-induced ototoxicity, electrophysiological evidence of spontaneous recovery in the albino guinea pig. Hear Res. 1997;11:103-13.

16. Moody MW, Lang H, Spiess AC. Topical aplication of Mitomycin C to the middle ear is ototoxic to the gerbil. Otol Neurotol. 2006;27:1186-92.

17. Bellé M, Sartori SA, Rossi AG. Alcoolismo: efeitos no aparelho vestíbulo-coclear. Rev Bras Otorrinolaringol. 2007;73:116-22.

18. Chu PL, Chen-Chi W, Chuan-Jen H. Potencial Ototoxicity of aluminium in Hemodialysis patients. Laryngoscope. 2007;117:137-41.

19. Kasse CA, Hyppolito MA, Cruz OLM, et al. Ototoxicity and otoprotection. Rev Bras Otorrinolaringol. 2008;74:105-15.

20. Chen Y, Huang W-G, Zha D-J, et al. Aspirin attenuates gentamicin ototoxicity: from the laboratory to the clinic. Hear Res. 2007;226:178-82.

21. Rybak LP, Ramkumar V. Ototoxicity. Kidney Int. 2007;72:931-5.

22. Haynes DS, Rutka J, Hawke M, et al. Ototocity of Ototopical Drops – An Update. Otolaryngol Clin N Am. 2007;40:669-83.

23. Daniel SJ, Munguia R. Ototoxicity of topical ciprofloxacin/dexamethasone otic suspension in a chinchilla animal model. Otolaringol Head Neck Surg. 2008;139:840-5.

24. Hypolito MA, Oliveira JAA. Ototoxicidade, otoproteção e autodefesa das células ciliadas da cóclea. Medicina (Ribeirão Preto). 2005;38(3/4):279-89.

25. Berenholz LP, Burkey JM, Farmer TL, et al. Topical otic antibiotics: Clinical cochlear ototoxicity and cost consideration. Otolaringol Head Neck Surg. 2006;135:291-4.

26. Wei L, Ding D, Salvi R. Salicylate-induced degenarion of cochlea spiral ganglion neurons-apoptosis signaling. Neuroscience. 2010;168:288-99.

27. Baylancicek S, Serin GM, Ciprut A, et al. Ototoxic effect of topical ciclopirox as an antimycotic preparation. Otol Neurotol. 2008;29(7):910-3.

28. Pawlowski KS, Si E, Wright GC, et al. Ototoxicity of topical azithromycin solutions in the guinea pig. Arch Otolaryngol Head Neck Surg. 2010;136(5):481-7.

29. Uzun C, Koten M, Adali MK, et al. Reversible ototoxic effect of azithromycin and clarithromycin on transiently evoked otoacoustic emissions in guinea pigs. J Laryngol Otol. 2001;115(8):622-8.

30. Mamikoglu B, Mamikoglu O. Irreversible sensorineural hearing loss as a result of azithromycin ototoxicity. A case report. Ann Otol Rhinol Laryngol. 2001;110(1):102.

31. Ress BD, Gross EM. Irreversible sensorineural hearing loss as a result of azithromycin ototoxicity. A case report. Ann Otol Rhinol Laryngol. 2000;109(4):435-7.

32. Faustini SA, Wilmington DJ, Helt PV, et al. Hearing health and care, the need for improved hearing loss prevention and hearing conversation practices. J Rehab Res Dev. 2005;42:45-62.

33. da Silva AM, Latorre Mdo R, Cristofani LM, et al. A prevalência de perda auditiva em crianças e adolescente com câncer. Rev Br Otorrinolaringol. 2007;73:608-14.

34. Jacob LCB, Aguiar FP, Tomiasi AA, et. Al. Auditory monitoring in ototoxicity. Rev Br Otorrinolaringol. 2006;76:836-44.

35. Rizzi MD, Hirose K. Aminoglycoside ototoxicity. Curr Opin Otolaryngol Head Neck Surg. 2007;15:352-7.

36. Contopoulos-Loannidis DG, Giotis ND, Baliatsa DV, et. Al. Extended-interval aminoglycoside administration for children: a meta-analysis. Pediatrics. 2004;114:111-8.

37. Rybak LP, Husain K, Morris C, et. Al. Effect of protective agents against cisplatin ototoxicity. Am J Otol. 2000;21:513-20.

38. Iha L, Kasse C, Neto OM, et. al. Ototoxicidade induzida pela cisplatina em cobaias: efeito dose-dependente – avaliação funcional. Acta ORL. 2008;25:112-8.

39. Mota LAA, Santos AB, Lima LHG. Ototoxicidade do tolueno: revisão de literatura. Acta ORL. 2009;27:76-9.

40. Souza MMN, Bernardi APA. Ototoxicidade por produtos químicos: enfoque ocupacional. Ver CEFAC. 2001;3:95-102.

41. Knight KR, Kraemer DF, Neuwelt EA. Ototoxicity in Children Receiving Platinum Chemotherapy: Underestimating a Commonly Occurring Toxicity That May Influence Academic and Social Development. J Clin Oncol. 2005;23(4):8588-96.

42. Ibekwe TS, Bhimrao SK, Westerberg BD, et al. A meta-analysis and systematic review of the prevalence of mitochondrially encoded 12S RNA in the general population: Is there a role for screening neonates requiring aminoglycosides?, Afr J Paediatr Surg. 2015;12(2):105-13.

43. Fox DJ, Cooper MD, Speil CA, et al. d-Methionine reduces tobramycin-induced ototoxicity without antimicrobial interference in animal models. J Cyst Fibros. 2016;15(4):518-30.

44. Yamahara K, Yamamoto N, Nakagawa T, et al. Insulin-like growth factor 1: A novel treatment for the protection or regeneration of cochlear hair cells. Hear Res. 2015;330(Pt A):2-9.

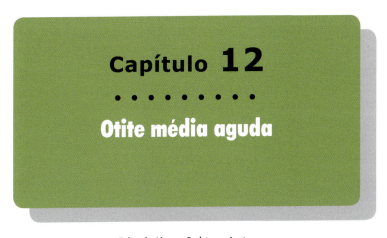

Capítulo 12

Otite média aguda

Fabio de Alencar Rodrigues Junior

Introdução

A otite média aguda (OMA) tem grande impacto na saúde pública, além de ser o diagnóstico mais frequente em crianças. O risco de uma criança ser diagnosticada com OMA no período de um ano é na ordem de 10%. Esse fato é um problema para o sistema de assistência médica e na resistência aos antimicrobianos, causado pelo uso indiscriminado de antibióticos.

Apesar de o quadro clínico da OMA ser bem conhecido, seu tratamento quando realizado de modo errado pode modificar sua apresentação habitual, o que aumenta, desta forma, o índice de complicações.

A otite média aguda tem alta morbidade e baixa taxa de mortalidade. Cerca de 65% das crianças serão diagnosticadas com OMA durante os primeiros 24 meses de vida.

A OMA tem sofrido mudanças epidemiológicas nos Estados Unidos nos últimos anos em função da introdução da vacina conjugada antipneumocócica heptavalente e da nova abordagem terapêutica (watchful & waiting) que serão comentadas adiante.

Conceito

Otite média aguda é uma enfermidade que se caracteriza por um processo inflamatório agudo da mucosa de revestimento da orelha média. Os patógenos quando instalados na orelha média causam lesões teciduais inflamatórias agudas, que se manifestam por dor e exsudação.

Fatores de risco

As crianças que tiveram um curto período de aleitamento materno estão mais sujeitas a desenvolverem OMA, além daquelas que frequentam creches e berçário. Há maior risco de OMA em infantes cujos pais são tabagistas e aquelas que apresentam história de atopia, embora esta última não seja consenso.

O fato de a tuba auditiva ser mais horizontal na faixa etária pediátrica faz com que haja uma tendência de o leite refluir para a orelha média quando a criança é alimentada em posição supina. Dessa forma, a posição em que a criança é amamentada também influencia no risco do desenvolvimento de OMA.

Alterações nos genes 10 e 19 aumentam o risco do desenvolvimento de otites, em função da diminuição de proteínas séricas que desempenham papel importante na ativação do complemento e na resposta inata do organismo.

Etiologia

Os microrganismos mais frequentemente envolvidos nos quadros de OMA são os vírus e as bactérias. Os vírus têm importante papel já que predispõe a infecção bacteriana subsequente. Os vírus respiratórios sinciciais, o vírus da influenza, parainfluenza 2, adenovírus, o vírus Coxsackie B4 e enterovírus são os mais frequentemente encontrados.

Entre as bactérias, as mais comuns são:

- » *Streptococcus pneumoniae*;
- » *Haemophilus influenzae*;
- » *Moraxella catarrhalis*.

O pneumococo tem grande importância nas otites bacterianas. Ao menos 50% das OMA são causadas por esse agente. O surgimento das vacinas antipneumocócicas para infecções invasivas tem influenciado importantes mudanças nessa estatística. As crianças que recebem a vacinação antipneumocócica conjugada têm menor risco de desenvolver otite e menor chance de serem submetidas à miringotomia com tubo de ventilação.

O hemófilo é responsável por cerca de 30% das OMA, sendo mais frequente nos pré-escolares. Esses agentes têm assumido importância em crianças maiores, adolescentes e adultos. Os hemófilos relacionados ao desenvolvimento de OMA são os não encapsulados. Dessa forma, a vacinação contra o hemófilo tipo b não é eficaz no intuito de reduzir a incidência de OMA.

Cerca de 12% dos casos de OMA estão relacionados a *Moraxella Catarrhalis*. Um quarto dessas bactérias são produtoras de betalactamase; fato importante nos pacientes com refratariedade ao antimicrobiano inicial.

Fisiopatologia

A disfunção tubária é o fator mais importante na fisiopatologia da OMA. O comprimento da tuba auditiva, sua complacência, seu diâmetro e a secreção que entra pela nasofaringe são fatores envolvidos na frequência, duração e gravidade das OMA.

Inicialmente, o paciente apresenta um antecedente de inflamação da mucosa nasal, geralmente infeccioso de etiologia viral, cursando com congestão local. A efusão produzida na orelha média de forma fisiológica não é drenada, servindo de meio de cultura para a proliferação bacteriana. A infecção é estabelecida por bactérias que colonizam a nasofaringe em virtude de refluxo, aspiração ou insuflação da bactéria da nasofaringe para a tuba auditiva e, consequentemente, para a orelha média.

Os mediadores inflamatórios mais importantes envolvidos no processo infeccioso são o fator de necrose tumoral (TNF) e as interleucinas. Estes aumentam a permeabilidade vascular e estimulam a secreção do epitélio.

A hipertrofia de adenoide com infecção e as alterações da função mucociliar da tuba auditiva são outros fatores importantes na fisiopatologia da OMA. A hipertrofia adenoideana bloqueia e contamina o orifício tubário, dificultando a penetração de ar para a orelha média.

Quadro clínico e diagnóstico

O diagnóstico da OMA é clínico. Essa afecção apresenta-se, classicamente, com um quadro prévio de infecção de vias aéreas superiores de etiologia viral com duração de dias. Seguidamente, há o aparecimento de febre alta, otalgia, irritabilidade, hipoacusia, dificuldade de alimentação que aumentam a suspeita para o diagnóstico. Crianças menores e lactentes podem apresentar-se com letargia, anorexia, vômitos e diarreia.

A dor da OMA aumenta durante os movimentos de deglutição e crianças maiores e adultos costumam referir plenitude auricular e zumbido pulsátil.

A otoscopia mostra uma membrana timpânica espessa, sem brilho, hipervascularizada e abaulada. Em alguns casos, é possível notar efusão na orelha média ou bolhas na superfície da membana, especialmente nos casos de infecção viral, o que constitui um quadro conhecido como miringite bolhosa.

O médico deve estar atento para a hiperemia de membrana timpânica, que ocorre com consequência do choco durante o exame físico, especialmente em crianças pequenas, o que aumenta a chance de diagnóstico errado de OMA.

A drenagem espotânea da secreção de orelha média pode ocorrer em função do aumento da pressão dentro dessa cavidade. A otorreia é seguida de melhora importante do quadro álgico. O fechamento da perfuração acontece espontaneamente, na maioria dos casos, entre 7 e 14 dias após o episódio.

O otorrinolaringologista deve sempre estar atento para o surgimento de complicações, como mastoidite, abscesso cerebral, meningite, tromboso de seio sigmoide e labirintite aguda. A paralisia facial pode ocorrer em pacientes que apresentam deiscência do nervo facial em sua porção timpânica.

Figura 12.1 (A e B) Otoscopias evidenciando hiperemia de membrana timpânica com hipervascularização.

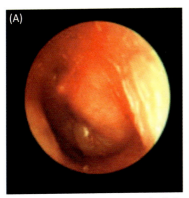
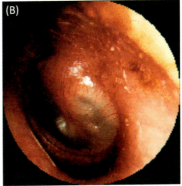

Fonte: Imagens cedidas do banco de dados do Prof. Dr. Ricardo Ferreira Bento - Titular da Clínica de Otorrinolaringologia do HCFMUSP.

Exames complementares

A mobilidade da membrana timpânica pode ser avaliada por meio da pneumatoscopia. Na presença de OMA, a membrana timpânica encontra-se com mobilidade reduzida.

A timpanocentese pode ser realizada e facilita o diagnóstico etiológico por meio da cultura do fluido aspirado da orelha média. É indicada principalmente nos casos refratários ao antibiótico empírico ou na presença de complicações.

A audiometria revela uma perda auditiva de 20 a 25 dB do tipo condutiva. A timpanometria costuma revelar uma curva tipo B e C. Nos pacientes com otite média recorrente, a determinação dos níveis sérios de imunoglobulinas (IgM, IgA, IgG e subclasses de IgG) e frações do complemento é necessária para a investigação de imunodeficiências.

Os exames de imagem, especialmente a tomografia computadorizada de ossos temporais, têm especial importância na suspeita de complicações de OMA. Na suspeita de complicações supurativas, como abscesso cerebral, a injeção do contraste durante o exame é mandatória.

Tratamento e imunoprofilaxia

A resolução espontânea da OMA ocorre em mais de 80% dos casos, sem a necessidade de antibióticos. Caso haja a indicação, a antibioticoterapia deve ser administrada por um período de dez dias.

Os pacientes diagnosticados com OMA devem ser tratados com antibióticos empíricos – amoxicilina, cefalosporinas de primeira geração ou macrolídeos – associados a analgesia e anti-inflamatórios, a depender de todos os fatores clínicos. Entre estes, a amoxicilina (50 mg por kg por dia em duas doses diárias por 10 dias) é a droga inicial de escolha, sendo bem tolerada, segura e com bom espectro de cobertura.

Na presença de boa resposta, o paciente deverá ser reavaliado em 10 dias e um mês após o início do tratamento. Caso não ocorra uma boa resposta, opta-se por aumentar a dose da amoxicilina (80 a 90 mg por kg por dia) ou ampliação do esectro com o uso da amoxicilina com clavulanato de potássio na dosagem de 90 mg por kg por dia. Caso se trate de OMA recorrente, a amoxicilina com clavulanato está indicado ou cefalosoporinas de segunda ou terceira gerações.

Nos casos em que a amoxicilina com clavulanato não podem ser utilizados, a axetilcefuroxima, o cefdnir ou a ceftriaxona intramuscular são opções viáveis.

Os casos que não respondem à ampliação do espectro em 48 a 72 horas e não apresentam complicações devem ser submetidos à miringotomia com envio de material para cultura. A resposta deve ser notada pela melhora da dor e febre. Caso haja suspeita de complicação intratemporal ou intracraniana, deve-se optar pela internação hospitalar para antibioticoterapia endovenosa e solicitação de exames de imagem.

Na presença de supuração, a limpeza do conduto auditivo deve ser realizada e gotas de antibiótico (sem ototóxicos) poderão ser benéficas. Na OMA recidivante, a propedêutica adequada da rinofaringe deve ser realizada.

Pode ser necessária a utilização de analgésicos, antipiréticos e calor local como medicação e medidas coadjuvantes. Os descongestionantes orais podem melhorar a congestão nasal, mas acabam por aumentar a viscosidade de efusão da orelha média, sendo sua indicação questionável.

A drenagem da secreção em orelha média ocorre por completo em um mês ou mais. Durante esse período, o paciente poderá se queixar de hipoacusia e plenitude auricular e deverá ser orientado quanto à evolução desse quadro.

A conduta expectante pode ser adotada em crianças acima de 6 meses desde que haja garantia de acompanhamento médico próximo e que estejam ausentes os sinais de gravidade, como otalgia de forte intensidade e febre maior que 39 graus (*watchful waiting*). Crianças menores de 6 meses com a certeza desse diagnóstico devem ser tratadas com antibiótico.

Com relação às crianças maiores de 2 anos, a tendência é tratar os casos com diagnóstico de certeza ou aquelas que se apresentam com sinais de gravidade. Se o diagnóstico for incerto nessa faixa etária, a opção de observação fica a critério médico.

Com relação à imunoprofilaxia, a vacinação antipneumocócica conjugada é recomendada a partir dos 2 meses de vida em esquema de três doses, com reforço no segundo ano de vida. Embora a vacina tenha sido indicada para a prevenção de doenças pneumocócicas invasivas, há redução da colonização de mucosas e sua utilização pode ter impacto na redução do número de OMA, e, consequentemente, no consumo de antibióticos e resistência bacteriana.

Com relação à vacinação anti-influenzae, é indicada para crianças com idades entre 6 e 24 meses. Estudos revelaram que a vacina inativada contra influenza protege contra pneumonia e otite média aguda.

Bibliografia consultada

1. Bluestone CD, Klein JO. Otitis Media in Infants and Children. 4.ed. Hamilton: BC Decker, 2007. p.73-94.
2. Chronmaitree T, Reval K, Gradym JJ, et al. Viral upper respiratory tract infection and otitis media complication in young children. Clin Infect Dis. 2008;46:815-23.

3. Leibovitz E, Jacobs M, et al. Haemophilus influenzae: a significant pathogen in acute otitis media. Pediatr Infect Dis J. 2004;23(12):1142-52.

4. Van Heerbeek N, Straetemans M, Wietsema SP, et al. Effect of combined pneumococcal conjugate and polysaccharie vaccination on recurrent otitis media with effusion. Pediatrics. 2006;117(3):603-8.

5. Wiertsema SP, Herpers BL, Veenhoven RH, et al. Functional polymorphisms in the mannan-binding lectin 2 gene: effect on MBL levels and otitis media. J Allergy Clin Immunol. 2006;117(6):1344-350.

6. Daly KA, Brown WM, Segade F, et al. Chronic and recurrent otitis media: a genome scan for susceptibility loci. Am J Hum Genet. 2004;75:988-97.

7. Rosenfeld R. Otite média. Considerações gerais. In: SIH, of Pediatric Otorhinoalryngology. São Paulo: Vida e Consciência, 2008. p.190-8.

8. Poehling KA, Talbot TR, Griffin MR, et al. Invasive pneumococcal disease among infants before and after introduction of pneumococcal conjugate vaccice. JAMA. 2006;295:668-74.

9. Allison MA, Daley MF, Cranel LA, et al. Influenza vaccine effectiveness in healthy 6- to 21- month-old children during the 2003-2004 seasons. J Pediatr. 2006;149:755-62.

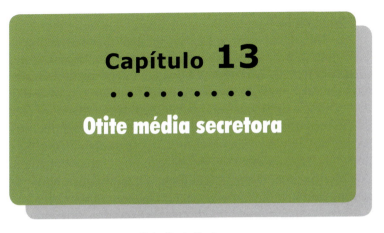

Capítulo 13
Otite média secretora

Maíra Garcia Martins

Introdução

A otite média secretora (OMS) ou de efusão é caracterizada pela presença de secreção na orelha média na ausência de processo infeccioso agudo, nos últimos três meses, ou perfuração da membrana timpânica (MT).[1] Apesar da evolução benigna e transitória, a OMS pode acometer até 90% das crianças de até quatro anos de idade e levar à perda auditiva do tipo condutiva, pela presença de fluido espesso preenchendo a orelha média. Assim, o desenvolvimento da linguagem, da fala na criança, e a qualidade de vida ficam prejudicados.[2]

Alguns sinônimos são utilizados para caracterizar o fluido na orelha média: otite média com efusão, otite média serosa, otite média mucoide, otite média catarral, otite média não supurativa e *glueear*.

Pode ser classificada quanto à sua duração em aguda (menos de três semanas), subaguda (de três semanas a três meses) ou crônica (mais de três meses).[3]

Etiopatogenia

A OMS desenvolve-se a partir do mau funcionamento da tuba auditiva por diversas causas, como infecção das vias aéreas superiores (IVAS) e de otite média aguda, hipertrofia adenoideana, tumores posicionados próximo ao ósteo faríngeo da tuba auditiva, fissuras palatinas, doenças neuromusculares com comprometimento da musculatura palatal, entre outras. Independentemente da etiologia, a obstrução ou disfunção tubária culminará em hipoventilação e diminuição de drenagem das secreções naturais da orelha média, cujo epitélio é do tipo respiratório e, portanto, rico em glândulas mucosas. Inicialmente, a obstrução tubária leva a uma pressão negativa na orelha média e retração da membrana timpânica; em um segundo momento, forma-se o transudato a partir dos capilares sanguíneos, o qual se integra à secreção mucoide glandular aí existente.[1]

Alguns fatores ambientais podem ser considerados fatores de risco para OMS, como o tabagismo passivo, o ingresso às creches, com aumento da exposição à IVAS, a sazonalidade, sendo mais frequente nos meses de outono/inverno, também relacionada a uma maior frequência de IVAS. Os fatores de risco relacionados ao hospedeiro incluem a idade (maior prevalência em crianças entre dois e quatro anos, idade em que a adenoide também atinge seu maior tamanho), malformações craniofaciais, que levam à disfunção tubária, como fenda palatina e síndrome de Down. O aleitamento materno é considerado um fator de proteção.[4]

Microbiologia

O líquido presente na OMS não apresenta crescimento bacteriano em 40% a 60% dos casos. Entretanto, essa informação vem sendo questionada após a utilização de métodos como PCR. Este é capaz de demonstrar positividade nas culturas anteriormente negativas, sugerindo que as bactérias, não identificadas, permaneçam em formato de biofilmes, não sendo encontradas livres na secreção.[4] A viscosidade da secreção pode variar de acordo com a cronicidade do quadro.[5]

Os agentes bacterianos mais encontrados em OMS são os mesmos das otites médias agudas (OMA): *Streptococcus pneumoniae, Haemophilus influenziae* não tipável e *Moraxella catarrhalis*. *Alloiococcus otitidis* é encontrada em até 46,3% das culturas com OME. Entre os agentes virais, destacam-se: vírus sincicial respiratório, rinovírus, influenza A, parainfluenza, adenovírus, bocavírus e rinoenterovírus.[5] Não se sabe, todavia, se tais vírus são remanescentes de infecções agudas anteriores ou se de fato contribuem para a persistência da OMS.

Manifestações clínicas

Em crianças, o quadro de OMS revela-se, muitas vezes, assintomático. A hipoacusia, normalmente percebida pelos pais ou por professores e pode ser questionada em casos de desatenção, desinteresse ou mau aproveitamento escolar. Golz A. *et al.* (2005)[6] avaliaram 160 crianças entre seis anos e meio e oito anos de idade, sendo metade delas com história de otite média recorrente ou secretora desde antes dos cinco anos de idade. Nessas crianças, constatou-se maior dificuldade de aprendizado, principalmente na leitura, nos dois primeiros anos da escola. Adultos e crianças maiores, normalmente, queixam-se de diminuição da audição, plenitude auricular, sensação de ouvido bloqueado, desconforto, sensação de líquido no ouvido e audição que se altera com aposição da cabeça, autofonia e zumbido. O paciente, geralmente, relaciona o início da doença concomitante ou precedido de um quadro de infecção de vias aéreas superiores (IVAS). Em crianças, o quadro é comumente bilateral e no adulto unilateral.

Ao exame de otoscopia, a membrana timpânica pode apresentar-se retraída ou abaulada, opaca ou com coloração amarelada, avermelhada ou azulada, devendo-se fazer diagnóstico diferencial com hemotímpano, anomalias vasculares ou tumor vascular. A presença de líquido na orelha média pode ser visualizada pela presença de nível hidroaéreo ou bolhas de ar que se movem com a manobra de Valsalva. É comum na otite média serosa a presença de bolsas de retração na membrana timpânica, representando uma área de atelectasia, cicatriz de tubo de ventilação, sítio de perfuração ou o efeito da pressão negativa. Retrações do quadrante posterossuperior merecem atenção, uma vez que pode haver formação de colesteatoma adquirido primário. Bolsa de retração anterossuperior pode ser um sinal de colesteatoma congênito.[5]

O exame físico do paciente portador de OMS deve incluir minucioso exame de cabeça e pescoço, pois a disfunção tubária pode estar presente em muitas síndromes genéticas e anomalias craniofaciais que cursam com malformações palatais. Além disso, a presença de lesões nasais ou em rinofaringe deve ser sempre investigada, como pólipos, desvios septais e massas tumorais.

Diagnóstico

Para a elucidação diagnóstica, faz-se necessário a suspeita clínica. Em 40% a 60% das crianças, nem pais ou professores percebem alterações passíveis de OMS, sendo manifestada por dificuldade de aprendizado escolar, atraso no desenvolvimento da fala, distúrbios articulatórios persistentes, elevação do volume da TV, manipulações excessivas da orelha, irritabilidade, alterações de equilíbrio, sensação de ouvido tampado e episódios de reagudização de otites médias agudas.[4,5]

A confirmação diagnóstica é feita por otoscopia. A alteração na coloração da MT é um achado importante, apresentando-se opaca e amarelada (*glueear*) ou azulada (*blue ear drum*). Outros achados da otoscopia incluem retrações da MT e horizontalização do cabo do martelo, o qual apresenta o aspecto gessado, contrastando com a tonalidade da membrana timpânica. A presença de bolhas (Figura 13.1) ou nível hidroaéreo indica algum grau de permeabilidade da tuba auditiva.

Entre os exames complementares que auxiliam no diagnóstico tem-se: miringotomia, otoscopia pneumática, videotoscopia, otomicroscopia, nasofibroscopia, Raio X de cavum e exames audiológicos. A timpanometria tem alto valor preditivo negativo, podendo demonstrar, nos casos alterados, curva tipo B de Jeger, com ausência de pico. Takata *et al.*, por meio de meta-análise, concluíram que a otoscopia pneumática, para o diagnóstico de OMS, apresenta sensibilidade de 94% e especificidade de 80%. Já a timpanometria, embora igualmente sensível, apresenta especificidade mais baixa.[7] A indicação dos demais métodos, como otoscopia pneumática e videotoscopia ou otomicroscópica, depende da capacidade e experiência do examinador.[1]

Figura 13.1 Otoscopia, evidenciando secreção retrotimpânica com presença de bolhas de ar.

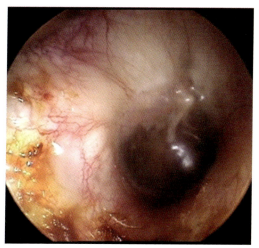

Fonte: Acervo do autor.

Exame audiológico

O Tratado de Otorrinolaringologia de 2011 recomenda a realização de audiometria em casos de OMS bilateral com duração superior a três meses ou em qualquer momento na suspeita de atraso de linguagem, déficit auditivo ou problemas de aprendizagem. A avaliação audiométrica nos pacientes com OMS deve idealmente preceder o início do tratamento, pois auxiliará no planejamento terapêutico. A audiometria tonal mostrará uma perda auditiva do tipo condutiva, com limiares audiométricos entre 25 e 40 dB em média. A imitanciometria poderá mostrar curva do tipo B, caracterizando a presença de fluido na orelha média. A curva do tipo C pode também estar presente no caso de efusão na cavidade timpânica.

O reflexo estapediano poderá estar ausente se houver secreção na orelha média.

A avaliação audiológica varia de acordo com a idade:

- » 6 a 24 meses: audiometria comportamental;
- » 24 a 48 meses: audiometria lúdica;
- » maiores de quatro anos: audiometria tonal e vocal.[1]

Nos casos de perda auditiva persistente de elevado grau (> 55 dB), ou sugestiva de componente neurossensorial, é recomendado um Peate (Potencial Evocado Auditivo do Tronco Encefálico) para confirmação diagnóstica ou planejamento terapêutico.

Tratamento

A OMS tem resolução espontânea na maioria dos casos, justificando o tratamento expectante durante três meses, em muitos casos, especialmente em crianças sem fatores de risco. Entretanto, deve-se manter retornos ambulatoriais para *follow up* e exames a cada três a seis meses. Quando optado por essa conduta, é de fundamental importância orientar os pais quanto à existência da doença, independentemente da ausência de queixas, sendo importante estimular a mudança de fatores de risco e reforçar a importância do acompanhamento.

O tratamento da OMS visa tratar disacusia, prevenir a evolução do quadro otológico para a otite adesiva(sendo muitas vezes irreversível e com repercussões funcionais), prevenir a destruição ossicular, a perfuração timpânica e o colesteatoma, além dos quadros de OMA recidivantes e suas complicações.

O tratamento expectante e conservador não deve ser a melhor escolha nos seguintes casos:

- » crianças com fatores de risco: perda auditiva permanente, suspeita de prejuízo no desenvolvimento da linguagem, distúrbios comportamentais de espectro autista, deformidades craniofaciais, deficiência visual, retardo do desenvolvimento;
- » episódios recorrentes de OMS que, somados, representam vários meses em um ano;

- » vertigens ou instabilidade;
- » alterações da MT (atelectasia ou bolsas de retração);
- » patologia da orelha média (otite adesiva ou acometimento ossicular);
- » doença respiratória alta associada (sinusite, adenoidite ou amigdalite).

A Academia Americana de Otorrinolaringologia e Cirurgia de Cabeça e Pescoço, bem como a Academia Americana de Pediatria recomendam o tratamento baseado no grau de perda auditiva:

- » nível menor ou igual a 20 dB: repetir audiometria entre 3 e 6 meses na persistência de OMS;
- » níveis entre 21 e 39 dB: abordagem individualizada;
- » níveis maiores de 40 dB: tratamento cirúrgico.

Tratamento clínico

Permanece questionável a real eficácia do tratamento clínico na OMS, uma vez que se trata de uma doença de curso autolimitado, na maioria dos casos.

Medicamentos

- » *Antibióticos:* uso controverso no tratamento da OMS; apenas 15% a 30% dos pacientes apresentam melhora em curto prazo. Os efeitos a médio e longo prazo são insignificantes.[8] Além disso, deve-se levar em consideração o desenvolvimento de resistência bacteriana e os efeitos adversos causados pelos antibióticos.[9]
- » *Corticosteroides:* uso também questionado, pois apresentam benefício a curto prazo, sem evidências a longo prazo.[10]
- » *Anti-histamínicos, descongestionantes e mucolíticos:* sozinhos ou associados não apresentam eficácia comprovada. Efeitos adversos indesejáveis são descritos, como sonolência e espessamento do muco, prejudicando sua drenagem. O uso de mucolíticos também é controverso.

Manobras de insuflação

Manobras de Valsalva ou politzerização: não são comprovadamente benéficas. Teoricamente, ao serem realizadas, haveria maior absorção de gases da orelha média, auxiliando no equilíbrio pressórico. Entretanto, estudos indicam resultados questionáveis.[5]

Tratamento cirúrgico

Indicado na falta de resposta ao tratamento clínico.

Miringotomia e colocação de tubo de ventilação (TV)

A escolha pela terapêutica cirúrgica deve ser discutida com os pais, levando-se em consideração as condições socioeconômicas da família. Crianças com otite média com efusão persistente têm maior índice de colesteatoma, otite adesiva, bolsas de retração, atrofia da MT e perfuração persistente. A principal razão a ser considerada nessas crianças é o rápido restabelecimento da audição normal, possibilitando um desenvolvimento adequado da linguagem.

Na escolha pelo tratamento cirúrgico, a timpanotomia com colocação de TV revela-se o padrão ouro. A escolha de miringotomia associada à adenoidectomia tem eficácia semelhante ao TV isolado somente em crianças maiores de quatro anos. Entretanto, em crianças menores, há efeitos de curta duração e maior risco anestésico, não sendo recomendada como tratamento inicial.[8,11]

Em torno de 20% a 50% das crianças apresentarão recidiva de OMS após a extrusão de TV. Nesses casos, quando optado por nova abordagem cirúrgica, recomenda-se a adenoidectomia, independentemente do tamanho, visando eliminar a reserva de patógenos locais.[8,11]

Em estudo de Paradise *et al.* (2001),[12] crianças com otite média com efusão persistente menores de 3 anos foram divididas aleatoriamente em dois grupos. No primeiro grupo, a colocação de TV era feita com até um mês do diagnóstico; no segundo, a colocação era protelada em média em nove meses. Esse estudo concluiu que aos três anos de idade não havia diferenças estatisticamente significativas no desenvolvimento de fala, linguagem e cognição entre os dois grupos.

A inserção do TV cria uma rota alternativa de aeração prolongada da orelha média. É realizada sob anestesia geral em crianças, podendo ser feita sob anestesia local em adultos. A miringotomia é preferencialmente feita no quadrante anterossuperior, evitando-se principalmente o quadrante posterossuperior, pelo risco de lesão da cadeia ossicular. Em seguida, aspira-se a secreção da orelha média e insere-se o TV na membrana timpânica. O local que permite maior permanência do TV na membrana é o quadrante anterossuperior, imediatamente à frente do cabo do martelo, uma vez que a migração epitelial que ocorre na MT ocorre em direção posterior.

A escolha do modelo do TV depende do maior ou menor tempo necessário de sua permanência na MT e também da viscosidade da secreção. Secreção fluida requer TV de curta permanência (de 4 a 6 meses), sendo indicado o modelo Sheppard. Já em casos de secreção mais viscosa, alterações de MT ou OME recidivante, está indicado TV de maior permanência, modelo Paparella ou o modelo em "T".[4,5]

Complicações do TV

Durante a permanência do TV, pode ocorrer:

» queda do TV na cavidade timpânica, sendo necessário puxar o TV pelo fio guia ou ampliar a miringotomia para sua retirada;
» otorreia purulenta através do TV, causada por entrada de água na cavidade ou durante episódio de rinofaringite bacteriana. Nesse caso, é necessário limpeza, gotas otológicas antissépticas e/ou antibióticos não ototóxicos;
» obstrução do TV por secreção, sendo necessário tratamento com gotas mucolíticas;
» hipoacusia de percepção (traumatismos durante a instalação de TV, aspiração excessiva do fluido, trauma sonoro pelo aspirador, passagem de antibiótico ototóxico através do TV para a orelha interna via membrana da janela redonda);
» migração epitelial na borda da perfuração da inserção do tubo e aparecimento de colesteatoma.

Após a saída do TV, pode ocorrer:

» cicatrizes na MT semelhante à timpanosclerose (o TV aumenta esse risco em 3,5 vezes); não acarreta alterações auditivas importantes;

- » depressão na MT ao nível da cicatriz de incisão, quando há recidiva da efusão causada pela disfunção tubária;
- » perfuração permanente na MT que, dependendo do tamanho, requer timpanoplastia para o seu fechamento. Ocorre com menor frequência com TV de curta duração (2%) e maior frequência com TV de longa duração (17%).[4]

As complicações que podem advir do emprego do TV são passageiras e benignas, na maioria dos casos.

Adenoidectomia e amigdalectomia

A adenoide é um fator importante na gênese da OMS, seja por gerar alterações funcionais da tuba auditiva, seja por servir como fonte de patógenos para a orelha média. Recentemente, tem-se atribuído grande importância ao segundo fator, visto que estudos revelaram que a melhora da OME após adenoidectomia não está relacionada ao tamanho da adenoide. A taxa de recidiva de OMS é muito menor nas crianças submetidas à adenoidectomia e/ou amigdalectomia do que naquelas que foram submetidas somente à timpanostomia.

O Tratado de Otorrinolaringologia de 2011 preconiza a realização de adenoidectomia apenas na recidiva da OMS após uso exclusivo de TV.

Karin PQ *et al.* (2005)[13] realizaram um ensaio clínico randomizado com 300 crianças com otite média entre seis e oito anos de idade, comparando a influência da adenotonsilectomia com a conduta expectante na evolução do quadro de otite média dessas crianças. Não houve diferença significativa entre a adenotonsilectomia e a simples observação desses pacientes, concluindo que a adenotonsilectomia não traz benefícios diretos no tratamento da otite média.

Complicações da OMS

A ocorrência de OMS recidivante, mesmo com a instituição de todas as condutas clínicas e cirúrgicas apresentadas anteriormente, sugere evolução para as formas complicadas.

- » Atelectasia e adesão: são sequelas relativamente comuns de OME. Caracterizam-se pela perda da tensão da MT, que é retraída para a cavidade timpânica. Observa-se na MT atelectásica a perda da camada média colágena na região da *pars* tensa. Na adesão da MT, ocorre fibrose entre MT e promontório. O tratamento inicial é a colocação de TV, se possível. Se a MT estiver muito colada ao promontório e aos ossículos, a timpanomastoidectomia deve ser indicada.
- » Retração atical e colesteatoma: a pressão negativa na *pars* flácida da MT gera a bolsa de retração atical que, caso entre em contato com o promontório ou ossículos, pode dar origem a um colesteatoma. A retração pode ser tratada com TV ou, quando mais avançada, com uma timpanoplastia.
- » Descontinuidade ou fixação da cadeia ossicular: trata-se com timpanoplastia com exploração de cadeia.
- » Granuloma de colesterol: também chamado de tímpano azul idiopático. É decorrente de mucosa de otite média, cronicamente inflamada. Caracteriza-se por um tecido granulomatoso com células gigantes de corpo estranho. Cristais de colesterol, frequentemente, estão presentes. Diagnóstico diferencial deve ser feito com bulbo jugular alto, tumor glômico, OMC e barotite.
- » Labirintite aguda serosa (tóxica) com ou sem fístula perilinfática: postula-se que seja causada por toxinas bacterianas, sendo uma causa importante de perda sensorioneural em pacientes com OMS. Pode estar ou não associada à fístula labiríntica.
- » Labirintite aguda supurativa: é mais rara que a serosa e mais difícil de tratar, podendo levar à esclerose do labirinto.
- » Timpanoesclerose: deve-se a injúria mecânica e comprometimento da vascularização da lâmina própria. A efusão tem um efeito destrutivo na lâmina própria seguida de fibrose, que persiste mesmo após aeração.[4,5,14]

Bibliografia

1. America Academy od Family Physicians, American Academy of otolaryngology – Head And Neck Surgery, American Academy of Pediatrics Subcommittee on Otitis Media With Efusion. Otitis media whith effusion. Pediatrics. 2004;113:1412-29.
2. Bento RF. Tratado de Otologia. 2.ed. São Paulo: Atheneu, 2013. Cap. 12-148. p.182-202.

3. Gates GA, Avery CA, Prihoda TJ. Effect of adenoidectomy upon children with chronic otitis media with effusion. Laryngoscope. 2002;78(6):465-80.

4. Gates GA, Klein JO, Lim DJ, et al. Recent advances in otitis media. 1. Definition, terminology, and classification of otitis media. Definitions, terminology, and classification of otitis media. Ann Otol Rhinol Laryngol. 2002;188(suppl):8-18.

5. Golz A, Netzer A, Westerman ST, et al. Reading Performance in Children With Otitis Media. Otolaryngol Head Neck Surg. 2005;132:495-9.

6. Oomen KP, Rovers MM, van den Akker EH, et al. Effects of Adenotonsillectomy in Midlle Ear Status in Children. Laringoscope. 2005;115:731-4.

7. Maw AR, Parker A. Surgery of the tonsils and adenoids in relation to secretory otitis media in children. Acta Otolaryngol. 1988;454:202-7.

8. Paradise JL, Feldman HM, Campbell TF, et al. Effect of early or delayed insertion of tympanostomy tubes for persistent otites media on developmental outcomes at the age of three years. N Engl J Med. 2001;344:1179-87.

9. Robert J, Hunter L, Gravel J, et al. Otitis media, hearing loss, and language learning: controversies and current research. J Dev Behav Pediatr. 2004;25(2):110-22.

10. Saffer M, Miura MS. Tratado de Otorrinolaringologia e Cirurgia Cervicofacial. 2.ed. São Paulo: Editora Roca, 2011. Vol. 4, Cap. 8. p.84-98.

11. Takata GS, Chan LS, Morphew T, et al. Evidence assessment of the accuracy of methods of diagnosing middle ear effusion in children with otitis media with effusion. Pediatrics. 2003 Dec;112(6 Pt 1):1379-87.

12. Thomas CL, Simpson S, Butler CC, et al. Oral or topical nasal steroids for hearing loss associated with otitis media with effusion in children. Cochrane Database Syst Rev. 2006.

13. Wielinga EWJ, Peters TA. Middle ear effusions and structures of the tympanic membrane. Laryngoscope. 2001;111:90-5.

14. Williams RL, Chalmers TC, Stange KC, et al. Use of antibiotics in preventing recurrent acute otitis media and in treating otitis media with effusion. A meta-analytic attempt to resolve the brouhaha. JAMA. 1993;270(11):1344-51.

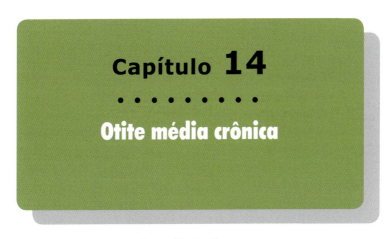

Mariana Ferreira Sbrana

Introdução

Otite média crônica (OMC) pode ser definida sob diferentes aspectos: clínico, cronológico e histopatológico. Do ponto de vista clínico, a otite média crônica é caracterizada como uma condição inflamatória, associada a perfurações amplas e persistentes da membrana timpânica (MT) e otorreia. Cronologicamente, consiste em um processo inflamatório da orelha média com duração igual ou superior a três meses. O critério histopatológico define otite média crônica como uma inflamação da orelha média associada a alterações teciduais irreversíveis, podendo, nesse caso, prescindir de perfuração timpânica e otorreia para sua caracterização.

Etiopatogenia

Vários fatores estão envolvidos na patogenia da OMC:

» Embriológicos e anatômicos: grau de pneumatização das cavidades aticais e mastóideas, quantidade de tecido conjuntivo no folheto intermediário da membrana timpânica, formação do anel timpânico, ventilação da orelha média (áreas mais privadas de oxigênio tendem a sofrer mais alterações).

» Histológicos: a morfologia celular da orelha média é variada, de forma que na cavidade timpânica e tuba auditiva há epitélio ciliado com células mucosas, ao passo que na mastoide o epitélio é plano e aciliado, promovendo *clearance* inadequado de secreções.

» Bioquímicos: processos inflamatórios induzem aumento da permeabilidade vascular, influxo de células inflamatórias e liberação de mediadores inflamatórios que aumentam a produção de muco. A liberação de citocinas pode, também, induzir metaplasia mucosa ou metaplasia epidermoide, favorecendo evolução para otite fibroadesiva.

» Bacterianos: possui flora bacteriana mista (aeróbios e anaeróbios). Os agentes aeróbios mais comuns são *Pseudomonas aeruginosa, Staphylococcus aureus, Proteus mirabilis, Escherichia coli, Corynebacterium, Klebsiella pneumoniae*. Dentre os anaeróbios, encontram-se *Bacterioides spp., Peptococcus spp., Peptostreptococcus spp., Prevotella spp., Porphyromonas spp., Fusobacterium spp., Propinibacterium acnes*.

» Sistêmicos: a mucosa da orelha média produz imunoglobulinas (IgA, IgA secretora, IgG), que impedem a aderência de microrganismos. Sendo assim, crianças, pela imaturidade fisiológica do sistema imune, e indivíduos com imunodeficiências têm maior tendência a desenvolver afecções da orelha média. Além disso, doenças como diabetes *mellitus*, hipotireoidismo, doenças consumptivas, autoimunes e granulomatosas afetam a evolução e a gravidade das otites.

» Tuba auditiva: na disfunção tubária, a pressão na orelha média torna-se negativa e ocorre acúmulo de secreção na caixa. Esses dois fatores alteram o pH e a pressão parcial dos gases na orelha média (O_2, CO_2 e N_2), o que pode levar a alterações mucosas. Além disso, a pressão negativa provoca alterações na membrana timpânica, como retração ou perfuração.

» Trauma: perfuração traumática da membrana timpânica pode evoluir para OMC.

Classificação

A otite média crônica pode ser dividida em dois grandes grupos: otite média crônica não colesteatomatosa (OMCNC) e otite média crônica colesteatomatosa (OMCC), conforme a presença ou não de colesteatoma. A esses grandes grupos, acrescenta-se a otite média crônica silenciosa (Tabela 14.1).

Tabela 14.1 Classificação das otites médias crônicas.

Não específicas
1. Otite média crônica não colesteatomatosa • Otite média crônica simples/Lillie tipo 1 • Otite média crônica supurativa/Lillie tipo 2 • Retrações
2. Otite média crônica colesteatomatosa • Colesteatoma primário • Colesteatoma secundário • Colesteatoma congênito
3. Otite média crônica silenciosa
Específicas
• Tuberculosa • Actinomicosa • Luética • Outras

Fonte: Tratado de Otorrinolaringologia e Cirurgia Cérvicofacial, 2ª edição, 2011.

Otite média crônica não colesteatomatosa

Otite média crônica simples/Síndrome da perfuração permanente/Lillie tipo 1

É a forma mais comum de otite média crônica, caracterizada pela presença de perfuração na membrana timpânica e episódios intermitentes de otorreia. A orelha permanece seca por longos períodos, sendo a otorreia associada a episódios de infecções de vias aéreas superiores ou contaminação extrínseca por água. A secreção é mucoide, mas pode ser profusa, sem odor característico.

A hipoacusia é de grau variável, em geral condutiva, e depende do tamanho e da localização da perfuração. Perfurações amplas cursarão com déficit maior que perfurações pequenas. Perfurações posteriores, que exponham a janela redonda, podem levar a deficiências maiores pela perda da proteção acústica da janela, de forma que o som atingiria as duas janelas em concordância de fase.

Na otoscopia, visualiza-se membrana timpânica com perfuração, a qual pode ser central (quando há rebordo timpânico remanescente nos 360º da perfuração), marginal (há destruição do anel timpânico ao longo da perfuração) ou atical (na pars flácida, mais frequentemente associada a OMC colesteatomatosa). A mucosa da caixa tem aparência normal ou discretamente edemaciada (Figura 14.1). Nessa condição, as alterações que ocorrem na orelha média e mastoide não são permanentes.

Figura 14.1 imagens de OMC simples à esquerda: perfuração central, mucosa dentro da caixa com aparência normal.

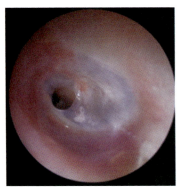
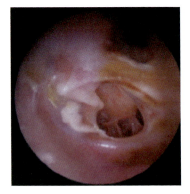

Fonte: Acervo do autor.

Otite média crônica supurativa/Mucosite tubotimpânica/Lillie tipo 2

Essa patologia é mais comum em pacientes com malformações craniofaciais, otite média aguda recorrente, patologias que acarretam disfunção tubária e doenças sistêmicas (granulomatose de Wegener, histiocitose X).

Ocorrem hiperplasia e hiperatividade secretora da mucosa, desde a mastoide até a membrana timpânica, cursando frequentemente com osteíte e osteomielite das células mastoideas. A mucosa sobre o promontório mostra-se inflamada, com graus variados de espessamento e tecido de granulação, chegando a engolfar a cadeia ossicular ou prolapsar para o conduto na forma de pólipos inflamatórios (Figura 14.2). Essas alterações teciduais de orelha média e mastoide são irreversíveis.

Figura 14.2 OMC supurativa: mucosa sobre o promontório hiperemiada e edemaciada, com aspecto polipoide e resquício de otorreia no conduto auditivo externo.

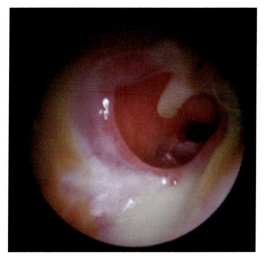

Fonte: Acervo do autor.

O paciente apresenta otorreia mucoide ou mucopurulenta de longa duração, que se acentua durante episódios de infecções de vias aéreas superiores.

A perda auditiva é mais acentuada que na OMC simples, em razão das perfurações maiores e frequente lesão de cadeia ossicular. Pode haver comprometimento neurossensorial pela passagem de mediadores inflamatórios e toxinas para a orelha interna, por meio das membranas das janelas redonda e oval, com lesão de células ciliadas internas.

Retrações da membrana timpânica

Retrações moderadas ou graves da membrana timpânica, por determinarem alterações irreversíveis da fenda auditiva, são consideradas OMCNC.

A redução da pressão na orelha média, principalmente causada por disfunção tubária, resulta na formação de bolsas de retração, frequentemente na pars flácida e quadrante posterossuperior da membrana timpânica.

As retrações são classificadas, conforme localização e gravidade, pelos critérios modificados de Sadé (Tabela 14.2).

Tabela 14.2 Classificação das retrações da membrana timpânica (MT).

Localização	Grau	Definição
Pars tensa	Leve	Apenas retração
	Moderado	Toque da MT na articulação incudoestapediana
	Severo	Toque da MT no promontório
Pars flácida	Leve	Apenas retração
	Moderado	Toque da MT no martelo
	Severo	Presença de erosão óssea atical

Fonte: Tratado de Otorrinolaringologia e Cirurgia Cervicofacial, 2ª edição, 2011.

Otite média crônica colesteatomatosa

Colesteatoma consiste em crescimento de pele em local ectópico (orelha média). Pode ocorrer em qualquer porção pneumatizada do osso temporal. Surge como uma massa compacta, esbranquiçada, com matriz lisa e brilhante, formada por epitélio escamoso estratificado queratinizado e uma perimatriz de tecido conjuntivo. Apresenta características hiperproliferativas e líticas, podendo cursar com complicações intracranianas e extracranianas.

Colesteatoma congênito

Representam 1% a 2% dos colesteatomas em geral e 30% dos colesteatomas na infância. Originam-se de restos embrionários de tecido ectodérmico que forma a notocorda primitiva. Podem ocorrer em qualquer dos ossos cranianos. No osso temporal, a orelha média é o local mais prevalente, e a mastoide, primariamente, o mais raro.

Tipicamente, em dois terços dos casos, observa-se uma massa esbranquiçada atrás da porção anterossuperior da membrana timpânica, a qual se encontra íntegra (Figura 14.3). Não há história de otorreia, perfuração ou qualquer procedimento otológico prévio. Os pacientes podem permanecer assintomáticos por anos ou cursarem com hipoacusia. Quando se tornam infectados, complicações extracranianas ou intracranianas podem ser as primeiras manifestações. São diagnosticados por volta dos quatro a cinco anos de idade, com predominância no sexo masculino.

Colesteatoma primário

É a grande maioria, decorrente de defeitos ou bolsas de retração na região atical da membrana timpânica; quase sempre relacionados à disfunção da tuba auditiva. A bolsa invade a região atical e células mastoideas, ocorre descamação e retenção de lamelas de queratina, as quais infectam.

A otoscopia revela aspiração atical da membrana timpânica, com presença de lamelas de queratina e secreção. Presença de pólipo no conduto auditivo externo está frequentemente associado à colesteatoma (Figura 14.4).

Figura 14.3 Colesteatoma congênito: presença de massa esbranquiçada em quadrantes posteriores, na presença de membrana timpânica íntegra.

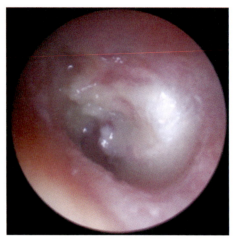

Fonte: Acervo do autor.

Figura 14.4 OMC colesteatomatosa à esquerda: presença de erosão óssea atical e aspiração da membrana timpânica.

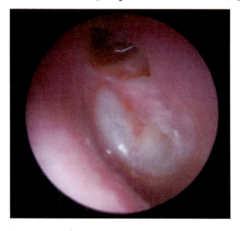

Fonte: Acervo do autor.

Colesteatoma secundário

Consequência de doença pregressa da membrana timpânica, como perfuração ou atelectasia. Classicamente, originam-se a partir de uma perfuração marginal da MT, por invaginação de tecido epidérmico do conduto auditivo externo ou do epitélio de revestimento da membrana timpânica para a orelha média. Alguns estudos demonstram que podem ocorrer também a partir de perfurações centrais.

O paciente, tipicamente, tem história prévia de otites de repetição associadas à otorreia, com pouca sintomatologia dolorosa, e evoluem para otorreia contínua, com odor fétido, que não cessa com tratamento com antibiótico. Na otoscopia, verifica-se migração epitelial para o interior da cavidade timpânica, tecido de granulação abundante, por vezes, formando pólipos (Figura 14.5).

Figura 14.5 OMC colesteatomatosa à direita: presença de lamelas em orelha média e conduto auditivo externo.

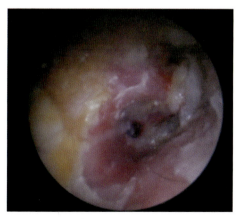

Fonte: Acervo do autor.

Colesteatoma iatrogênico

Decorrente de manipulação cirúrgica sobre a membrana timpânica, levando à formação de colesteatoma com características semelhantes ao congênito, porém com crescimento insidioso.

Otite média crônica silenciosa

Definida como a presença de alterações teciduais irreversíveis na orelha média associadas à membrana timpânica (MT) íntegra. São consideradas alterações irreversíveis: presença de tecido de granulação, alterações ossiculares (erosão ou neoformação óssea), granulomas de colesterol, colesteatoma e timpanoesclerose.

Abordagem diagnóstica

Pacientes com história de otorreia devem ser bem avaliados por meio de anamnese minuciosa e exame físico otorrinolaringológico completo. Avaliação audiométrica é mandatória e, na maioria das vezes, revelará disacusia condutiva de grau variável, dependendo do tempo de evolução e gravidade da doença.

Avaliação radiológica por meio de tomografia computadorizada (TC) de ossos temporais deve ser solicitada em casos de otorreia contínua, apesar de tratamento clínico adequado ou presença de pólipos e tecido de granulação. O exame fornece informações sobre a extensão da doença e anatomia do osso temporal. Ressonância magnética deve ser solicitada, se houver suspeita de complicações intracranianas ou otites agressivas.

Em crianças, sugere-se que seja realizada TC de ossos temporais, para avaliar presença de colesteatoma congênito, na presença de um dos seguintes sinais e sintomas: massa esbranquiçada medial a MT íntegra, paralisia facial periférica, sinais de mastoidite, episódio de otorreia fétida com tímpano íntegro, perda auditiva condutiva ou mista, otorreia persistente após colocação de tubo de ventilação, efusão persistente em orelha média, meningite, vertigem ou instabilidade, surdez súbita, abscesso intracraniano, cefaleia ou febre de origem indeterminada, otalgia ou cervicalgia de origem indeterminada.

Em pacientes com OMC supurativa, a TC mostrará mastoide pequena, diploica, com velamento de células (Figura 14.6). Pacientes com OMC colesteatomatosa possuem sinais de erosão óssea, como apagamento do esporão de Chaussé, erosão de cadeia ossicular, alargamento do espaço de Prussak, erosão do tegmento timpânico, além de hipopneumatização e velamento das células mastóideas (Figura 14.7).

Figura 14.6 TC de ossos temporais, janela óssea, cortes axial e coronal, mostrando mastoide direita hipopneumatizada, com material com atenuação de partes moles preenchendo cavidade timpânica e células mastóideas, sem sinais de erosão óssea, compatível com OMC supurativa.

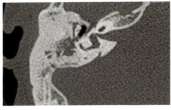
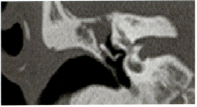

Fonte: Acervo do autor.

Figura 14.7 TC de ossos temporais, janela óssea corte axial e coronal, mostrando orelha média preenchida por material com atenuação de partes moles, erosão óssea do tegmento timpânico, cadeia ossicular e esporão de Chaussé, sugestivo de OMC colesteatomatosa.

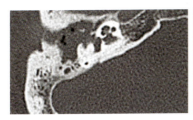
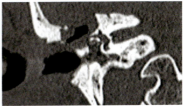

Fonte: Acervo do autor.

Tratamento
Otite média crônica simples

O tratamento dessa condição pode ser clínico ou cirúrgico. O tratamento clínico consiste na aspiração das secreções do conduto e da orelha média e instilação de antibioticoterapia tópica empírica. Os agentes mais utilizados são neomicina, polimixina B, cloranfenicol e ciprofloxacina, associados ou não a corticosteroides. Antibioticoterapia sistêmica é reservada para casos mais exuberantes, sendo utilizados preferencialmente amoxicilina, amoxicilina+clavulanato e quinolonas.

Ponto importante é a prevenção, orientando evitar fatores desencadeantes, como a entrada de água no ouvido, para evitar infecções de repetição.

Em casos em que o ouvido permanece seco por longos períodos, sem comprometimento da função auditiva, pode ser realizada apenas a observação periódica, sem necessidade de cirurgia. Caso opte-se por realizar cirurgia, o tratamento indicado é a timpanoplastia, com eventual reconstrução de cadeia, sendo preconizada quando o ouvido estiver seco, sem sinais de infecção.

Otite média crônica supurativa

O tratamento inicial deve ser clínico, com antibiótico sistêmico, toaletes locais (aspiração e uso de antissépticos) duas a três vezes por semana e antibiótico tópico (quinolonas). Orientações sobre proteção auricular são fundamentais. Em situações em que a alergia parece ser fator contribuinte, o uso de anti-histamínicos e corticosteroides sistêmicos é de grande valia.

Estudos mostraram que o uso de gota antibiótica é superior à antibioticoterapia sistêmica, porém as duas associadas têm resultado superior ao uso de gotas isoladas. Preparados combinados com corticosteroides diminuem a inflamação da mucosa do conduto auditivo, melhorando a penetração do antibiótico tópico e diminuindo o tempo de tratamento.

O tratamento sistêmico com antibióticos deve, preferencialmente, ser guiado por cultura da secreção. Tratamento empírico pode ser realizado com cloranfenicol, amoxicilina-clavulanato e, em casos mais graves, clindamicina e cefalosporinas de terceira geração.

O tratamento definitivo é cirúrgico, por meio da remoção de todo o tecido doente, inclusive ósseo, e fechamento da perfuração timpânica. Isso é obtido por meio de timpanomastoidectomia.

Retrações da membrana timpânica

A abordagem depende do grau de perda auditiva. Retrações leves a moderadas da pars tensa da MT podem ser tratadas com timpanotomia e colocação de tubo de ventilação. Retrações graves, especialmente associadas à perda auditiva, necessitam de abordagens mais agressivas, como timpanoplastia com reconstrução de cadeia. Timpanotomia com colocação de tubo de ventilação é pouco efetivo para retrações da pars flácida, quando em geral é optado por observação até que o quadro progrida para acúmulo epitelial, com necessidade de aticotomia.

OMC colesteatomatosa

O tratamento é cirúrgico e o objetivo principal é remover o tumor e restaurar um ouvido sem otorreia. Como objetivo secundário está a preservação ou recuperação da função auditiva. O ideal é que antes da cirurgia tente-se conter ou diminuir a otorreia, o que pode ser realizado por meio do uso de gotas com antibiótico, associados a antibiótico sistêmico, se necessário, anti-inflamatórios e dissolução da queratina, que funciona como fator inflamatório.

Nos colesteatomas congênitos, a técnica de escolha recomendada é a timpanomastoidectomia em crianças, mas cada caso deve ser avaliado individualmente. Em casos de colesteatoma adquirido, se não for possível garantir que toda a doença foi removida ou se houver dificuldade em programar um "second look" deve-se realizar a mastoidectomia com cavidade aberta.

Tendo em vista o tratamento iminentemente cirúrgico das OMCC, muitas vezes mutilante e com necessidades de intervenções múltiplas, é muito importante a prevenção, por meio do tratamento precoce de doenças que levam a distúrbios da tuba auditiva, como hipertrofia adenoideana, rinites e sinusites.

Bibliografia consultada

1. Acuin J, Smith A, Mackenzie I. Interventions for chronic supurative otitis media. Cochrane Database Syst Rev. 2000;(2):CD000473.

2. Bento RF. Tratado de Otologia. 2.ed. São Paulo: Atheneu, 2013. p.203-33.
3. Costa SS, Paparella MM, Schachern PA, et al. Temporal bone histopatology in chronically infected ears with intacted and perforated tympanic membranes. Laryngoscope. 1992;102:1229-36.
4. Johnson JT, Rosen CA. Bailey's Head and Neck Surgery. 5.ed. Philadelphia: Lippincott, 2013.
5. Neto SC, Júnior JFM, Martins RHG, et al. Tratado de Otorrinolaringologia e Cirurgia Cervicofacial. 2.ed. São Paulo: Roca, 2011. p.99-140.

Capítulo 15

Perda auditiva induzida por ruído (PAIR), trauma sonoro agudo e barotrauma

Gabriel Henrique Risso

Perda auditiva induzida por ruído (PAIR)
Introdução

A PAIR é definida como uma hipoacusia neurossensorial, geralmente bilateral e progressiva, cujo fator agressor fundamental é a exposição contínua a elevados níveis de pressão sonora.

Existem diversas definições para "ruído", seja no âmbito científico ou mesmo psicoemocional, mas no nosso contexto "ruído" será entendido como "elevado nível de pressão sonora" já que é esse o fator agressor para o desenvolvimento da perda auditiva.

O ruído está presente de maneira cada vez mais intensa e precoce na vida moderna, vários estudos sugerem uma exposição de padrão nocivo a audição já na primeira infância, alguns inclusive correlacionam prejuízos auditivos em crianças por exposição ao ruído ainda na vida intrauterina.

Já no ambiente de trabalho, essa exposição se torna ainda mais agressiva, isso por que estão reunidos uma série de fatores agressores a saúde auditiva, sendo o ruído (em maior intensidade e continuidade) o principal deles mas não o único, devendo se considerar outros agentes que atuam de forma isolada ou sinérgica como: substâncias químicas ototóxicas (solventes aromáticos, metais, asfixiantes) e vibrações, levando alguns autores a abordar o tema de uma forma global como "perda auditiva ocupacional".

Apesar de considerarmos que a PAIR tenha um fator causal estritamente ambiental, características e comportamentos individuais podem elevar o risco a PAIR ou mesmo atuarem como fatores de confusão para o diagnóstico sendo portanto fundamental a investigação por antecedentes familiares, pessoais e hábitos de vida.

No Brasil, não há dados suficientes que permitem traçar um panorama da real situação da PAIR, em estudos internacionais estima-se que cerca de 25% da população economicamente ativa exposta seja portadora de PAIR em algum grau, sendo algumas carreiras mais expostas ao risco como trabalhadores da aviação, trafego viário, construção civil dentre outros.

Não há um consenso mundial sobre níveis sonoros e tipos de exposição seguros, sendo os parâmetros para definição de PAIR específicos para cada país e sujeitos a revisões, de uma forma geral intensidades sonoras acima de 90 dB por um período igual ou superior a 6 horas é considerado nocivo a cóclea. Com níveis sonoros acima de 80 dB já podemos considerar o risco e acima dos 85 dB com exposição superior a 8 horas considera-se risco muito elevado sendo a estimulação continua é mais agressiva em relação a intermitente.

Quadro clínico

O quadro clínico deve incluir a exposição ao fator de risco principal (ruídos acima de 80 dB por um período igual ou superior a 6 horas ao dia de forma corriqueira) e possíveis associações deletérias.

Inicialmente, cursa de forma assintomática, posteriormente evoluindo com sintomatologia auditiva e/ou não aditiva.

Das manifestações auditivas encontramos: hipoacusia, geralmente bilateral e progressiva, alteração de seletividade de frequência (redução da discriminação de fala), da localização temporoespacial de estímulos sonoros, do recrutamento (intolerância ao som) e zumbido. Na maioria dos casos o primeiro sintoma a ser notado pelo indivíduo é a dificuldade na compreensão da fala.

A exposição pode levar também a sintomas não auditivos com base nas alterações orgânico-metabólicas do estresse crônico, sendo retroalimentada pelo déficit comunicacional da própria perda auditiva. Quando exposto a grande período de estresse contínuo são notadas alterações fisiológicas que podem levar a insônia, ansiedade, irritabilidade, alterações de personalidade, fadiga, distúrbios respiratórios, digestivos entre outros

Diagnóstico

O diagnóstico deve levar em conta história clínica, exame físico, avaliação auditiva e comprovação da exposição ao risco.

História clínica

A história clínica deve incluir profissão, função, caracterização do tempo diário de exposição, histórico familiar e pessoal de perda auditiva, hábitos e vícios possivelmente nocivos a saúde auditiva, uso de medicações ototoxicas, contato com agentes químicos ototóxicos ou outros agressores como vibração, radiação, calor e queixas.

O conhecimento sobre o ambiente de trabalho pode ser feito por visita ao local, laudos ou relatórios expelidos pela própria empresa, sendo que o nexo causal geralmente fica a cargo do medico do trabalho.

Exame físico e otoscopia

O exame otológico é essencial para afastar outras alterações associadas a perdas auditivas sendo seu registro imprescindível para a caracterização ou não da PAIR.

Exame audiológico

O exame audiológico envolve: Audiometria Tonal por via óssea e aérea, Imitânciometria e Logoaudiometria em condições adequadas e padronizadas. Para assegurar a qualidade técnica da avaliação deve-se respeitar as seguintes diretivas: utilização de cabine acústica, inspeção do conduto auditivo externo, aparelho devidamente calibrado, repouso acústico de no mínimo 14 horas e realização por profissional qualificado.

Essas condições são essenciais para que se aumente a confiabilidade do exame, lembrando que a audiometria é um exame que depende da cooperação do paciente e portanto passível de simulação, devendo ser repetido ou complementado por outros exames a critério do médico.

O repouso mínimo de 14 horas deve ser rigorosamente respeitado pois, após uma exposição sonora há uma mudança temporária de limiar que pode ser registrada como PAIR de forma indevida.

Alterações audiométricas da PAIR

A PAIR deve ser Neurossensorial, irreversível quando instalada e quase sempre simétrica entre os lados.

A perda auditiva não costuma ultrapassar os 40 dB em baixas frequências e 75 dB em frequências mais altas portanto, raramente sendo uma causa de surdez profunda.

Quanto as frequências acometidas inicialmente observa-se prejuízo as frequências 6.000, 4.000 e 3.000 Hz progredindo para as frequências 8.000, 2.000, 1.000, 500 e 250 Hz.

Cessado a exposição ao fator agressor a perda auditiva não deve progredir.

A PAIR atinge o nível máximo para as frequências 3.000, 4.000 e 6.000 Hz após 10 a 15 anos de exposição, após esse período a progressão se torna mais lenta considerando as mesmas características da exposição sonora

Diagnósticos diferenciais

Os diagnósticos diferenciais incluem as mais diversas situações que causam perda auditiva neurossensorial como trauma acústico, Mudança temporária do limiar, exposição a ototóxicos, doenças infecciosas, metabólicas, degenerativas, neurológicas, tumorais, vasculares, hereditárias, congênitas.

Tratamento, prevenção e reabilitação

sem duvida as medidas preventivas são as que trazem maior impacto para a saúde auditiva do trabalhador. Já após o estabelecimento da PAIR, deve-se estabelecer propostas de reabilitação do indivíduo tendo como ferramentas os aparelhos de amplificação sonora indivuduais (AASI) e o desenvolvimento de outras técnicas comunicacionais.

Invariavelmente os AASIs apresentam resultados mais satisfatórios quando o indivíduo aceita sua perda auditiva e no comprometimento, ainda que leve, em frequências mais graves geralmente em 500, 1.000 e 2.000 Hz.

As técnicas comunicacionais devem ser orientadas e incentivadas para otimizar a performance de diálogo, as orientações mais simples envolvem a leitura orofacial, limitar número de interlocutores em diálogos coletivos, posicionar-se de frente ao interlocutor sem barreiras da fonte sonora, evitar locais com sons competitivos, compreensão por meio do contexto e treinamento auditivo para melhora da atenção auditiva e discriminação.

Prevenção: programa de conservação auditiva (PCA)

Voltado a todos os trabalhadores expostos aos fatores de risco, sendo bem estabelecido para carreiras de alta exposição já mencionadas acima.

A estratégia do programa de conservação auditiva passa por monitorização da exposição a elevados níveis de pressão sonora, controle de engenharias e administrativos, monitoramento audiométrico, indicação de equipamentos de proteção individual (EPI), educação, conservação de registros e notificação (Sinan+ CAT).

Monitorização da exposição a elevados níveis sonoros

A monitorização deve permitir que sejam identificados os setores com maior exposição a elevados níveis de pressão sonora, trabalhadores que participarão do PCA e se as medidas preventivas estão sendo corretamente aplicadas.

Controle de engenharias e administrativos

O controle de engenharias e administrativos é parte essencial do PCA e atua sobre a redução da poluição sonora ambiental a níveis seguros de exposição lançando mão de silenciadores, confinamento acústico de maquinário bem como modernização e manutenção de equipamentos. Já as medidas administrativas devem atuar sobre esquemas de jornada de trabalho para que o tempo de exposição ao ruído seja reduzido a partir de rodízio de turnos, remanejamento de recursos humanos etc. Tais medidas apresentam maior impacto para a saúde auditiva já que são ações de proteção coletiva abrangendo todos os trabalhadores de forma compulsória.

Avaliação audiométrica

A avaliação audiométrica admissional deve considerar como alto risco indivíduos com anacusia unilateral, mesmo com preservação auditiva do lado contra lateral, candidatos a postos de trabalho ruidosos ou com perda auditiva neurossensorial por qualquer fator etiológico que comprometa as frequências de 2.000 Hz e/ou 1.000 Hz e/ou 500 Hz, ou com PAIR prévia para empresas que não possuem programa de conservação auditiva.

A periodicidade da avaliação audiológica deve ser estabelecida pelo médico do trabalho habitualmente seguindo no mínimo: exame admissional, 6 meses após admissão, a partir de então seguimento anual e avaliação demissional.

É importante lembrar que uma vez evidenciado PAIR deve-se proceder a notificação do INSS e emissão do CAT.

Equipamento de proteção individual (EPI) e educação

Os trabalhadores de ambientes nocivos a saúde auditiva devem ser orientados do risco ao qual estão expostos e a importância da adoção de medidas preventivas.

O EPI inclui protetores auriculares específicos que devem ser fornecidos pela empresa, orientada por profissionais capacitados, e que seguem as normas de segurança. Outros fatores de risco ocupacionais também devem ser levados em conta o que justifica o uso de luvas, roupas especiais e mascaras a depender dos riscos adicionais.

Trauma sonoro agudo

Introdução

O trauma sonoro agudo corresponde a perda auditiva decorrente de lesão de estruturas auditivas por exposição, geralmente acidental, a um estímulo sonoro breve e de alta intensidade (que excede 140dB). A depender do estímulo podemos encontrar: lesão de células ciliadas externas e rearranjo de cílios do giro basal coclear ou até mesmo perfuração da membrana timpânica e desarticulação da cadeia ossicular. A intensidade do estímulo pode ser responsável por alterações binaurais porém, habitualmente a lesão é restrita ao ouvido mais próximo ao estímulo.

Quadro clínico

A sintomatologia é ampla e inclui zumbido (sintoma mais comum), cuja duração pode se estender de minutos a meses, perda auditiva, déficit auditivo seletivo e outros como: irritabilidade, otalgia, tontura, náuseas e vômitos.

A perda auditiva pode ser seletiva, geralmente próxima a 4.000 Hz, neurossensorial, com o comprometimento das células ciliadas externas ou mesmo mistas se outras lesões estiverem presentes (perfuração de membrana timpânica, desarticulação articular).

Diagnóstico

O diagnóstico contém história clínica (exposição ao trauma acústico associada a sintomatologia), exame otológico e exames complementares.

Das ferramentas diagnósticas no quadro agudo a audiometria pode contribuir pouco pois o zumbido pode mascarar os estímulos sonoros, sendo útil no seguimento desses pacientes com exame seriado se houver evidências de perda auditiva. Habitualmente evidencia perda auditiva neurossensorial com entalhe em 4.000 ou 6.000 Hz.

Na ausência de audiometria prévia o ouvido contra lateral pode ser usado como parâmetro de comparação

As emissões otoacústicas nas primeiras horas é um grande preditor do grau de acometimento já que avalia a integridade das células ciliadas externas, as primeiras a serem afetadas no trauma sonoro agudo

Dentre os fatores de bom prognóstico podemos considerar o tratamento precoce, Emissões otoacústicas com resposta preservada, ausência de zumbido no ouvido contralateral e perda auditiva menor de 40 dB nas primeiras 24 horas.

Tratamento

O tratamento consiste em manter repouso coclear, garantir aporte de oxigênio e redução do processo inflamatório.

Existem diversos protocolos medicamentosos para preservação auditiva nesses casos que geralmente incluem corticoesteroides e Pentoxifilina, podendo considerar também suplementação de vitamina A, câmara hiperbárica e hemodiluição normovolêmica.

Barotrauma

Introdução

Refere-se aos mecanismos lesionais otológicos em decorrência de um trauma secundário a uma diferença de pressão ambiental em relação ao ouvido médio. Tais gradientes de pres decorrem de uma falha dos mecanismos de equalização de pressão do ouvido médio, geralmente por disfunção tubária, quando o equilíbrio pressórico é perturbado pela alteração da pressão ambiental, mais comum em praticantes de mergulho e usuários do transporte aéreo.

Quadro clínico

A sintomatologia depende da intensidade do barotrauma, em intensidades mais leves podemos observar zumbido, sensação de plenitude auricular, hipoacusia, otalgia leve e já em intensidades mais altas: otalgia severa, perda severa da audição, vertigem, otorragia (ruptura da membrama timpânica).

Diagnóstico

Deve conter no histórico clínico a sintomatologia associado a um evento desencadeante.

Ao exame otológico podemos encontrar retração e hiperemia de membrana timpânica, áreas hemorrágicas, nível liquido em orelha media, hemotimpano e perfuração de MT.

Na avaliação audiológica percebe principalmente perda auditiva do tipo condutiva, podendo apresentar também perda mista ou neurossensorial na menor parte dos casos.

O diagnóstico diferencial inclui otite media serosa, otite media aguda ou miringite.

Tratamento e prevenção

A prevenção consiste em manobras de equalização pressórica (valssalva) e retorno a altitude de partida em caso de falha dessas manobras, além da tentativa de reestabelecimento da função tubária com o uso de descongestionantes nasais tópicos ou sistêmicos antes de viagens e mergulhos, tratamento de IVAS e processos alérgicos (rinite), colocação de tubo de ventilação (considerado apenas em pacientes com disfunção tubária e que viajam de avião frequentemente).

O tratamento das lesões otológicas por barotrauma envolve incentivo as manobras de descompressão caso não haja transudato em orelha media (nesses casos essas manobras estão contra indicadas) e o emprego de descongestionantes nasais (topico ou sistêmicos, isoladamente ou combinados) até o reestabelecimento da função tubária.

A miringotomia não reestabelece a função tubária mas pode aliviar os sintomas.

Caso haja presença de hemotímpano deve-se adotar conduta conservadora e o emprego de antibioticoterapia.

Em caso de fistula perilinfática, a timpanotomia exploradora está indicada associado ao tratamento conservador com dieta laxativa, repouso, decúbito elevado e as vezes vasodilatadores.

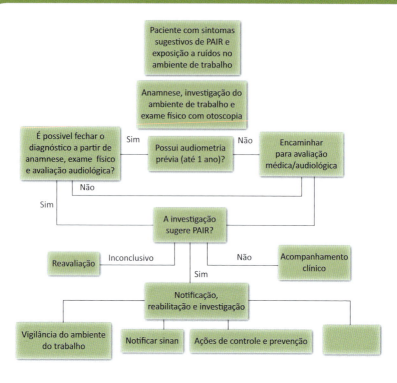

Bibliografia

1. Lie A, Skogstad M, Johannessen H, et al. Occupational noise exposure and hearing: a systematic review. Int Arch Occup Environ Health. 2016;89(3):351-72.

2. Fonseca V, Marques J, Panegalli F, et al. Prevention of the evolution of workers' hearing loss from noise-induced hearing loss in noisy environments through a hearing conservation program. Int Arch Otorhinolaryngol. 2016;20(1):43-7.

3. Perda Auditiva Induzida por Ruído (Pair). Saúde do trabalhador Protocolos de complaexidade diferenciada. Ministério da Saúde. [Internet] [Acesso em 26 mar 2017]. Disponível em: http://bvsms.saude.gov.br/bvs/publicacoes/protocolo_perda_auditiva.pdf

4. Os novos documentos do comitê nacional de ruído e conservação auditiva. Associação brasileira de Otorrinolaringologia e Cirurgia cervico-facial (2010). [Internet] [Acesso em 26 mar 2017]. Disponível em: http://www.aborlccf.org.br/secao_detalhes.asp?s=50&id=2657

5. Portaria do INSS com respeito a Perda Auditiva por Ruído Ocupacional. International Archives of Otorhinolaryngology. [Internet] [Acesso em 26 mar 2017]. Disponível em: http://arquivosdeorl.org.br/conteudo/acervo_port.asp?id=27

6. Bento RF, Miniti A, Marone SAM. Tratado de Otologia. - São Paulo: Edusp, 1998. Cap. 8, p.202-3.

7. Tratado de Otorrinolaringologia - SBORL. São Paulo: Ed Roca, . Vol. 2, Cap.14, p.14-126.

8. Guia Prático para Prevenção de Perda Auditiva Ocupacional. National Institute for Occupational Safety and Health, 1996.

9. Hetu R, Lalande M, Getty L. Psycosocial disadvantages associated with occupational hearing loss a experienced in the family. Audiology. 1987;26(3):141-52.

10. Silva L. Estudo sobre a exposição combinada entre ruído e vibração de corpo inteiro e os efeitos na audição de trabalhadores. 2002. Tese (Doutorado) — Faculdade de Saúde Pública, Universidade de São Paulo, São Paulo, 2002.

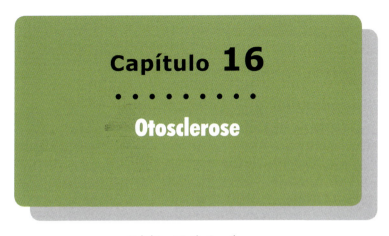

Capítulo 16

Otosclerose

Mabel Aymé Quéliz González
José Celso Rodrigues de Souza

Introdução

Otosclerose é uma doença idiopática que causa alteração do osso endocondral por osso imaturo esponjoso vascularizado. É uma distrofia óssea localizada na cápsula ótica, estrutura óssea que delimita a orelha interna da platina do estribo. É encontrada apenas em ossos temporais humanos e consiste em focos de neoformação óssea com numerosos espaços vasculares dentro do tecido ósseo da cápsula ótica. Existem duas formas de otosclerose:

» Fenestral, que acomete a parede lateral da orelha interna, principalmente junto à janela oval e redonda e a coclear. A fissula antefenestram (região anterior à janela oval) é a região mais acometida. A perda auditiva é condutiva.
» A forma coclear ou retrofenestral acomete a região ao redor da cóclea, estando geralmente associado à forma fenestral. A perda auditiva é mista: condutiva e neurossensorial.

Os termos "otospongiose" e "otosclerose" são usados indistintamente em referência a essa doença, apesar de serem descritivos de estágios diferentes da sua evolução, respectivamente de atividade e inatividade de remodelamento ósseo.

Histopatologia

A cápsula ótica tem origem embrionária do mesênquima ao redor da vesícula ótica. Com 8 semanas de evolução, o mesênquima passa a diferenciar-se em cartilagem. Com 16 semanas esta cartilagem passa a ser absorvida dando origem a um centro de ossificação endocondral, no total são 14 centros. A cápsula ótica tem origem a partir da ossificação e fusão destes centros. A cápsula ótica é o tecido ósseo mais denso do corpo e a lesão otosclerótica causa uma diminuição da sua densidade de mineralização óssea. Estudos demonstraram que as áreas otoscleróticas são pouco mineralizadas quando comparadas ao osso normal.

Fisiopatologia das alterações clínicas relacionadas à otosclerose

Perda condutiva

Deve-se à fixação do estribo na janela oval por um foco otosclerótico. Este foco tem início habitualmente na *fissula antefenestra*, estendendo-se posteriormente progressivamente pelo periósteo. Inicialmente pode limitar os movimentos do estribo sem alterar sua vibração. Isto explica o desaparecimento do reflexo do estapédio sem hipoacusia em alguns pacientes.

Portmann propôs uma classificação para as lesões acometendo a platina do estribo que pode ser identificada durante exploração cirúrgica, a saber:

Tipo I: aspecto normal (anquilose do ligamento anular)

Tipo II: foco envolvendo o quarto anterior da platina

Tipo III: foco envolvendo mais da metade anterior da platina

Tipo IV: obliteração completa da platina.

Perda neurossensorial

A relação entre otosclerose e perda auditiva neurossensorial é controversa e diversas teorias a explicam:

a) Extensão direta do foco otosclerótico: a progressão do foco antefenestra pode avançar anteriormente, substituindo o osso do promontório, destruindo e invadindo o endósteo coclear. Isso provocaria lesão do ligamento espiral, estria vascular e órgão de Corti, produzindo perda neurossensorial.

b) Diminuição da circulação vascular da orelha interna: a neovascularização decorrente da neoformação óssea levaria a *shunts* da orelha interna, reduzindo sua circulação (hialinização do ligamento espiral).

c) Alterações enzimáticas na endolinfa: a presença de enzimas proteolíticas sobre a orelha interna pode levar a lesão coclear com entrada de eletrólitos na endolinfa, modificando sua composição e lesando as estruturas da orelha interna.

d) Efeito Carhart: melhora dos limiares da via óssea, sendo a frequência de 2.000 Hz a mais pronunciada (ganho de até 15 dB). Inicia-se e é mais pronunciado nessa frequência. É denominando "entalhe de Carhart". A explicação para isso vem do fato de a condução óssea depender de um componente inercial da cadeia ossicular, da complacência da orelha média e a descompressão das janelas oval e redonda. A fixação do estribo remove o componente inercial, porém isso levaria a uma perda em todas as frequências de som. No entanto, a frequência de ressonância da cadeia varia entre 1,5 e 2,0 kHz, levando a uma perda maior nessa frequência.

Otosclerose coclear pura e perda neurossensorial

Trata-se de casos de otosclerose cujos focos comprometem só a coclea, e induzem perda neurossensorial isolada.

Otosclerose e lesão vestibular

Vertigem ocorre em 30% dos pacientes com otosclerose. Pode ser decorrente do avanço medial do foco otosclerótico antefenestra, ocupando a porção que separa o giro basal da cóclea e o vestíbulo; à medida que o foco avança, lesa a inserção do sáculo ou da alteração vascular local.

Etiologia

Ainda não há consenso na literatura de como o processo otosclerótico se inicia. Algumas teorias são propostas:

Genética

O modo de herança mais aceito é o autossômico dominante com penetrância incompleta (25% a 40%).

OPG–RANK-RANKL

A remodelação óssea é regulada pelo delicado equilíbrio entre três citocinas: OPG (osteoprotegerina), RANK (receptor ativador do fator nuclear kB) e RANKL (ligante RANK). Essas citocinas estão presentes nos osteoblastos e osteoclastos e interferem no processo de reabsorção óssea.

Fatores infecciosos

Foram demonstrados antígenos e RNA do vírus do sarampo (*paramyxovirus*) na otosclerose ativa, elevados níveis de IgG específicos para o vírus na perilinfa, e diminuição dos níveis de anticorpos circulantes para a sarampo na otosclerose.

Há evidência recente que a incidência da otosclerose diminuiu após a introdução da vacina contra o sarampo.

Fatores endócrinos

Maior incidência em mulheres. Surgimento/Agravamento com a puberdade, gravidez, lactação e contraceptivos. Não discutíveis.

Fatores autoimunes

A otosclerose seria uma resposta aos restos cartilaginosos embrionários da cápsula ótica.

Epidemiologia

Ao redor de 10% dos caucasianos têm achados histológicos de otosclerose. Entretanto, das pessoas com achados histológicos, apenas 12% apresentam sintomas clínicos; portanto representando aproximadamente 1% da população caucasiana. Na população japonesa e sul-americana a incidência é 50% menor. Na população afro-americana, apenas 1% apresenta achados histológicos.

A perda auditiva geralmente se inicia entre 15 e 45 anos de idade, raramente tão cedo como 6 ou 7 anos, ou tão tardiamente, como aos 50 anos. A média de apresentação é 33 anos.

História e exame físico

» Hipoacusia lentamente progressiva condutiva ou mista.
» Zumbido tipo apito em 75% dos pacientes;
» Tontura rotatória e desequilíbrio de curta duração em 30% dos pacientes;
» Historia familiar positiva em até 60% dos pacientes
» A otoscopia é normal na maioria dos pacientes com otosclerose.
» Sinal de Schwartz visto em 10% dos pacientes: mancha avermelhada atrás da MT pelo aumento da vascularização no promontório coclear.
» Paracusias: Willis: melhora da audição em ambientes ruidosos. Weber: piora da audição durante a mastigação.
  – Casos típicos: hipoacusia progressiva, mulher branca, antecedente familiar, otoscopia normal, Rinne negativo e reflexo ausente.
  – Casos atípicos: hipoacusia progressiva, raça negra ou amarela, otoscopia alterada, reflexo presente ou ON/OFF, sem antecedentes familiar.

Exames complementares

Audiometria

Mostra um *gap* aéreo-ósseo que geralmente se inicia em baixas frequências com discriminação normal. Raramente apresenta perda neurossensorial pura. Timpanometria geralmente é normal ou mostra uma redução da complacência da membrana timpânica (tipo Ar ou As). Os reflexos estapedianos podem estar normais ou não, dependendo do grau de fixação.

A classificação audiométrica de Schaumbach tenta correlacionar os estágios da doença e a perda auditiva em quatro categorias (Tabela 16.1).

Tabela 16.1 Classificação audiométrica de Schaumbach.

	Classificação audiométrica de Schaumbach
Grau I	Curva ascendente Via aérea ascendente (queda em 250, 500 e 1.000 Hz) Via óssea normal ou entalhe de Carhart: 2.000 Hz.
Grau II	Curva horizontal • via óssea com discreta lesão coclear (± 20 dB) • entalhe de Carhart, que pode atingir ou ultrapassar 30 dB
Grau III	Curva descendente • via aérea de até 90 dB, com predomínio para sons agudos; • via óssea – lesão coclear acentuada ≥ 50 a 60 dB para sons de frequência acima de 2.000 Hz (fenômeno de recrutamento).
Grau IV	Atrofia coclear profunda • amputação dos sons agudos pelas vias aéreas e ósseas Diagnóstica diferencial com surdez neurossensorial.

Fonte: Acervo do autor.

Figura 16.1 (A) Audiometria grau I. (*Continua*)

(A) **Audiometria**

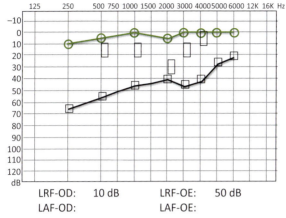

LRF-OD: 10 dB LRF-OE: 50 dB
LAF-OD: LAF-OE:

Imitância acústica

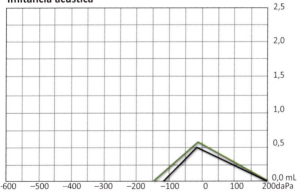

Classificação (Jerger, 1970)-OD: A
Classificação (Jerger, 1970)-OE: A

Fonte: Acervo do autor.

Figura 16.1 (B) Audiometria grau I. (*Continuação*)

(B)

Reflexo acústico							
Orelha direita				Orelha esquerda			
Hz	Limiar	Contra OD	Diferença	IPSI	Limiar	Contra OE	Diferença	IPSI
500		AUS				AUS		
1.000		AUS				115		
2.000		AUS				110		
4.000		AUS				AUS		
		Sonda no OE				Sonda no OD		

Fonte: Acervo do autor.

Figura 16.2 Audiometria grau II.

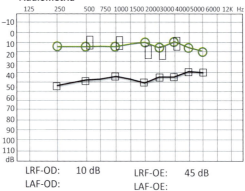

LRF-OD: 10 dB LRF-OE: 45 dB
LAF-OD: LAF-OE:

Fonte: Acervo do autor.

Figura 16.3 (A) Audiometria grau III. (*Continua*)

(A) **Audiometria**

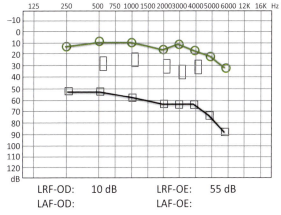

LRF-OD: 10 dB LRF-OE: 55 dB
LAF-OD: LAF-OE:

Imitância acústica

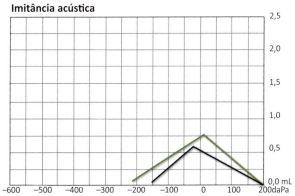

Classificação (Jerger, 1970)-OD: A
Classificação (Jerger, 1970)-OE: A

Figura 16.3 (B) Audiometria grau III. (*Continuação*)

(B)

Reflexo acústico								
Orelha direita					**Orelha esquerda**			
Hz	Limiar	Contra OD	Diferença	IPSI	Limiar	Contra OE	Diferença	IPSI
500	5	AUS			50	AUS		
1.000	5	AUS			55	115	60	
2.000	10	AUS			60	105	45	
4.000	10	AUS			60	120	60	
		Sonda no OE				Sonda no OD		

Fonte: Acervo do autor.

Figura 16.4 Audiometria grau IV.

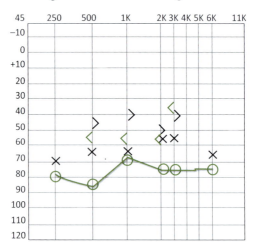

Fonte: Acervo do autor.

Tomografia computadorizada de alta resolução de cortes finos dos ossos temporais

É o método de imagem de escolha na suspeita clinica de otosclerose. Caracterizam-se focos de rarefação óssea na *fissula antefenestram*. Na forma coclear, observam-se focos de desmineralização óssea ao redor da cóclea.

A TC de alta resolução cortes finos (0,3 a 0,5 mm) é importante do ponto de vista legal. Seus achados radiológicos estão presentes quando há alteração da coclea caracterizando como uma otosclerose coclear (90% positivo).

Não há relação direta na maioria dos casos os achados radiológicos com o grau de hipoacusia e com a indicação ou contraindicação da cirurgia. Nos casos de perda profunda da audição com foco extenso de otosclerose principalmente coclear, a TC de alta resolução contraindica a cirurgia estapediana e alerta o cirurgião para o implante coclear, podendo haver dificuldade na inserção do eletrodo e até mesmo fratura do osso temporal.

Diagnóstico diferencial

O diagnóstico diferencial inclui outras causas de hipoacusia progressivas. Na ausência de trauma ou infecção e com uma MT normal deve-se fazer hipótese diagnostica de otosclerose. Entretanto, o diagnóstico definitivo é intraoperatorio quando o cirurgião verifica macroscopicamente foco de otosclerose fixando a platina do estribo.

Patologias do sistema tímpano-ossicular

As condições mais comuns que simulam uma otosclerose são a desarticulação ossicular ou aquelas que exercem efeito de massa na membrana timpânica ou ossículos. Outras condições são: fibrose na articulação incudoestapediana, fixação congênita da platina do estribo. Esta se apresenta mais precocemente que a otosclerose juvenil (otosclerose em pacientes abaixo de 16 anos), OMS, neoplasias de ouvido médio. A timpanoesclerose pode simular otosclerose, mas geralmente há história de infecções de repetição ou colocação de tubo de ventilação.

Outras distrofias ósseas do osso temporal

» Doença de Paget é uma doença com envolvimento ósseo difuso, que é histologicamente semelhante à otosclerose.
» Osteogênese imperfeita (Síndrome de van der Hoeve-de-Kleyn) é uma doença autossômica dominante em que há um defeito na síntese de colágeno tipo I pelos osteoblastos, resultando em múltiplas fraturas. A fixação do estribo ocorre em poucos casos.

Deiscência de canal semicircular superior

A audiometria mostra timpanometria normal e presença de reflexos estapedianos. VEMP positivo, desequilíbrio e sensação de plenitude auricular.

Tratamento
Amplificação

Aos pacientes com perda auditiva secundária a otosclerose deve ser oferecida a opção de amplificação sonora como uma alternativa à observação ou ao tratamento cirúrgico. Alguns pacientes não são bons candidatos para cirurgia, sendo a amplificação a única opção.

Amplificação está indicada nos pacientes que não querem ser submetidos à cirurgia ou que não apresentam um componente condutivo que justifique o ato cirúrgico.

Tratamento clínico

Terapia medicamentosa pode ser considerada, independente se o tratamento de escolha foi observação, amplificação ou até mesmo cirurgia. Não há um consenso a respeito da dose e duração do tratamento e principalmente se houve transformações do foco otosclerótico ativo em inativo.

Fluoreto de sódio

O fluoreto de sódio é um inibidor enzimático e reduz a reabsorção óssea osteoclástica. O uso do fluoreto pode ajudar a retardar a progressão da perda auditiva condutiva, neurossensorial e vertigem relacionadas à otosclerose. A dose recomendada de fluoreto de sódio é 3 a 60 mg por dia associado ao cálcio e à vitamina D. Eficácia controversa. Produz efeitos colaterais gástricos (azia, náuseas), fasceíte plantar e dores musculares.

Bifosfonados

Os bifosfonados são a melhor promessa em termos de tratamento clínico para otosclerose. Agem inibindo a reabsorção óssea por sua ação na atividade dos osteoclastos, impedindo a remodelação. São drogas dessa classe o alendronato, etidronato e zolendronato, utilizados em dose de 50 mg a 70 mg uma vez por semana.

Tratamento cirúrgico

É o tratamento de escolha para recuperar a perda auditiva determinada pela otosclerose fenestral. É um procedimento eficaz, seguro e com resultados excepcionais quando efetuado por cirurgiões experientes. (90% a 95% de bons resultados). Geralmente é um procedimento único, definitivo com baixa porcentagem de fracasso cirúrgico.

O objetivo do procedimento é restaurar a transmissão sonora do sistema tímpano-ossicular até a janela oval.

Os critérios de cirurgia são:

» Perda auditiva condutiva ou mista.
» Evitar cirurgia no ouvido único.
» Gap maior que 20 dB nas frequências da fala (3 ou mais frequências).

Nos casos de hipoacusia mista em que já existe lesão neurossensorial, a cirurgia está indicada dependendo do diferencial aéreo-ósseo passível de recuperação. Na otosclerose bilateral indica-se sempre o lado com pior audição. A segunda orelha pode ser operada desde que tenha tido sucesso na primeira, em um intervalo mínimo de seis meses.

Cirurgia na orelha com melhor audição quando a outra apresentar disacusia neurossensorial acentuada, somente em casos particulares e específicos.

O fator idade não contra indica a cirurgia, desde as condições gerais permitam. Pacientes com história de disfunção tubária ou colesteatoma não são candidatos para a cirurgia. Pacientes com doença de Ménière e otosclerose têm maior risco de perda auditiva após a cirurgia. Modo de vida e profissão são fatores importantes a serem avaliados.

Aconselhamento pré-operatório

- » Discutir todas as opções terapêuticas
- » Risco de surdez pós-operatória (pós estapedectomia é menor que 2%)
- » Lesão do n. corda do tímpano pode causar alterações gustativas, que melhoram em algumas semanas ou meses.
- » Risco de paralisia facial e perfuração de MT são raros.
- » Vertigem ou alteração do equilíbrio são comuns no pós-operatório e melhoram em 3 a 7 dias. Podem persistir durante algumas semanas por edema do labirinto determinado pela manipulação da janela oval (perfuração e colocação de prótese).

Bibliografia consultada

1. Bailey BJ, Johnson JT, Newlands SD. Head & Neck Surgery – Otolaryngology. 4.ed. Philadelphia: Lippincott Williams & Wilkins, 2006.
2. Bento RF, Martins GSQ, Pinna MH. Tratado de Otologia. 2.ed. São Paulo: Atheneu, 2013.
3. Hueb MH. Otosclerose - Tratamento. Tratado de Otorrinolaringologia. 2.ed. São Paulo: SBORL, 2011. Vol. II, Cap. 15, p.177-90.
4. Hueb MH, Silveira JAM. Otosclerose e outras Osteodistrofias do Osso Temporal. Tratado de Otorrinolaringologia. São Paulo: SBORL, 2011. Vol. II, Cap. 14, p.163-76.
5. Paparella S. Otosclerosis. Otolaryngology – Otology and Neuro-Otology. 3.ed. Vol. II. Cap. 37 e 38. Philadelphia: W.B. Saunders, 1991.

Capítulo 17

Tumores do ângulo pontocerebelar

Matheus Simão Marcos

Introdução

Os tumores do ângulo pontocerebelar (APC) representam 10% dos tumores intracranianos e são de interesse otorrinolaringológico devido às manifestações audiológicas e otoneurológicas decorrentes do acometimento do nervo vestibulococlear. Os mais comuns são os schwannomas vestibulares, que serão abordados a seguir.

Anatomia

O APC está localizado na fossa craniana posterior entre a superfície anterior do cerebelo e a face lateral da ponte. Contém os nervos facial e vestibulococlear, respectivamente o VII e o VIII pares cranianos, que o cruzam em direção ao conduto auditivo interno, o flóculo do cerebelo, o forame de Luschka (abertura do IV ventrículo) e a artéria cerebelar anteroinferior. Relaciona-se anatomicamente com a borda posterior da parte petrosa do osso temporal anterolateralmente, com o V par craniano superiormente e com os pares cranianos IX, X e XI inferiormente.

Schwannomas vestibulares

Os schwannomas vestibulares, também chamados de neurinomas do acústico, são tumores benignos derivados das células de Schwann, na sua maioria do ramo vestibular do VIII par craniano, no fundo do conduto auditivo interno.

Respondem por 80% a 90% dos tumores do APC, tendo incidência de 1 para cada 100.000 pessoas-ano. São frequentemente diagnosticados na 5ª década de vida, com discreto predomínio no gênero feminino.

Os tumores são unilaterais em mais de 90% dos casos. Se bilaterais, estão associados à neurofibromatose tipo 2.

Neurofibromatose tipo 2

É uma síndrome rara caracterizada por schwannoma vestibular bilateral, cuja presença isolada é suficiente para o diagnóstico, mas também pode se manifestar pela presença de schwannomas de outros nervos cranianos, espinais ou periféricos; lesões do sistema nervoso central como meningiomas, ependimomas, astrocitomas e neurofibromas; neuropatia periférica; manifestações oculares como catarata, membranas epirretinais e hamartomas de retina; e lesões cutâneas, como placas, tumores cutâneos ou subcutâneos, em geral schwannomas e neurofibromas.

Resulta da mutação do gene supressor de tumor NF2, localizado no cromossomo 22q12, o qual codifica a proteína merlina ou schwannomina, cuja função é regular negativamente a produção das células de Schwann. Pode acometer até 1 em cada 25.000 nascidos vivos e tem padrão de transmissão autossômico dominante, com quase 100% de penetrância.

Geralmente se manifesta em adultos jovens, entre os 20 e 30 anos de idade, com perda auditiva decorrente dos schwannomas vestibulares, acompanhada ou não de zumbido e tontura.

Tabela 17.1 Critérios diagnósticos da NF2 (neurofibromatose tipo 2).

Schwannoma vestibular bilateral

Parente de primeiro grau com NF2 + schwannoma vestibular unilateral OU 2 lesões associadas à NF2 (meningioma, glioma, neurofibroma, schwannoma ou catarata subcapsular posterior juvenil)

Schwannoma vestibular unilateral + 2 outras lesões associadas à NF2 (meningioma, glioma, neurofibroma, schwannoma ou catarata)

Meningiomas múltiplos + schwannoma vestibular unilateral OU 2 outras lesões associadas à NF2 (glioma, neurofibroma, schwannoma ou catarata)

Fonte: Asthagiri AR; et al., 2009.

Quadro clínico

» Audiológicos: a principal manifestação dos schwannomas vestibulares é a perda auditiva neurossensorial unilateral progressiva, encontrada em aproximadamente 90% dos casos, podendo ser acompanhada por zumbido, também unilateral e em agudos. A perda auditiva pode ainda se estabelecer, porém menos frequentemente, na forma de surdez súbita. Não há correlação direta entre a intensidade da perda auditiva e o tamanho do tumor.
» Otoneurológicos: distúrbios do equilíbrio estão presentes em até 40% dos casos, principalmente na forma de desequilíbrio e instabilidade, raramente na forma de vertigem, uma vez que há compensação central do déficit periférico.
» Nervo facial: paralisias ou paresias faciais são achados raros, porém pode haver diminuição da gustação nos dois terços anteriores da língua, redução do lacrimejamento do lado afetado ou diminuição da sensibilidade na zona de Ramsay-Hunt (sinal de Hitselberger).
» Sintomas neurológicos: cefaleia é frequentemente relatada, podendo ser o primeiro sintoma de hipertensão intracraniana. Comprometimento do nervo trigêmeo, manifestado por hi-

poestesia, parestesia ou dor facial, acontece se houver crescimento anterior do tumor; comprometimento dos nervos vago e glossofaríngeo, causando disfonia e disfagia, é raro e indica crescimento inferior do tumor. Tumores grandes que comprimem o cerebelo podem causar ataxia cerebelar ou levar à hipertensão intracraniana.

Investigação complementar

» Audiometria tonal e vocal: exame fundamental e inicial na investigação diagnóstica, mostra geralmente perda auditiva neurossensorial unilateral com queda acentuada em sons agudos a partir de 4 KHz, com limiares auditivos médios por volta de 70 dB. A discriminação vocal é baixa e desproporcional aos limiares tonais encontrados.
» Exames eletrofisiológicos: dependendo da intensidade da perda auditiva, o Potencial Evocado Auditivo de Tronco Encefálico (PEATE) não deve ser realizado porque não haveria resposta. No entanto, quando é possível fazê-lo, mostra sinais de comprometimento retrococlear, como aumento dos intervalos I-V e/ou I-III e/ou III-V; presença de onda I com ausência de onda V; presença de onda V com grande atraso; ausência de respostas em orelhas cuja audiometria tonal habitualmente mostraria uma resposta ao PEATE; diferença interaural da latência interpico I - V maior que 0,3 ms.

O PEATE tem sensibilidade de 93,4% para os schwannomas vestibulares em geral, sendo maior para os maiores tumores e menor para os menores. Dessa forma, conclui-se que é um exame que pode ser utilizado na investigação inicial por sua elevada sensibilidade e que tem como vantagem ser relativamente mais barato do que os exames de imagem.

» Estudo otoneurológico: realizado nos pacientes com queixa de distúrbios do equilíbrio, não apresenta resultados característicos. A maior parte dos pacientes, no entanto, tem hiporreflexia à prova calórica no lado do tumor.
» Tomografia computadorizada (TC): o tumor é de difícil caracterização por este método porque é isoatenuante em relação ao cerebelo adjacente. No entanto, se for grande, pode-se vi-

sualizar assimetria do conduto auditivo interno. O realce pelo contraste é intenso e homogêneo. Calcificações e hemorragias podem ser visíveis, embora raras.
» Ressonância magnética (RNM): é o exame de escolha na investigação de lesões do ângulo pontocerebelar. O schwannoma vestibular aparece em T1 como um tumor hipo ou isointenso ao parênquima cerebral, com intenso e homogêneo realce com contraste. Na sequência em T2, é hipo ou isointenso em relação ao líquor (Figura 17.1). Tumores grandes podem ter componente cístico.

Figura 17.1 RNM mostrando schwannoma vestibular à direita restrito ao conduto auditivo interno em T1 com gadolínio (A) e em T2 (B).

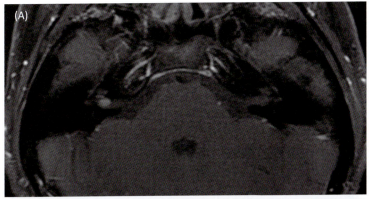

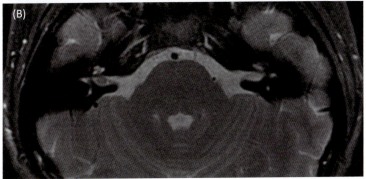

Classificação

Os schwannomas vestibulares podem ser classificados em 4 graus (Figura 17.2), que seguem o padrão de crescimento evolutivo do tumor:

Figura 17.2 RNM ponderada em T1 com gadolínio. (A) Schwannoma vestibular grau I, intracanalicular, (B) grau II, com extensão para a cisterna pontina. (*Continua*)

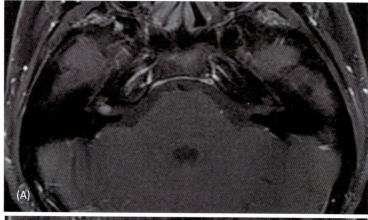
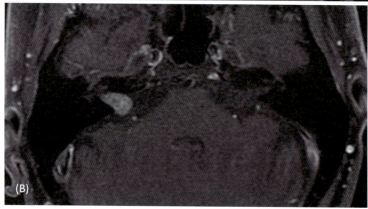

Figura 17.2 RNM ponderada em T1 com gadolínio. (C) Grau III, tocando o tronco encefálico e (D) grau IV, com compressão do tronco encefálico. *(Continuação)*

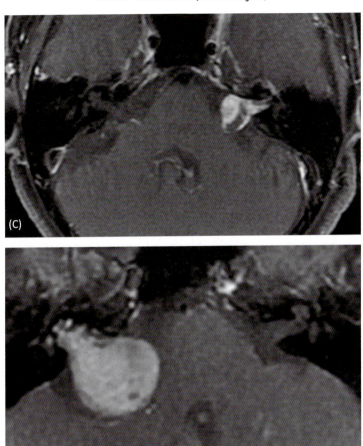

I: restrito ao conduto auditivo interno (intracaniculares);
II: projeta-se para a cisterna pontina, ocupando a fossa craniana posterior, porém sem atingir o tronco encefálico;

III: maior projeção para a cisterna pontina, atinge o tronco encefálico, sem deslocá-lo da linha média;

IV: encosta no tronco encefálico e o desloca da linha média, tendo efeito compressivo.

Tratamento

O único tratamento que propicia remoção completa do tumor é a cirurgia. Outras opções terapêuticas são a conduta expectante, em pacientes com tumores pequenos, idosos ou com comorbidades que contraindiquem o procedimento cirúrgico, e a radiocirurgia estereotáxica, reservada para tumores pequenos na tentativa de evitar o crescimento da lesão.

» Observação: a taxa de crescimento tumoral é lenta, por volta de 1 a 2 mm ao ano, o que possibilita uma conduta conversadora, na qual os pacientes são acompanhados com RNMs seriadas a cada 6 a 12 meses até que haja crescimento tumoral importante ou apareçam sintomas que justifiquem uma intervenção terapêutica. O objetivo do seguimento é evitar morbidade maior com o tratamento e seus potenciais efeitos adversos do que com a evolução natural da doença, considerando que nem a cirurgia nem a radioterapia melhoram os sintomas como a perda auditiva e o zumbido.

A observação é indicada principalmente para pacientes idosos e para aqueles com tumores intracanaliculares.

» Radiocirurgia estereotáxica: com as doses de radiação atualmente empregadas, consegue-se o controle do tumor em mais de 90% dos casos com poucos efeitos adversos, com taxas de 1% de paralisia facial e de 5% de neuropatia trigeminal. A preservação da audição, embora inicialmente promissora, não se mantém a longo prazo, sendo observada uma aceleração da perda auditiva após o tratamento. Uma das desvantagens da radiocirurgia é a possibilidade de malignização secundária do tumor, porém o risco é bastante baixo. Outro porém desta modalidade terapêutica é que, na recorrência do tumor, a cirurgia seria dificultada e mais traumática devido ao dano tecidual induzido pela radiação.

Assim, a literatura mostra que a radiocirurgia esterotáxica é uma alternativa viável para o tratamento dos schwannomas vestibulares, principalmente nos pacientes com tumores pequenos, com diâmetro inferior a 30 mm, com contraindicações à cirurgia ou que recusam o tratamento cirúrgico.

Deve-se ressaltar que os pacientes com neurofibromatose tipo 2 têm uma menor taxa de controle do tumor com a radiocirurgia esterotáxica e maior risco de malignização após o tratamento, já que possuem mutação em um gene supressor de tumor.

» Cirurgia: possibilita a remoção completa do tumor, levando a altas taxas de controle a longo prazo, melhora dos sintomas decorrentes do efeito de massa e possibilidade de diagnóstico anatomopatológico de certeza. No entanto, as desvantagens incluem aumento do risco de paralisia facial permanente, perda auditiva iatrogênica, risco de fístula liquórica e meningite e internação hospitalar prolongada.

A cirurgia está indicada para paciente mais jovens, com tumores maiores causando sintomas devido ao efeito de massa, ou ainda com tumores pequenos anatomicamente favoráveis e com boa audição. Também é o procedimento de escolha quando há progressão do tumor após tratamento inicial.

A ressecção cirúrgica pode ser realizada através de diversos acessos neuro-otológicos, dependendo principalmente do tamanho do tumor e da audição residual do paciente. As principais vias de acesso são:

» translabiríntica, reservada para pacientes sem audição útil, tendo a vantagem de ter mínima retração cerebral;
» retrossigmoidea, a via neurocirúrgica, permite a remoção de grandes tumores ou a preservação da audição em tumores menores;
» via fossa média, usada na tentativa de preservação da audição em pacientes com pequenos tumores.

Os resultados cirúrgicos para a preservação da audição e para a integridade funcional do nervo facial são piores nos pacientes com NF2, mesmo para tumores pequenos. Pacientes com comprometimento da integridade funcional do nervo coclear são candidatos a implante de tronco encefálico, geralmente realizado durante o mesmo tempo cirúrgico da exérese do schwannoma, para melhorar as habilidades de comunicação.

Meningioma

Meningiomas representam cerca de 10% dos tumores do APC, sendo o segundo tumor mais comum desta região. Originam-se de células da aracnoide da superfície posterior do osso petroso e tendem a ser benignos, porém localmente agressivos, comprimindo estruturas adjacentes e se aderindo a elas conforme crescem. Ocorrem predominantemente em mulheres de meia idade. Os sintomas cocleovestibulares são os mais comuns, porém menos intensos e menos duradouros do que nos pacientes com schwannomas. Já sintomas trigeminais, como dor, parestesias e espasmos faciais podem estar presentes e são mais frequentes do que nos schwannomas. Sintomas cerebelares, envolvimento de outros pares cranianos e hidrocefalia podem estar presentes em tumores maiores.

Na RNM com uso de gadolínio, aparecem como massas sésseis que contrastam uniformemente, apresentando uma base petrosa posterior larga, formando um ângulo obtuso com o osso, tipicamente com uma cauda dural na margem do tumor. O envolvimento do conduto auditivo interno é menos frequente que nos schwannomas. São isointensos ou levemente hipointensos em relação ao parênquima encefálico em T1, apresentando intensidade variável em T2 (Figura 17.3). Na TC, são homogêneos, realçam com contraste iodado e calcificações podem estar presentes; hiperostose do osso adjacente é característica típica dos meningiomas. Podem ainda erodir o osso adjacente e se estender para a orelha média.

As modalidades de tratamento são semelhantes às dos schwannomas. Lesões assintomáticas podem ser observadas com RNM seriadas, o que também é opção para pacientes muito idosos e com tumores pequenos ou cujas conduções clínicas contraindiquem a cirurgia. Nestes casos, a radiocirurgia também pode ser considerada. A ressecção cirúrgica tem como objetivo a remoção segura de todo o tumor, assim como da dura-máter envolvida e do osso erodido, evitando lesão dos nervos cranianos. Em comparação aos schwannomas, no entanto, a recorrência dos meningiomas é maior, assim como a morbidade cirúrgica.

Figura 17.3 RNM mostrando meningioma à esquerda nas sequências T1 com contraste (A) e T2 (B).

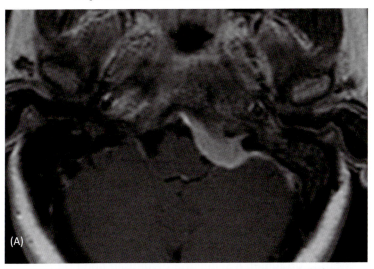
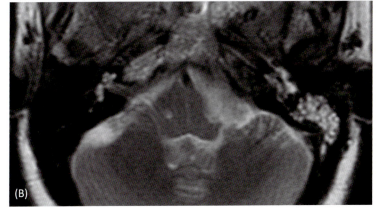

Cisto epidermoide

É o terceiro tumor mais frequente no APC, representando 6% do total. São lesões benignas, embora transformação maligna possa ocorrer, originadas de resquícios embrionários de células epiteliais. Crescem lentamente devido ao acúmulo de queratina e colesterol produzidos pelo seu envoltório de epitélio escamoso. Com o crescimento da lesão, pode envolver nervos cranianos e vasos sanguíneos da região.

O curso da doença é longo devido ao seu lento crescimento, aparecendo geralmente entre as 2ª e 4ª décadas de vida. Produz os mesmos sintomas das outras lesões do APC. A perda auditiva, no entanto, é menos frequente, enquanto sintomas do nervo facial, neuralgia trigeminal, hipoestesia facial, espasmos faciais, ataxia cerebelar e sinais de hipertensão intracraniana são mais comuns. Episódios de meningite asséptica podem ocorrer devido à inflamação produzida pelos debris de queratina.

Na TC, o cisto epidermoide é homogêneo, com margens caracteristicamente irregulares e densidade semelhante ou menor do que a do líquor. Na RNM, é heterogêneo com baixo sinal em T1 e sem realce com o uso de contraste. A sequência ponderada em T2 tipicamente mostra uma lesão de alto sinal e é melhor para definir a extensão do tumor. A sequência de difusão pode ser utilizada para fazer o diagnóstico diferencial entre cisto epidermoide e cisto aracnoideo.

O tratamento de escolha é a exérese cirúrgica do cisto, sendo necessária a remoção de sua cápsula, o que pode ser desafiador devido ao envolvimento de estruturas neurovasculares. A taxa de recorrência é alta, alcançando 35%.

Granuloma de colesterol

Origina-se dos espaços pneumatizados do osso petroso, provavelmente por obstrução de células do ápice petroso ou da mastoide secundária a um processo inflamatório crônico. Ocorre hemorragia no interior dessas células, com consequente formação de granuloma de corpo estranho. A expansão da lesão para dentro do APC resulta na disfunção do nervo vestibulococlear.

O granuloma de colesterol aparece na TC como uma massa expansiva do ápice petroso, com erosão óssea, que não realça com contrate. Na RNM, apresenta hipersinal em T1 e em T2 (Figura 17.4).

Figura 17.4 RNM mostrando granuloma de colesterol à esquerda com hipersinal em T1 com gadolínio (A) e em T2 (B).

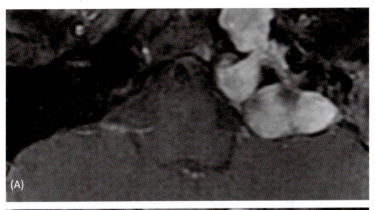
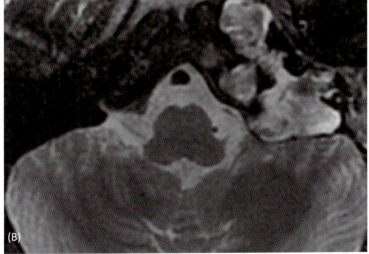

Excisão total do granuloma em geral não é necessária, bastando drená-lo.

Outros tumores do APC

Existem diversos outros tumores do APC que podem levar a quadros clínicos semelhantes aos mencionados acima, dentre eles cistos aracnoides, lipomas, hemangiomas, cordomas, condrossarcomas, tumores dermoides, teratomas e schwannomas de outros pares cranianos – trigêmeo, facial, glossofaríngeo, vago e acessório, com sintomatologia relacionada à disfunção do nervo acometido.

Lesões originárias de outras regiões também podem se estender para o APC, como é o caso de paragangliomas (tumores glômicos), da mucocele de ápice petroso e do granuloma de colesterol.

Tumores intra-axiais do sistema nervoso central, como hemangioblastomas, medulobastomas e gliomas também podem crescer em direção ao APC e causar compressão de estruturas nele presentes. Tumores do IV ventrículo, como os papilomas de plexo coroide e os ependimomas podem atingir o APC através do forame de Luschka.

Metástases para o APC são raras, principalmente provenientes de cânceres de mama, pulmão, melanoma, tireoide, rim e próstata. Causam sintomas de rápida progressão, tanto cocleovestibulares quanto neurológicos, com lesões líticas do ápice petroso à TC.

Características dos tumores do APC à RNM

Tabela 17.2 Diagnóstico diferencial dos tumores do APC à RNM.

	Schwannoma vestibular	Meningioma	Cisto epidermoide	Granuloma de colesterol
T1 sem contraste	Isointenso ou discretamente hipointenso	Isointenso ou discretamente hipointenso	Hipointenso	Hipersinal
T1 com contraste	Intenso realce	Mais vascularizados e menos brilhantes que os schwannomas, com cauda dural	Não realçam	Realce periférico, sem captação central

(Continua)

Tabela 17.2 Diagnóstico diferencial dos tumores do APC à RNM. (*Continuação*)

	Schwannoma vestibular	*Meningioma*	*Cisto epidermoide*	*Granuloma de colesterol*
T2	Isointenso ou podem não aparecer	Intensidade variável	Hipersinal característico	Hipersinal, mais intenso que em T1

Bibliografia consultada

1. Arthurs BJ, Fairbanks RK, Demakas JJ, et al. A review of treatment modalities for vestibular schwannoma. Neurosurg Rev. 2011;34:265-79.

2. Asthagiri AR, Parry DM, Butman JA, et al. Neurofibromatosis type 2. Lancet. 2009;373:1974-86.

3. Bento RF, Pinna MH, Brito Neto RV. Vestibular schwannoma: 825 cases from a 25-year experience. Int Arch Othorynolaryngol. 2012;16(4):466-75.

4. Carlson ML, Link MJ, Wanna GB, et al. Management of Sporadic Vestibular Schwannoma. Otolaryngol Clin N Am. 2015;48:407-22.

5. Flint PW, Haughey BH, Lund VJ, et al. Cummins Otolaryngology-Head & Neck Surgery. 5.ed. New York: Mosby Elsevier, 2010.

6. Friedmann DR, Gobelny B, Golfinos JG, et al. Nonschwannoma Tumor of the cerebellopontine Angle. Otolaryngol Clin N Am. 2015;48:461-75.

7. Koors PD, Thacker LR, Coelho DH. ABR in the diagnosis of vestibular schwannomas: A meta-analysis. Am J Otolaryngol. 2013;34(3):195-204.

8. Springborg JB, Poulsgaard L, Thomsen J. Nonvestibular Schwannoma tumor in the Cerebellopontine Angle: A Structured Approach and Management Guidelines. Skull Base. 2008;18(4):217-27.

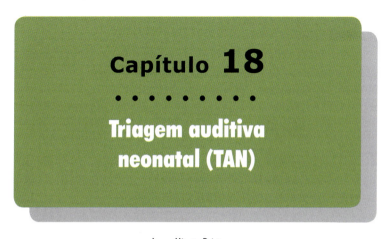

Iryna Hirata Prist

Introdução

A Triagem Auditiva Neonatal (TAN) tem por finalidade a identificação o mais precocemente possível da deficiência auditiva nos neonatos e lactentes. Consiste no teste e reteste, com medidas fisiológicas e eletrofisiológicas da audição, com o objetivo de encaminhá-los para diagnóstico.[1]

Em agosto de 2010 a triagem auditiva neonatal se tornou obrigatória através da - Lei Federal nº 12.303, fazendo-se necessária a realização da TAN com teste de emissão otoacústicas em todas as maternidades dentro do território brasileiro.

O diagnóstico e a intervenção iniciados antes dos seis meses de vida da criança possibilitam, em geral, melhores resultados para o desenvolvimento da função auditiva, da linguagem, da fala, do processo de aprendizagem.[2]

Deve ser realizada não apenas aqueles com indicador de risco para deficiência auditiva, uma vez que a deficiência auditiva pode ser encontrada em crianças com e sem indicadores de risco, na mesma proporção.

O *Joint Committee on Infant Hearing* (JCIH) de 2007 define a perda auditiva alvo para os programas de TAN como uma perda auditiva congênita uni ou bilateral, condutiva ou neurossensorial, de 30 a 40 dB ou mais nas frequências importantes para o reconhecimento da fala – 500 a 4.000 Hz. E define oito princípios a serem seguidos para que se alcance um programa de triagem auditiva neuonatal eficaz e de qualidade:[3]

» Todos os neonatos devem ter acesso à triagem auditiva até 1 mês de vida;
» Todas as crianças com resultado falho/negativo à triagem auditiva neonatal (TAN) devem ser submetidas à avaliação médica e audiológica para se definir a existência de deficiência auditiva em até, no máximo, 3 meses de vida;
» O tratamento deve ser iniciado imediatamente após o diagnóstico de perda auditiva permanente ou, no máximo, até o sexto mês de vida;
» A família deve receber orientação e aconselhamento sobre a deficiência auditiva e todas as possibilidades de tratamento existentes;
» A família e a criança devem ter direito ao acesso imediato às tecnologias de alta qualidade e de alta complexidade, sempre que necessário;
» Todos os neonatos e crianças com ou sem indicadores de risco devem ser monitorados quanto à deficiência auditiva e passar por avaliação contínua do desenvolvimento da comunicação por profissional devidamente capacitado;
» O programa de intervenção deve ser interdisciplinar e realizado por profissionais com experiência no atendimento da criança com deficiência auditiva. Escolhas, tradições e crenças culturais da família devem ser levadas em conta;
» Sistemas de informação devem ser implantados para interface com registros eletrônicos de saúde a fim de que se possam acompanhar os resultados e a efetividade dos serviços de identificação, diagnóstico e intervenção precoce das deficiências auditivas em neonatos, nos três níveis de governo.

Fatores de risco

São considerados indicadores de risco para deficiência auditiva os seguintes fatores.[3,4]

» Preocupação dos pais com o desenvolvimento da criança, da audição, fala ou linguagem.
» Antecedente familiar de surdez, com início desde a infância e consanguinidade.
» Permanência na UTI por mais de cinco dias.
» Ocorrência de: ventilação extracorpórea; ventilação assistida; exposição a drogas ototóxicas como antibióticos aminoglicosídeos e/ou diuréticos de alça; hiperbilirrubinemia; anóxia perinatal grave; Apgar Neonatal de 0 a 4 no primeiro minuto, ou 0 a 6 no quinto minuto; peso ao nascer inferior a 1.500 gramas.
» Infecções congênitas (toxoplasmose, rubéola, citomegalovírus, herpes, sífilis, HIV).
» Anomalias craniofaciais envolvendo orelha e osso temporal.
» Síndromes genéticas que usualmente expressam deficiência auditiva (como Waardenburg, Alport, Pendred, entre outras).
» Distúrbios neurodegenerativos (ataxia de Friedreich, síndrome de Charcot-Marie-Tooth).
» Infecções bacterianas ou virais pós-natais como citomegalovírus, herpes, sarampo, varicela e meningite.
» Traumatismo craniano.
» Quimioterapia.

Sobre a triagem auditiva neonatal

A TAN deve ser realizada, preferencialmente, nos primeiros dias de vida (24h a 48h) na maternidade, e, no máximo, durante o primeiro mês de vida. Deve ser organizada em duas etapas (teste e reteste), no primeiro mês de vida.

Da-se preferência a testes não-invasivos que medem a atividade fisiológica de estruturas do sistema auditivo, como as emissões otoacústicas (EOA) e o potencial evocado auditivo de tronco encefálico automático (PEATEa):

Emissões otocústicas transientes (EOA) – é de rápida realização, sem necessidade de sedação que avalia frequências de 500 a 5.000 Hz por meio de sons de baixa intensidade colhidos no conduto auditivo externo, originados de cócleas (órgão de Corti) fisiologicamente normais. É necessário uma orelha média íntegra e funcionante. As OEA avaliam apenas o sistema auditivo periférico, incluindo orelhas externa e média e as células ciliadas externas da cóclea.

Fatores que influenciam a resposta ao teste de emissões otoacusticas:

- » Vermix (principal causa de teste de triagem negativos quando feitos antes de 32h de vida)
- » Cerume, descamação de CAE;
- » Sonda mal adaptada;
- » Ruído de fundo excessivo;
- » Alterações de orelha média: secreção, disfunção tubária, rigidez de cadeia ossicular, perfurações de membrana timpânica amplas.

BERA ou PEATE (Potencial auditivo evocado do tronco encefálico)

É o registro dos potenciais evocados auditivos do nervo coclear e do tronco cerebral por meio de eletrodos de superfície.

Utiliza-se um estímulo tipo click, que é altamente correlacionado com a sensibilidade auditiva nas frequências entre 1.000 e 8.000 Hz (média entre 3.000 e 4.000 Hz). Com a evolução tecnológica, surge o aparelho de BERA automático, que pode ser realizado a beira do leito.

A alteração mais encontrada é o aumento da latência da onda V. O BERA tem a desvantagem de necessitar de sedação ou de o paciente dormindo e de ser mais demorado para sua realização.

Protocolos
Protocolo JCIH

Orienta-se inicialmente o EOA como exame inicial. Para aqueles que não passarem no teste inicial deve-se repetir o rastreamento usando-se BERA. No caso de sucesso nesse novo teste são considerados como "aprovados" na triagem. Recomenda o BERA como único método apropriado para triagem para aqueles que passaram mais de 5 dias em UTI neonatal. Os neonatos que não passam no BERA automático na UTI devem ser encaminhados diretamente para avaliação audiológica.

Protocolo COMUSA

Em setembro de 2004, foi instituída a portaria GM/MS nº 2073, referente à política nacional de atenção à saúde auditiva, deveria ser implantada em todas as unidades federadas e respeitadas as competências das três esferas de governo, seguida das Portarias SAS/MS n°s 587 e 589 de outubro de 2004 que determinaram as diretrizes para credenciamento de serviços de alta complexidade para atendimento da deficiência auditiva de zero a três anos.

Em 2007, a Academia Brasileira de Audiologia criou o Comitê Multiprofissional em Saúde Auditiva (COMUSA) com o objetivo de elaborar um parecer sobre a Triagem Auditiva Neonatal a fim de nortear as ações de profissionais envolvidos com esta atividade, dentro do contexto da realidade brasileira. A COMUSA ainda orienta que a TAN não deve ser a única ação voltada à identificação da deficiência auditiva nos primeiros meses de vida.

Vale salientar que os protocolos mais utilizados de rotina seguem os mesmos princípios e diferem muito pouco um em relação a outro.

Fluxograma do Comitê Multiprofissional em Saúde Auditiva (COMUSA)

A primeira etapa consiste na identificação dos recém nascidos com fatores de risco. Os indicadores de risco para deficiência auditiva são os mesmos já citados neste capítulo.

Recém-nascidos sem fatores de risco

Em neonatos sem indicadores de risco para a deficiência auditiva, o método recomendado para a TAN é o de emissões otoacusticas.

Devido à alta ocorrência de falsos-negativos pela presença de vérnix na orelha externa nos primeiros dias de vida, recomenda-se um retorno no período de até 30 dias após a alta hospitalar, em todos os casos de registros ausentes (alterados) de EOA. No retorno, para reteste, ambas as orelhas devem ser avaliadas, mesmo que a falha tenha ocorrido de forma unilateral.

Nos casos de falha com a utilização do método das EOAE, recomenda-se a utilização do PEATE automático (PEATE-A) em 35dbNA no retorno para reteste.

Se dentro desse período de até 30 dias manter-se a falha na triagem, recomenda-se o encaminhamento imediato para diagnóstico médico otorrinolaringologista e avaliação fonoaudiológica completa.

Respostas normais no PEATE-A em ambas as orelhas devem ser consideradas como triagem satisfatória. Entretanto, recomenda-se orientação aos pais/responsáveis que, no caso de suspeita de dificuldades no desenvolvimento das habilidades auditivas, um serviço de referência em saúde auditiva deve ser procurado imediatamente

Todas as crianças sem indicadores de risco que obtiveram respostas satisfatórias na triagem devem realizar o acompanhamento mensal do desenvolvimento da audição e da linguagem na atenção básica. Sugere-se utilizar como referência os marcos para acompanhamento do desenvolvimento de audição e linguagem (Tabela 18.1) e registrá-los na Caderneta de Saúde da Criança.[5] O seguimento dessas crianças, prevê encaminhamento para diagnóstico qualquer criança que apresentar desenvolvimento aquém do esperado ou se houver, por parte dos pais ou responsáveis, suspeita de deficiência auditiva.

As crianças que falharem no registro das EOAE, mas com resultados satisfatórios no PEATEa, em 35 dbNA devem ser monitorados até os três meses de idade, pois há maior possibilidade de surgirem alterações da orelha média ou perdas leves de audição tardias, não identificáveis aos programas de triagem neonatal.

Tabela 18.1 Escala para acompanhamento do desenvolvimento da audição e linguagem.

Recém-nascido	Acorda com sons fortes
0-3	Acalma com sons moderadamente fortes e músicas
3-4	Presta atenção nos sons e vocaliza
6-8	Localiza a fonte sonora; balbucia sons, ex.: "dada"
12 meses	Aumenta a frequência do balbucio e inicia a produção das primeiras palavras; entende ordens simples, ex.: "dá tchau"
18 meses	Fala, no mínimo, seis palavras
2 anos	Produz frases com duas palavras
3 anos	Produz sentenças

Fonte: OMS, 2006.

Obs.: Considerar a idade corrigida no caso de recém-nascido prematuros.

Recém-nascidos com fatores de risco

Para os neonatos com indicadores de risco para a deficiência auditiva, recomenda-se como método inicial de triagem o registro dos PEATE-A. Pode-se associar o método de EOAE, porém, há o risco de maior índice de resultados insatisfatórios. No caso de ausência de registro de PEATE-A -ausência de resposta- recomenda-se o encaminhamento imediato, sem reteste, para os serviços de diagnóstico.

No caso de resposta satisfatória na triagem devem realizar o monitoramento mensal do desenvolvimento da audição na atenção básica da mesma forma que é feito o seguimento de crianças sem fatores de risco. Além desse monitoramento a atenção básica deve encaminhar todas as crianças com indicadores de risco, mesmo aquelas com resultado satisfatório na triagem, para avaliação audiológica (audiometria de reforço visual (VRA) com fones de inserção e medidas de imitância acústica), entre 7 e 12 meses na atenção especializada. Essa monitoração por profissional capacitado deve ser feita até que a criança complete 3 anos. As crianças que apresentarem limiares piores que 20 dB no VRA, devem realizar também a pesquisa dos limiares por via óssea. No caso de perda auditiva neurossensorial, a criança deve ser encaminhada para diagnóstico e reabilitação. No caso de constatação de perda auditiva condutiva, a criança permanece em acompanhamento otorrinolaringológico e audiológico.

Sempre que houver suspeita de perda auditiva pelos pais/responsáveis e profissionais da Saúde, a criança deve ser submetida a nova avaliação otorrinolaringológica e audiológica, com audiometria de reforço visual ou audiometria tonal limiar e medidas de imitância acústica.

Intervenção

A intervenção deve ser o mais precoce possível.

Em pacientes com doença de orelha média o otorrinolaringologista deve proceder à melhor conduta seja esta clínica ou cirúrgica.

A maioria das crianças se beneficia com uso de aparelhos de amplificação sonora individual (AASI). Caso opção da família a seleção do aparelho auditivo e a adaptação devem ser realizadas em até 1 mês da confirmação do diagnóstico.

O implante coclear é uma opção para algumas crianças, em geral, com mais de 1 ano de idade e com perda auditiva neurossensorial profunda que mostraram benefício limitado com aparelhos de amplificação convencional.

É importante fornecer suporte familiar e informação à família sobre a perda auditiva e os tipos de comunicação e intervenção educacional disponíveis.

Fluxograma de triagem auditiva em recém-nascidos sem indicadores de risco para perda auditiva.

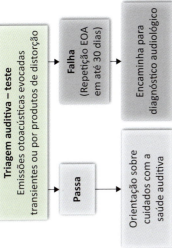

Teste: tem o objetivo de identificar as perdas auditivas sensoriais e neurais. Pode ser associado ao método das emissões otoacústicas evocadas, com possibilidade de aumentar a taxa de resultado "falha".

Não é recomendado o **reteste**. O encaminhamento imediato para diagnóstico médico otorrinolaringológico e avaliação fonoaudiológica completa com profissionais experientes na avaliação de neonatos e lactentes

Fonte: Modificada de Lewis et al, 2010.[4]

Fluxograma da triagem auditiva em recém-nascidos com indicadores de risco para perda auditiva.

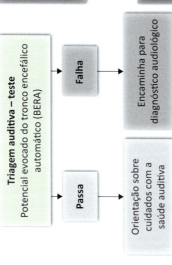

Fonte: Lewis, et al., 2010.[4]

Fluxograma conforme a diretriz de atenção à Triagem Auditiva do Ministério da Saúde.

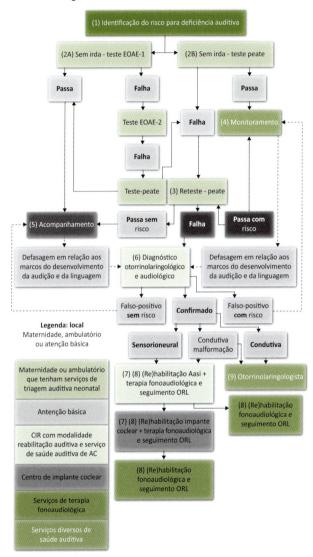

Fonte: Modificada da Diretriz Triagem Auditiva do Ministério de Saúde.

Bibliografia

1. Ogando PB, Lubianca Neto JF. Triagem auditiva neonatal e perda auditiva na infância. Boletim Científico de Pediatria. 2012;1(2).
2. Yoshinaga-Itano C, Sedey AL, Coulter DK, et al. Language of Early and Later-identified Children With Hearing Loss. Pediatrics. 1998;102(5):1161-71.
3. Joint Comittee on Infant Hearing. Year 2007 position statement: principles and guidelines for early hearing detection and intervention programs. Pediatrics. 2007;120(4):898-921.
4. Lewis DR, Marone SA, Mendes BC, et. al. Multiprofessional committee on auditory health: COMUSA. Braz J Otorhinolaryngol. 2010;76(1):121-8
5. Brasil. Ministério da Saúde. Secretaria de Atenção à Saúde. Departamento de Ações Programáticas Estratégicas. Diretrizes de Atenção da Triagem Auditiva Neonatal/Ministério da Saúde, Secretaria de Atenção à Saúde, Departamento de Ações Programáticas Estratégicas e Departamento de Atenção Especializada. – Brasília: Ministério da Saúde, 2012. p.32.

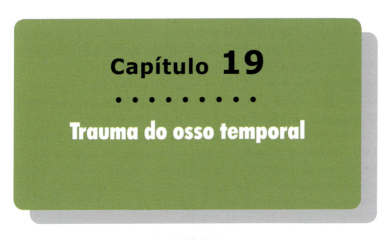

Capítulo 19
Trauma do osso temporal

Natália Cândido de Sousa

Introdução

O osso temporal forma a base lateral do crânio. Fraturas nessa região são relativamente comuns, devido à alta incidência de acidentes automobilísticos, em especial aqueles envolvendo motocicletas, e de crimes com armas de fogo nos grandes centros urbanos. Em crianças, as quedas predominam como principal causa.

O trauma do osso temporal pode ser *fechado* (não penetrante), que é o mais comum, ou *aberto* (penetrante). Essas lesões podem ser isoladas ou podem estar no contexto de um politrauma.

O tratamento de fraturas do osso temporal e de suas consequências, em geral, costuma ser secundário, após adequada estabilização do paciente.

Fisiopatologia

O osso temporal tem densidade heterogênea e forma uma pirâmide de ápice medial e base lateral na base do crânio. Essas peculiaridades anatômicas são fundamentais para compreensão das possíveis linhas de fratura após um trauma, seja ele aberto ou fechado.

O trauma de osso temporal pode resultar de força impactante com ou sem fratura, ou de ferimentos perfurantes. Quando há fratura, esta tende a seguir pontos de fragilidade do osso, como regiões aeradas, linhas de sutura, forames e cavidades.

As complicações mais frequentes são: hipoacusia, paralisia facial periférica, vertigem e fístula liquórica. Lesões vasculares, herniação de meninge ou tecido cerebral e lesões do aqueduto vestibular, apesar de pouco comuns, devem ser pesquisadas. Colesteatoma pós-fratura pode ocorrer mais tardiamente, sendo secundário à implantação da pele do conduto auditivo externo ou membrana timpânica na orelha média ou por falhas ósseas que permitam invaginação dérmica.

Classificação

Os traumas são divididos conforme a orientação das linhas de fratura em relação ao eixo piramidal do osso temporal. As fraturas podem ser longitudinais, transversais, mistas (ou cominutivas) e fragmentadas (por armas de fogo).

a) Fratura longitudinal

São as mais comuns após trauma fechado e normalmente preservam a cápsula ótica, sendo também denominadas de extralabirínticas.

Nesse tipo de fratura, os sangramentos do ouvido médio cursam com exteriorização do sangue pelo conduto auditivo externo. Otoliquorreia pode ocorrer, mas é menos comum que na fratura transversa.

Figura 19.1 Fratura longitudinal de osso temporal esquerdo.

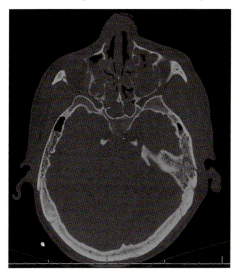

Figura 19.2 Fratura transversal de osso temporal direito.

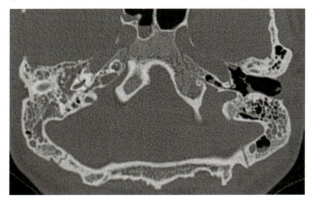

b) Fraturas transversais

São menos comuns, correspondendo a cerca de 10% dos traumas fechados.

A fratura transversa requer um trauma muito mais intenso do crânio e, em geral, inicia-se no forame magno, cruzando a pirâmide petrosa em direção à área do forame espinhoso e do forame lacerum, atingindo estruturas do conduto auditivo interno.

A fratura pode cruzar a cápsula óptica ou estruturas do conduto auditivo interno, resultando, muitas vezes, em perda neurossensorial severa, geralmente em altas frequências (4.000 e 8.000 Hz), e comprometimento da função vestibular. Essa perda pode ser por trauma concussivo do ouvido interno ou devido à fratura através da cápsula óptica. Afeta comumente o labirinto posterior, com fratura no nível do canal semicircular posterior e aqueduto vestibular.

A paralisia facial periférica, causada por ruptura do nervo facial, ocorre em mais da metade dos casos, sendo o nervo normalmente acometido em sua porção labiríntica ou timpânica. Tem início precoce e pode persistir caso não haja reparo cirúrgico da lesão.

Nesse tipo de fratura, os sangramentos do ouvido médio cursam com hemotímpano, já que a membrana timpânica está normalmente intacta. Rinoliquorreia pode ocorrer e é detectada por fluido claro drenando da tuba auditiva para a nasofaringe.

Figura 19.3

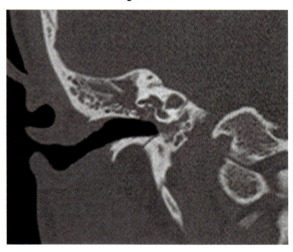

c) **Fraturas mistas (cominutivas)**

As fraturas mistas são raras e resultam da associação de fraturas longitudinais ou transversais após trauma fechado intenso.

A avaliação das sequelas só pode ser feita após estabilização do quadro neurológico do paciente, já que normalmente estão associadas a traumatismo craniano severo.

d) Fraturas fragmentadas

Resultam de trauma penetrante por arma de fogo e não apresentam linha de fratura identificável. Uma característica interessante desse tipo de trauma é que, independente do orifício de entrada do projétil, este quase sempre se aloja na eminência mastoidea, adjacente ao processo estilomastoideo. Isso ocorre pela densidade do osso petroso, que desvia o projétil em direção lateroinferior.

Sequelas estão presentes na maioria dos casos, principalmente cofose, por ruptura da cápsula ótica, e lesão completa do nervo facial. Fístula liquórica e hemorragias severas também são frequentes.

Avaliação clínica

Pacientes com trauma craniano e com fratura de osso temporal associada são graves e devem ser manejados por uma equipe multidisciplinar. A avaliação vai depender do estado clínico, nível de consciência e métodos diagnósticos disponíveis.

É importante determinar o tempo de início das sequelas, sobretudo as que envolvem lesão do nervo facial.

Durante a anamnese, deve-se pesquisar os seguintes sintomas, resumidos na Tabela 19.1.

a) Hipoacusia

- » Presente em 40% dos pacientes com trauma craniano.
- » O grau da perda auditiva é diretamente proporcional ao tipo e intensidade do trauma.
- » Fraturas bilaterais têm pior prognóstico.
- » Geralmente imediata, sendo a principal queixa quando o paciente está consciente.
- » Pode ser acompanhada de zumbido, o que não altera o prognóstico.
- » Pode ser condutiva, principalmente em fraturas longitudinais (a presença de autofonia e zumbido podem sugerir perda condutiva); ou neurossensorial, principalmente em fraturas transversais, com perda em altas frequências (4.000 a 8.000 Hz). Histopatologicamente, a hipoacusia pode ser explicada por micro-hemorragias e alterações no órgão de Corti.
- » O diagnóstico e manejo devem ser feitos eletivamente.

Tabela 19.1 Sinais e sintomas associados a trauma do osso temporal.

Sintomas	Sinais
• Hipoacusia • Vertigem • Paralisia facial periférica • Otoliquorreia/ Rinoliquorreia • Hipoestesia facial • Diplopia	• Hemotímpano • Equimose retroauricular/ periorbitária • Otorragia • Nistagmo • Paralisia facial • Liquorreia • Herniação cerebral em CAE • Lesão V e VI pares cranianos

Fonte: Acervo do autor.

b) Tontura

Sintoma tardio, a menos que um trauma labiríntico tenha ocorrido. Como os traumas que acometem o labirinto são mais severos, os déficits neurológicos podem encobrir os sintomas vestibulares na avaliação inicial. Muitos pacientes só percebem a tontura quando deixam o hospital.

c) Paralisia facial periférica

Pode ser de difícil diagnóstico quando há edema, abrasões ou lacerações concomitantes. Paralisia imediata sugere secção do nervo, enquanto a tardia sugere edema neural. Deve-se avaliar sua gravidade e evolução.

Determinar o tempo de início da paralisia é importante para definição do tratamento.

d) Otorreia e rinorreia

A rinorreia pode ser imperceptível quando está presente em pequena quantidade. A coexistência de múltiplas lesões em face e crânio pode "esconder" a liquorreia. Geralmente cursam com resolução espontânea.

e) Hipoestesia facial e diplopia

Decorrem de fraturas múltiplas ou transversais que acometem a parte superior do osso temporal ou o canal ósseo através do ligamento petroesfenoidal. Diplopia secundária à fraqueza do nervo abducente geralmente tem bom prognóstico.

Exame físico

Um diagnóstico presuntivo de fratura do osso temporal pode ser feito caso sejam identificados alguns sinais como:

1. Hemotímpano
2. Equimose retroauricular (sinal de Battle)
3. Equimose periorbitária
4. Otorragia – pode também resultar de lesões extra-temporais.
5. Nistagmo – pode estar associado à perda auditiva significativa, de direção contralateral à orelha lesada. Geralmente desaparece quando a lesão é periférica.
6. Paralisia facial periférica – principal sinal para indicação de cirurgia dentre todas as sequelas do trauma do osso temporal. É importante diferenciar o nível da lesão por meio de testes topográficos e elétricos que testam todos os ramos do nervo facial.
7. Otorreia liquórica – pode ser diagnosticada através do sinal do duplo halo, dosagem de glicose ou beta-2 transferrina.
8. Herniação do tecido cerebral – visualizada através do conduto auditivo externo (CAE) ou ouvido médio.
9. Rinoliquorreia – Implica em membrana timpânica e CAE íntegros e deiscência anterior do osso temporal, através do teto da tuba auditiva.
10. Lesões do V e VI pares cranianos.

Avaliação imediata

Frequentemente o otorrinolaringologista não faz avaliação imediata, uma vez que esses pacientes apresentam, em sua maioria, outros traumas associados, o que implica em realizar primeiramente o "ABCDE" do trauma.

Deve-se avaliar:

» **Função do nervo facial:** se o paciente estiver consciente, pedir para que realize movimentos voluntários com a face; se inconsciente, estimular a dor através da compressão do esterno e observar respostas. Observação do esforço respiratório, particularmente se o esforço é extremo, pode revelar assimetria da asa do nariz que pode também ser um indício de injúria do nervo facial. A lesão pode ser central ou periférica.

» **Lesão do sistema vestibular:** movimentos dos olhos devem ser registrados. Se o paciente está consciente e relata vertigem severa, deve-se suspeitar de potencial emergência otológica, particularmente no caso de injúria penetrante do CAE.

» **Nistagmo:** deve-se registrar a direção da fase rápida. Se houver lesão irritativa, o nistagmo dever bater em direção à lesão. Entretanto, se o nistagmo está direcionado para o ouvido contralateral, deve-se suspeitar de lesão destrutiva do labirinto envolvido. A observação contínua é importante, já que uma injúria inicialmente irritativa pode evoluir para uma lesão destrutiva, o que mudará a direção do nistagmo.

» **Exame auricular:** o CAE deve ser examinado em busca de lacerações e fraturas ósseas. Após limpeza do conduto, deve-se avaliar a membrana timpânica (MT). As localizações mais comuns de perfuração traumática da MT são ântero-inferior e póstero-inferior. Se a perfuração ocorrer no quadrante póstero-superior, deve-se suspeitar de envolvimento da cadeia ossicular e/ou injúria direta do nervo facial na porção timpânica. Em caso de injúria do quadrante póstero-inferior na presença de nistagmo, torna-se necessária exploração cirúrgica.

Avaliação intermediária

Após estabilização clínica do paciente, deve-se proceder com avaliação completa das estruturas do osso temporal.

a) Avaliação radiológica

Tomografia computadorizada (TC) de ossos temporais é o estudo radiológico de escolha para avaliar fraturas de base de crânio. Além disso, permite avaliar o tipo de acesso cirúrgico, quando necessário, em caso de lesão do nervo facial.

RNM é excelente para avaliar injúria intracraniana, mas não é útil para identificar fraturas.

Angiografia de subtração digital pode ser necessária para avaliar oclusão do bulbo jugular e seio lateral em casos de trauma por arma de fogo. Ocasionalmente, um aneurisma traumático (pseudoaneurisma) da artéria carótida interna intratemporal ou uma malformação arteriovenosa, secundários ao trauma, podem ser suspeitados.

b) Avaliação medicina nuclear

A avaliação de drenagem de líquor pela tuba auditiva pode ser feita com técnicas de medicina nuclear. Injeção intratecal de fluoresceína ou de substância radioativa (cintilografia) pode ser útil quando o líquor drena diretamente através do CAE.

c) Avaliação audiológica

Quando o paciente está em condições satisfatórias, o estudo audiológico completo deve ser realizado principalmente para avaliar audição residual, caso um procedimento cirúrgico tenha sido realizado. Esta avaliação deve incluir via aérea, via óssea e avaliação da discriminação. Teste do reflexo acústico (estapédico) deve também ser realizado, sobretudo nos casos de injúria do nervo facial, para ajudar no topodiagnóstico. BERA também pode ser útil para localizar o nível da lesão.

d) Estudo vestibular

Testes vestibulares não são importantes na decisão de conduta cirúrgica precoce em caso de trauma. O exame utilizado é a eletronistagmografia, que é capaz de diferenciar lesões periféricas de centrais.

e) Avaliação da função do nervo facial

Estudos eletrodiagnósticos da função do nervo facial permanecem imprecisos, mas podem ser úteis na avaliação da reabilitação da função do nervo facial no trauma do osso temporal. O mais efetivo e usado é a eletroestimulação percutânea (eletroneurografia). Os limiares de movimento máximo e mínimo da musculatura facial são determinados e comparados com o lado oposto ou normal. Eletroneurografia deve ser realizada a partir do 4º dia após o início da injúria do nervo facial.

A ausência de resposta no lado envolvido imediatamente depois de um acidente pode ser evidência presuntiva de uma secção completa do nervo facial. Depois de um período de 4 dias, estimulação percutânea repetida indicará grosseiramente o nível de função do nervo. Se o nível de estimulação permanece dentro dos limites do lado contralateral, o prognóstico de retorno da função é excelente.

Eletromiografia (EMG) pode ser usada como teste prognóstico.

Avaliação tardia

Se um paciente é visto tardiamente após trauma de base de crânio, uma avaliação completa do nervo facial, função vestibular e auditiva devem ser realizadas. Quando se avalia a função do nervo facial, o tempo dos eventos depois do acidente é importante. Se não há evidência de retorno da função dentro de 30 dias do acidente, pode-se inferir que degeneração do nervo tenha ocorrido.

Estudos eletromiográficos da função do nervo facial podem ser realizados para determinar a presença de potenciais de regeneração. Esses potenciais podem se tornar evidentes antes que apareça clinicamente retorno da função motora do nervo facial.

Estudos vestibulares (eletronistagmografia) são importantes para avaliação da função vestibular e do potencial para recuperação dessa função.

Tratamento

a) Perda auditiva

Perda auditiva condutiva secundária a hemotímpano tem resolução espontânea, permanecendo nos casos de disjunção de cadeia ossicular e, neste caso, a correção pode ser feita eletivamente. A lesão mais comum dos ossículos é a disjunção incudoestapediana com ou sem deslocamento da bigorna em relação ao martelo.

Perfurações timpânicas devem ser observadas e, em geral, fecham espontaneamente em 24 a 48hs, em 90% dos casos.

Perdas auditivas neurossensoriais podem apresentar alguma melhora com o tempo, porém tendem a persistir, especialmente se severas desde o início. Se houver indicação, deve-se oferecer AASI ao paciente.

b) Tontura

Normalmente resulta da concussão labiríntica e melhora espontaneamente na maior parte dos casos.

A deambulação deve ser precoce se não houver contra-indicações.

Nos casos de vertigem intensa com mais de 1 ano após o trauma, pode ser indicado neurectomia vestibular ou labirintectomia a depender da resposta auditiva.

c) Fístula liquórica

Normalmente tem resolução espontânea em até 2 semanas após o trauma. Caso isso não ocorra, tenta-se uma derivação lombar por até 72 horas.

O tratamento inicial consiste em:

» Repouso
» Elevação da cabeceira
» Antibioticoterapia profilática (ceftriaxone 2g 12/12 horas)

A exploração imediata da fístula deve ser indicada nos casos de perfuração timpânica no quadrante póstero-superior com vertigem, náuseas e nistagmo importantes, devido a possibilidade de inserção do estribo no labirinto.

d) Paralisia facial periférica

O tratamento cirúrgico é considerado quando os resultados dos testes de avaliação da função do nervo facial sugerem mau prognóstico ou se existem evidências na TC de lesões diretas.

A intervenção cirúrgica precoce é indicada nos casos de:

» Paralisia imediata sem evidências clínicas de retorno da função do nervo facial com ausência de resposta elétrica após 1(uma) semana do trauma.
» Paralisia imediata com declínio progressivo da resposta elétrica até degeneração > 90%.
» Paralisia imediata com evidência na TC de lesão do osso temporal com laceração severa ou secção do nervo.

» TC com evidência de fratura do canal de Falópio ou espícula óssea sobre o nervo.

Cirurgia de descompressão apresenta melhor prognóstico quando realizada nos primeiros 14 dias do trauma. O cirurgião deve determinar se a lesão é proximal ou distal ao gânglio geniculado. A avaliação auditiva é determinante na abordagem a ser utilizada.

Tabela 19.2 Resumo das complicações e de seus tratamentos.

Complicação	Tratamento inicial	Tratamento tardio	Emergência/ urgência	Cirurgia
Hipoacusia	Observacional	AASI, se necessário	Não	Exploração de cadeia ossicular em casos de desarticulação; Fechamento de perfuração timpânica persistente.
Tontura	Observacional • Uso de depressores labirínticos, se necessário.	Reabilitação vestibular	Não	Labirintectomia ou secção do nervo vestibular para sintomas refratários
Liquorreia	Observacional • Repouso • Evitar valsalva • Cabeceira elevada • Considerar drenagem lombar		Não	Correção cirúrgica de fístula liquórica após falha do tratamento clínico.
Hipoestesia facial	Observacional	–	Não	Não
Herniação cerebral	Antibióticos		Sim	Neurocirurgia após estabilização do paciente

(Continua)

Tabela 19.2 Resumo das Complicações e de seus tratamentos. (*Continuação*)

Complicação	Tratamento inicial	Tratamento tardio	Emergência/ urgência	Cirurgia
Laceração da carótida interna	Tamponamento intravascular com balão		Sim	Ligadura arterial, se falha no tamponamento
Diplopia	Observacional	–	Não	–
Paralisia facial periférica	Observacional • Dexametasona		Intervir precocemente	1) Paralisia imediata sem evidências clínicas de retorno de função do nervo facial e ausência de resposta elétrica após 1(uma) semana do trauma 2) Paralisia imediata com declínio progressivo da resposta elétrica até degeneração > 90% 3) Paralisia imediata com evidência na TC de lesão do osso temporal, indicando laceração severa ou secção nervosa.

Fonte: Acervo do autor.

Bibliografia consultada

1. Bailey B. Otolaringology Head & Neck Surgery. 1999. Cap.123, p.1623-34.
2. Benecke JE. Facial paralysis. Otolaryngol Clin North Am. 2002;35(2):357-65.
3. Bento R, Miniti A, Marone S. Tratado de Otologia. São Paulo: EDUSP, 1998. Cap.6, p.143-8.
4. Flint PW, Haughey BH, Lund VJ, et al. Cummings Otolaringology - Head & Neck Surgery. Canada: Elsevier, 2011. Cap. 160, p.2873-84.

5. Johnson F, Semaan MT, Megerian CA. Temporal bone fracture: evaluation and management in the modern era. Otolaryngol Clin North Am. 2008 Jun;41(3):597-618, x.

6. Moore PL, Selby G, Irving RM. Gunshot Injuries to the Temporal Bone. J Laryngol Otol. 2003;117(1):71-4.

7. Myers E. Operative Otolaringology Head and Neck Surgery 2.ed. Philaldephia: Saunders, 2008. Cap. 123, p.1537-48.

8. Nosan DK, Benecke JE Jr, Murr AH. Current Perspective on Temporal Bone Trauma. Otolaryngol Head Neck Surg. 1997;117(1):67-71.

9. Swartz JD. Temporal Bone Trauma. Semin Ultrasound CT MR. 2001;22(3):219-28.

10. Trauma do Osso Temporal. São Paulo: Hospital das Clínicas da FMUSP – Departamento e Otorrinolaringologia Seminário dos Residentes. [Internet] [Acesso em 26 mar 2017]. Disponível em: http://forl.org.br/Content/pdf/seminarios/seminario_41.pdf

11. Tratado de Otorrinolaringologia. Sociedade Brasileira de Otorrinolaringologia. 2.ed. São Paulo: Roca, 2011. p.340-5.

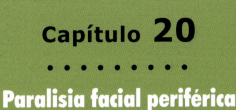

Capítulo 20
Paralisia facial periférica

Renata Ferraz Rafael

Introdução

A paralisia facial periférica (PFP) é uma entidade que decorre de lesão ou mau funcionamento das fibras do nervo facial. No entanto, a apresentação mais comum da PFP é a idiopática ou Paralisia de Bell com incidência de 20 casos por 100.000 habitantes, seguida pela Síndrome de Ramsay-Hunt, que tem incidência de 5 casos por 100.000 habitantes.

Propedêutica

No atendimento do paciente com paralisia facial, o primeiro passo deve ser a diferenciação entre a paralisia facial de origem central e periférica. Em paralisias de origem central, somente o movimento voluntário da metade inferior da face do lado acometido será prejudicado, sem alteração na secreção salivar e lacrimal e da gustação. Nas paralisias de origem periférica, o paciente apresentará comprometimento da movimentação de toda a hemiface acometida. Nesse caso torna-se importante a coleta de alguns dados na história clínica, como: tempo de início, quadro súbito ou progressivo, sintomas associados (hipoacusia, zumbido, vertigem, otorreia, alteração do paladar, lacrimejamento e secreção salivar), contato com carrapato, quadros prévios semelhantes, história de trauma e comorbidades.

No exame físico existem dados essenciais: grau da paralisia facial pela classificação de House-Brackmann (Tabela 20.1); a otoscopia pode estabelecer etiologias, como otite média aguda ou crônica, otite externa maligna ou tumores; avaliação de reflexos córneo-palpebral, vísuo-palpebral e cócleo-palpebral; avaliação de outros pares cranianos; palpação cervical e de parótidas.

Topodiagnóstico

Baseia-se no conhecimento do trajeto e da função do nervo facial, a fim de estabelecer a localização da lesão. Atualmente, o local da lesão é mais bem determinado pela tomografia computadorizada ou pela ressonância magnética. Mas pelo exame físico e queixas do paciente podemos inferir a sua localização. Para isso utilizam-se alguns testes, sendo os seguintes os mais utilizados:

- » **Teste de Schirmer:** realizado com papéis de filtro de 0,5 × 5 cm no saco conjuntival inferior posicionado na linha da pupila de cada olho por 5 minutos. É considerada normal diferença de lacrimejamento menor que 30% entre os lados.
- » **BERA, audiometria tonal e vocal e função vestibular:** testes para a avaliação do comprometimento associado do VIII nervo craniano.
- » **Reflexo estapediano:** sua presença na vigência de PFP pode indicar lesão do nervo distal à emergência da inervação do músculo estapediano.
- » **Paladar:** a função gustativa estará alterada nas lesões acima da emergência do nervo corda do tímpano.
- » **Fluxo salivar (Blatt):** Uma diferença maior que 40% no fluxo salivar entre o normal e o paralisado significa comprometimento do nervo facial.

Tabela 20.1 Sistema de House-Brackmann de quantificação de paralisia facial.

Grau	Geral	Repouso	Testa	Olho	Boca
I Normal	Normal	Normal	Normal	Normal	Normal
II Disfunção leve	Leve fraqueza notável apenas à inspeção próxima	Simetria e tônus normais	Função boa a moderada	Fechamento completo com mínimo esforço	Leve assimetria
III Disfunção moderada	Diferença óbvia, mas não desfigurante entre os dois lados; sincinesia e/ou espasmo hemifacial notáveis, mas não severos	Simetria e tônus normais	Movimento moderado a leve	Fechamento completo com esforço	Levemente fraco com máximo esforço
IV Disfunção moderadamente severa	Fraqueza óbvia e/ou assimetria desfigurante	Simetria e tônus normais	Nenhum movimento	Fechamento incompleto	Assimetria com máximo esforço
V Disfunção severa	Apenas uma movimentação discretamente perceptível	Assimetria	Nenhum movimento	Fechamento incompleto	Movimento discreto
VI Paralisia total	Nenhum movimento	Assimetria	Nenhum movimento	Nenhum movimento	Nenhum movimento

Fonte: House JW, Brackmann DE. Facial nerve grading system. Otolaryngol Head Neck Surg. 1985;93:146-7.

Após essa avaliação, dividem-se as paralisias nas seguites categorias:

1. **Paralisias centrais:** acometimento apenas dos músculos da metade inferior da face, poupando os da metade superior.
2. Paralisias intratemporais:
   a) **Suprageniculada** (lesão na porção labiríntica do facial): teste de Schirmer positivo.
   b) **Infrageniculada** (lesão da porção timpânica do nervo facial ou da porção mastóidea do nervo facial): teste de Schirmer negativo.
3. **Paralisias extratemporais:** todos os testes citados anteriormente podem se apresentar normais.
4. **Paralisias relacionadas com o núcleo do facial:** comprometem o abducente (relação íntima). Reflexos corneano e do estapédio não são vistos do lado paralisado.

Eletrodiagnóstico

São testes complementares e auxiliam a estabelecer um prognóstico quanto ao retorno da função do nervo facial. Os mais utilizados são:

» **Eletroneurografia (ENoG):** informa sobre a porcentagem aproximada de fibras em degeneração ou já degeneradas. Está indicada para paralisias completas, unilaterais, após 48 horas da instalação e antes do 14º dia, sendo que acima de 90% é preditivo de mau prognóstico.
» **Eletromiografia (EMG):** estima a atividade muscular residual após denervação e pode, também, apresentar respostas indicativas de regeneração do nervo, pois esses potenciais precedem a recuperação clínica detectável.

Principais etiologias e tratamento

Podemos classificar as paralisias faciais periféricas de acordo com sua etiologia como: idiopáticas, traumáticas, infecciosas, tumorais, metabólicas, congênitas, vasculares e tóxicas.

Paralisia de Bell ou paralisia facial idiopática

É a forma mais comum de paralisia facial, correspondendo a 60% a 80% dos casos, sendo diagnóstico de exclusão. Clinicamente, costuma ser unilateral, supragenicular, de instalação súbita ou rapidamente progressiva, podendo ocorrer piora da paralisia nos primeiros dez dias e graus variados de comprometimento do nervo facial. Os sintomas prodrômicos mais comuns são: infecção viral, dor retroauricular e disgeusia.

O prognóstico é bastante favorável, pois 85% dos pacientes evoluem com melhora satisfatória e 70%, com remissão completa. O grau de acometimento e o início da recuperação dos movimentos da face são os dois fatores prognósticos mais importantes.

O tratamento, nos casos de paralisia facial incompleta, é realizado com corticoterapia (prenisona ou prednisolona) e antirretrovirais (aciclovir ou valaciclovir) quando iniciado até cinco dias do início dos sintomas. Após cinco dias, utiliza-se corticoterapia em casos que cursarem com dor intensa. Além disso, medidas de proteção ocular e fisioterapia não devem ser esquecidas. Se degeneração de fibras maior que 90% na eletroneurografia em duas a três semanas a descompressão cirúrgica do nervo facial pode ser uma alternativa de tratamento.

Suspeita de paralisia Não Bell para quadro de paralisia facial

- » Sinais visíveis de tumor na parótida;
- » Paralisia facial bilateral simultânea;
- » Envolvimento de múltiplos pares cranianos;
- » História e achado de trauma;
- » Infecção na orelha;
- » Sinais de lesão no sistema nervoso central;
- » Paralisia notada ao nascimento;
- » Tríade da mononucleose.

Síndrome de Ramsay Hunt

É a segunda causa mais frequente de PFP atraumática. Até 80% dos casos apresentam vesículas na Zona de Ramsay-Hunt (concha e porção inicial do conduto auditivo externo – Figuras 20.1 e 20.2), podendo também apresentar eritema no conduto auditivo externo, pavilhão auricular e mucosa oral.

Figura 20.1

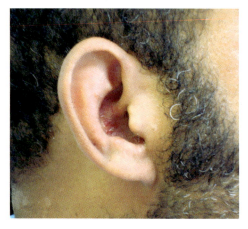

Fonte: Acervo do autor.

Figura 20.2

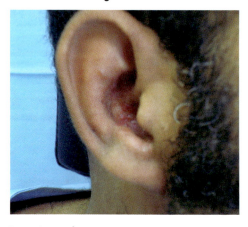

Fonte: Acervo do autor.

O tratamento é realizado com corticoide e aciclovir, se dados precocemente, melhoram o prognóstico global dos pacientes. No serviço de Otorrinolaringologia do HCFMUSP utiliza-se aciclovir associado à dexametasona.

Otites

Otite média aguda (OMA)

Paralisia facial periférica é uma complicação rara de OMA bacteriana, mais comum em crianças. Sugere-se que o manejo deve ser agressivo para que a recuperação da função facial seja excelente. O tratamento é relizado com antibioticoterapia (antibiótico por via parenteral, ceftriaxone, primeiras 48 a 72 horas seguido na alta de cefalosporinas de segunda geração ou amoxicilina com clavulanato de potássio). É importante fornecer drenagem para a secreção do ouvido médio através de uma ampla miringotomia, devendo o material ser encaminhado para cultura. Enquanto o paciente está hospitalizado, aspiração frequente da drenagem purulenta do conduto auditivo e instilação de gotas otológicas são recomendadas.

Otite média crônica (OMC)

A prevalência de PFP na OMC está entre 0,16% e 5,1%. O mecanismo mais provável é uma combinação de osteíte, erosão óssea, compressão, inflamação e infecção direta do nervo. OMC colesteatomatosa está presente em cerca de 70% a 80% dos casos, associados a algum grau de erosão do canal de Falópio, principalmente no segmento timpânico. O início pode ser abrupto ou insidioso e, na maioria das vezes, a paralisia é incompleta.

O tratamento de escolha para esse tipo de complicação é a administração de antibióticos, seguida de mastoidectomia com erradicação completa da doença e descompressão do nervo facial, sem abertura de sua bainha. A infecção prolongada possa causar lesão irreversível do nervo, por isso, a intervenção precoce é fundamental para o melhor prognóstico da paralisia facial.

Otite externa maligna (necrotizante)

Corresponde a uma osteomielite de base de crânio, geralmente causada por *Pseudomonas aeruginosa*, associada à alta mortalidade. Ocorre mais frequentemente em indivíduos diabéticos e imunossuprimidos. A tomografia computadorizada demonstra destruição óssea e a ressonância magnética mostra extensão intracraniana. Cintilografia com tecnécio (Tc^{99}) permite o diagnóstico de infecção ativa (osteomielite) e com gálio-67, um controle evolutivo.

O tratamento deve incluir cobertura antibiótica contra *Pseudomonas aeruginosa*, com ceftazidima, aminoglicosídeos ou ciprofloxacina, por um período mínimo de 8 semanas. A administração deve ser endovenosa no primeiro mês. Monitorização cuidadosa dos níveis séricos de glicose e ajuste da dose de insulina é fundamental nos diabéticos. Em alguns casos é necessário realizar limpeza cirúrgica do nervo facial.

Doença de Lyme (DL)

Doença multissistêmica provocada pela picada de um carrapato (*Ixodes dammini*) inoculando a espiroqueta *Borrellia burgdorferi*. A PFP pode ocorrer em 11% dos pacientes infectados e este pode ser o único sintoma (cerca de 20% dos casos), principalmente em casos de paralisia bilateral assimétrica. A quase totalidade recupera função normal, com ou sem tratamento antimicrobiano.

Dispõe-se de sorologia para o diagnóstico com ELISA (titulações para IgG e IgM superiores a 1/400) servindo como bom exame para triagem devido a alta sensibilidade. O tratamento é feito com com eficácia em 90% dos casos. Deve-se repetir a sorologia após término da medicação para confirmar a negativação.

Síndrome de Melkersson-Rosenthal

É uma granulomatose neuromiocutânea, com incidência variando entre 0,08% e 0,004%, acomete mais mulheres entre 25 e 40 anos e é caracterizada pela tríade edema orofacial, paralisia facial periférica e língua fissurada (língua plicata). Nem todos os sinais aparecem simultaneamente e a paralisa facial, portanto, pode ser confundida com paralisia de Bell.

A etiologia da doença é desconhecida. O diagnóstico é realizado pela presença de dois dos três sinais maiores. Entretanto, biópsia do edema orofacial demonstrando granuloma epitelioide não-caseoso é, para alguns autores, mandatório para diagnóstico.

O local da paralisia geralmente corresponde à área de edema facial e pode ser bilateral em alguns casos.

A conduta para esta paralisia inclui tratamento com corticoide e pode ser indicada descompressão cirúrgica do nervo facial nos pacientes com paralisia persistente ou recorrente a despeito do tratamento clínico.

Trauma

Os traumas correspondem à segunda causa mais comum de paralisia facial periférica. Dependendo do local e da intensidade do impacto, podem acometer qualquer segmento do nervo facial, direta ou indiretamente.

A paralisia facial periférica traumática pode ser classificada em extratemporal e intratemporal e apresenta como principais causas: fraturas de osso temporal, lesão de projétil de arma de fogo, trauma de parto e iatrogênicas.

Extratemporal

Lesões do tronco principal ou dos dois ramos principais sempre requerem reparo, enquanto injúria das ramificações mais periféricas raramente necessita de reconstrução.

Intratemporal

O mecanismo de lesão pode ser por compressão do nervo (60%), espículas ósseas (35%) ou secção total/lesão extensa (5%). Podem ser classificadas em três tipos: longitudinais, transversais e mistas. As longitudinais são as mais frequentes (até 80%) e cursam com PFP em 20% dos casos. As transversais, causadas por impactos verticais, correspondem de 15% a 20% das fraturas de osso temporal. Este tipo de fratura é mais grave, causando PFP em até 60% dos casos. Já as fraturas mistas são, no geral, cominutivas e apresentam sintomas variados. A tomografia computadorizada de ossos temporais auxilia na avaliação da linha de fratura e do trajeto do nervo facial.

O tratamento depende do início e grau de PFP. Em todos os casos deve-se iniciar corticoterapia prontamente e realizar exame de imagem para melhor avaliação do segmento acometido.

Paralisias imediatas e completas indicam lesão direta do nervo e conotam mau prognóstico. Devem ser abordadas cirurgicamente, sem necessidade de eletroneuromiografia. Já as PFP imediatas e incompletas devem receber acompanhamento clínico e com eletroneuromiografia. Caso venham a apresentar degeneração superior a 90%, devem ser submetidas à descompressão cirúrgica. Nos casos de PFP tardia, completas ou incompletas, são geralmente causadas por lesões indiretas ao nervo e corroboram bom prognóstico. Devem ser acompanhadas clinicamente e com eletroneuromiografia semelhante às PFP imediatas e incompletas.

Tumores

Tumores acometendo o nervo facial correspondem a 5% das causas de paralisia facial periférica e podem invadir ou comprimir o nervo em qualquer ponto do seu trajeto.

A neoplasia intrínseca mais comum é o schwannoma do nervo facial. Apesar de corresponderem a cerca de 70% dos tumores próprios do nervo facial, são bastante incomuns, com uma prevalência estimada em 0,15% a 0,8%.

Congênitas

A paralisia facial em recém-nascidos é estimada em torno de 0,23% dos nascidos vivos. A descompressão nestas formas raramente traz bons resultados. O diagnóstico diferencial de paralisia facial completa em recém-nascidos inclui: lesão por compressão do nervo em sua porção periférica, ausência congênita da porção motora do nervo facial e/ou da musculatura facial, ou agenesia do núcleo do facial. Entre os diferenciais estão a síndrome de Moebius e osteopetrose.

Bibliografia

1. Bento RF, Brito Neto RV. Gunshot wounds to the facial nerve. Otology Neurotol. 2004;25(6):1009-13.
2. Bento RF, Pirana S, Brito Neto RV, et al. O papel do acesso via fossa média no tratamento da paralisia facial traumática. Rev Bras Otorrinolaringol. 2004;70(4):484-93.

3. Bento RF, Sanchez TG, Brito Neto RV. A rapid and safe middle fossa approach to the geniculate ganglion and labyrintine segment of the facial nerve. Ear Nose Throat J. 2002;81:320-6.

4. Bento RF, Voegels RL, Sennes LU, et al. Paralisia facial periférica em Otorrinolaringologia baseada em sinais e sintomas. 1.ed. São Paulo: Fundação Otorrinolaringologia, 2011.

5. Bento RF, Fonseca AC, Pinna MH, et al. Paralisia facial periférica em Condutas Práticas em Otologia. 2.ed. São Paulo: Fundação Otorrinolaringologia, 2012.

6. Andrade AM, Rezende MM. Paralisia Facial Idiopática. In: Tratado de Otorrinolaringologia e Cirurgia Cervicofacial – ABORLCCF. 2.ed. São Paulo: Roca, 2011. Vol. II, p.330-9.

7. Ramsey MJ, DerSimonian R, Holtel MR, et al. Corticosteroid Treatment for Idiopathic Facial Nerve Paralysis: A Meta-analysis. Laryngoscope. 2000;110:335-41.

8. Reitzen SD, Babb JS, Lalwani AK. Significance and reliability of the House-Brackmann grading system for regional facial nerve function. Otolaryngol Head Neck Surg. 2009 Feb;140(2):154-8.

9. Timothy M, Glen C, Susan C. Infective Causes of Facial Nerve Paralysis. Otology Neurotol. 2007;28(1):100-3.

10. House JW, Brackmann DE. Facial nerve grading system. Otolaryngol Head Neck Surg. 1985;93:146-7.

11. Gosheva M, Wittekindt C, Guntinas-Lichius O. Prognostic Value of Eletroneurography and Eletromiography in Facial Palsy. Laryngoscope. 2008;118(3):394-7.

12. Gomez MVSG, Bento RF, Sanchez TG. Contribuição dos exercícios musculares para a recuperação da paralisia facial idiopática. Folha Med. 1996;112(1):96.

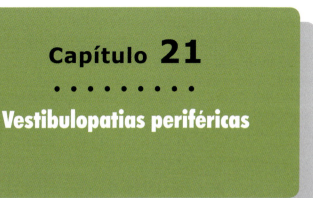

Capítulo 21
Vestibulopatias periféricas

Fernando Mathias Pereira de Miranda

Introdução

As vestibulopatias periféricas são distúrbios decorrentes do comprometimento do sistema vestibular periférico, que corresponde ao labirinto e ao nervo vestibular até sua entrada no tronco encefálico. O acometimento dos núcleos vestibulares e vias vestibulares centrais ocasionam vestibulopatias centrais, tema do próximo capítulo.

A tontura é o principal sintoma descrito, levando à incapacidade, diminuindo a produtividade e interferindo na qualidade de vida. Está geralmente associada às vestibulopatias, mas distúrbios visuais, doenças neurológicas e mentais podem causar tontura sem acometimento do sistema vestibular. Pode ser classificada em rotatória, mais comum nas vestibulopatias periféricas e não rotatória, mais comum nas vestibulopatias centrais.

As tonturas devem ser classificadas quanto ao início, duração, intensidade, frequência, fatores desencadeantes, fatores de melhora ou piora e sintomas associados, tanto auditivos, quanto manifestações neurovegetativas (náuseas, vômitos, sudorese, palidez, taquicardia, extremidades frias e diarreia).

Além de uma história clínica detalhada, as provas vestibulares auxiliam a diferenciação entre vestibulopatias periféricas e centrais (Tabela 21.1).

Tabela 21.1 Provas vestibulares na diferenciação de vestibulopatia periférica × central

	Vestibulopatia periférica	**Vestibulopatia central**
Romberg	Desvio para o lado do labirinto hipoativo	Sem direção preferencial
Braços estendidos	Desvio para o lado do labirinto hipoativo	Queda de um ou ambos os braços
Babinski-Weil	Desvio para o lado do labirinto hipoativo (marcha em estrela)	Marcha ebriosa (cerebelar), ceifante, talonante (lesões corticais)
Fukuda e Unterberger	Rotação para o lado do labirinto hipoativo	Sem lado preferencial
Teste de coordenação	Inalterado	Dismetria, hipometria, hipermetria e incoordenação (lesões cerebelares)

Fonte: Tratado de Otorrinolaringologia e Cirurgia Cérvico-Facial, 2011.

Outro importante elemento semiológico do labirinto é o **nistagmo**, que corresponde a uma alteração no reflexo vestíbulo-ocular, em decorrência de um desequilíbrio nas informações aferentes dos labirintos. Quando sua origem é vestibular, é chamada de tipo *bifásico*, por possuir uma componente lenta, de origem no sistema vestibular, e uma componente rápida, com origem no tronco cerebral. Por convenção, o sentido do nistagmo é dado pela componente rápida. As vestibulopatias periféricas são horizontais e oblíquas, e costumam diminuir ou desaparecer com a fixação ocular. Já as centrais, geralmente são multidirecionais e não se alteram, podendo, inclusive, piorar com a fixação ocular.

Síndromes vestibulares periféricas

Vertigem postural paroxística benigna (VPPB)

Corresponde ao desprendimento e migração de otólitos do utrículo para o interior dos canais semicirculares. É caracterizada por crises de vertigem de curta duração, paroxísticas e desencadeadas pelo posicionamento da cabeça no espaço. Vários processos etiológicos podem desencadear a VPPB, dentre eles os traumatismos crânio-encefálicos, otite média crônica, cirurgias otológicas, isquemias, infecções (neurite vestibular), doença de Menière, ototoxicidade, doenças neurológicas, migrânea, sedentarismo e distúrbios metabólicos. Em alguns casos, a etiologia permanece desconhecida. Essas comorbidades devem ser sempre corrigidas para que haja o controle adequado da doença e evitar recidivas. Sua incidência é maior entre os 50 e 70 anos de idade, com maior frequência no sexo feminino.

Duas teorias explicam a fisiopatologia da VPPB:

» **Cupulolitíase:** os otólitos ficam aderidos à crista dos canais semicirculares
» **Canalitíase:** os otólitos flutuam livremente na endolinfa no interior dos canais semicirculares. Quando o paciente assume a posição desencadeante, as partículas migram por ação da gravidade e provocam deslocamento da cúpula por efeito hidrodinâmico.

A VPPB do canal posterior é a mais comum, compreendendo 85% a 95% dos casos, e a variante mais encontrada é a canalitíase. O acometimento dos demais canais e o acometimento bilateral são raros. A sintomatologia compreende a vertigem precipitada por determinados movimentos e posições da cabeça. Possui uma latência de 3 a 4 segundos após o movimento, e sua duração costuma ser menor que 30 a 60 segundos após assumir a nova posição estável. As crises podem ocorrer várias vezes ao dia, podendo ser autolimitadas, recorrentes ou crônicas. Quando decorrente de cupulolitíase, pode ser mais intensa e duradoura. Geralmente, a vertigem não está associada a sintomas auditivos e manifestações neurovegetativas. Além da história clínica, a pesquisa de nistagmo de posicionamento é fundamental para o diagnóstico:

» **Manobra de Dix-Hallpike:** indicada para diagnóstico de VPPB do canal posterior. O paciente é, inicialmente, colocado sentado e, em seguida, posto rapidamente em decúbito dorsal horizontal, com a cabeça pendente na superfície (30° do plano horizontal). Ao mesmo tempo, a cabeça é girada 45° para o lado em que o paciente refere tontura. É mantido nesta posição por 30 segundos, observando-se o aparecimento de nistagmo. Então, o paciente volta para a posição sentada, devendo-se avaliar a presença de nistagmo também nesta posição. Por fim, repete-se a manobra para o lado oposto.

» *Head Roll Test:* conhecida também como manobra do giro, é utilizada para diagnóstico de VPPB de canal lateral. O paciente é colocado em decúbito dorsal horizontal e sua cabeça é girada bruscamente para o lado direito ou esquerdo, observando-se o surgimento de nistagmos horizontais.

A vídeo-oculografia é superior à vectoeletronistamografia no diagnóstico de VPPB, pois é capaz de identificar os nistagmos torsionais.

O uso de medicações sedativas labirínticas são úteis para aliviar os sintomas, principalmente naqueles pacientes que serão submetidos a reposicionamento canalicular. Porém, o tratamento mais eficaz para VPPB é baseado nas manobras de reposicionamento, que tem como objetivo a recolocação de otólitos no vestíbulo. Para sucesso no tratamento, o correto diagnóstico do canal envolvido e o tipo de VPPB são fundamentais para a escolha da manobra ideal de reposição, dentre as quais temos:

» **Manobra de Epley:** utilizada para reposicionamento dos canais verticais. Na VPPB de canal posterior, o paciente é inicialmente colocado na posição de Dix-Hallpike até o desaparecimento da tontura e do nistagmo torsional (entre um ou dois minutos). A seguir, a cabeça é lentamente girada 90° para o lado contralateral. Na sequência, o paciente assume o decúbito lateral para o lado contralateral ao canal envolvido e a cabeça é girada mais 90° em conjunto com o corpo, permanecendo em uma inclinação angular de 45° com o plano vertical. A partir de então, o paciente senta-se com a cabeça fletida em aproximadamente 20° e a cabeça é colocada em sua posição anatômica normal. A manobra pode ser repetida duas ou três vezes numa mesma sessão e o paciente retorna em dois ou três dias para nova avaliação. Para tratamento da VPPB de canal superior, pode ser realizado a manobra de Epley invertida. A eficiência da manobra de Epley é estimada entre 70% e 100%.

» **Manobra liberatória de Semont:** opção para reposicionamento dos canais verticais. O paciente posiciona-se sentado em uma maca com os pés pendentes e sua cabeça é girada 45° para o lado sadio. Na sequência, deita em decúbito lateral do lado lesado mantendo o ângulo da cabeça com a ajuda do examinador. Por fim, o indivíduo é levado para o outro lado da maca, com a cabeça e pescoço na mesma posição e apoiados pelo examinador, assumindo um decúbito lateral para o lado sadio. Essa manobra é de difícil execução em idosos e pacientes obesos e não apresenta vantagens em relação à manobra de Epley.

» **Manobra de Lempert:** também conhecida como *Barbecue* ou *Roll Manouver*, a Manobra de Lempert é a técnica utilizada para o reposicionamento dos canais laterais. O paciente, inicialmente em decúbito dorso-horizontal, é girado no sentido contralateral à lesão, em posições sequenciais, completando a volta ao redor de si mesmo. Inicialmente a cabeça é girada 90° para o lado sadio e após 15 segundos o corpo assume um decúbito lateral. Repete-se o mesmo movimento: uma nova rotação é feita com a cabeça e depois com o restante do corpo, até se completar toda a rotação.

» **Exercícios de Brandt-Daroff:** não são considerados como manobra de reposicionamento, mas como exercícios capazes de induzir tontura e provocar a habituação. É similar à manobra de Semont, porém de execução mais lenta e com a cabeça sempre inclinada a 45° para cima, nos dois decúbitos.

A recidiva, após as manobras de reposicionamento, gira em torno de 32%. Outras comorbidades devem ser investigadas em pacientes em que não há melhora, como lesões cerebelares, que podem determinar o aparecimento de vertigens posturais, simulando uma VPPB.

Neurite vestibular

Caracteriza-se por uma doença inflamatória do nervo vestibular, manifestada por um episódio de vertigem de aparecimento súbito, geralmente isolado e sem sintomas cocleares associados. A sua etiologia não está esclarecida, porém está relacionada a infecções virais (herpes simples e herpes zoster) e bacterianas (*Borrelia burgodorferi*). O comprometimento do ramo vestibular superior é o mais clássico.

A tontura costuma ser referida como flutuação e instabilidade – e não rotatória. O histórico de infecção de vias aéreas superiores está presente em até 50% dos pacientes. Na fase aguda, é observada assimetria labiríntica não compensada, com eventual aparecimento de nistagmos horizontais ou mesmo rotatórios, que assumem a direção contrária ao lado lesado. A vecto-eletronistagmografia indica hipo ou arreflexia do lado afetado. Para avaliar comprometimento do ramo vestibular inferior, exames como o VEMP (*Vestibular Evoked Myogenic Potential*) podem ser realizados. A audiometria é classicamente normal.

Os pacientes com neurite vestibular costumam melhorar espontaneamente, porém o uso de corticosteroides (prednisona ou prednisolona) durante três dias, podem abreviar as queixas de vertigem. O uso de antivirais não altera a evolução natural da doença. Os sedativos labirínticos (meclizina ou dimenidrinato) podem ser utilizados na fase sintomática, porém por curto período de tempo para não prejudicar o mecanismo fisiológico de compensação central do equilíbrio. No HCFMUSP, utiliza-se meclizina na dose de 25 mg em três tomadas diárias, durante sete dias. Em casos persistentes, associa-se o uso de dimenidrinato. Os exercícios para adaptação do reflexo vestíbulo-ocular durante a fase aguda mostraram diminuir o tempo de melhora clínica e a necessidade de medicações sintomáticas, quando comparados com pacientes não submetidos ao exercícios, além de não apresentar riscos para o paciente.

Doença de Ménière

Corresponde a uma hidropisia endolinfática idiopática, que é definida como acúmulo de endolinfa e consequente dilatação do sistema endolinfático. Esse aumento pode ser atribuído tanto ao excesso de produção quanto à diminuição de sua absorção.

Os casos de Doença de Ménière são raros antes dos 18 anos de idade e pouco comum após a sexta década, sem predileção por raça ou sexo, embora alguns autores sugiram maior prevalência no sexo feminino. Em 45% dos casos, a etiologia permanece desconhecida. Em virtude disso, é reservado o termo Doença de Ménière para os casos idiopáticos e o termo Síndrome de Ménière" para a hidropsia endolinfática de causa conhecida. As possíveis causas etiológicas são evidenciadas na Quadro 21.1.

Quadro 21.1 Condições que podem levar a Síndrome de Ménière.

Migrânea	Alergias	Condições genéticas
Insuficiência adrenal	Traumas	Dislipidemias
Sífilis congênita ou adquirida	Estenose do canal auditivo interno	Otites crônicas
Hipotireoidismo	Infecções virais	Otosclerose
Causas vasculares	Doenças imunomediadas	Surdez súbita
Insuficiência estrogênica	Disfunção no metabolismo de carboidratos	Hiperuricemia

Fonte: Tratado de Otorrinolaringologia e Cirurgia Cérvico-Facial, 2011.

A doença de Meniére evolui em crises agudas de vertigem, intermediadas por períodos intercrises que podem demorar dias ou até anos. As crises são associadas à perda auditiva neurossensorial, zumbido, plenitude aural, desconforto a sons intensos, diplacusia (audição simultânea de dois sons provocados pelo mesmo estímulo) e sintomas neurovegetativos. Podem durar de alguns minutos até horas. Geralmente o acometido é unilateral, mas pode apresentar comprometimento bilateral posteriormente. No período intercrise, há melhora dos sintomas, inclusive da audição, mas após crises sucessivas, pode haver piora progressiva da audição, de forma irreversível.

O diagnóstico é clínico, embora alguns exames possam auxiliar no diagnóstico sindrômico e etiológico. A audiometria evidencia perda neurossensorial nas frequências graves e, por vezes, nas agudas, configurando o padrão de curva em "U" invertido. Em fases tardias, a curva tende a se apresentar plana. A eletrococleografia (EcoG) pode sugerir hidropisia quando a relação entre a amplitude do potencial de somação e o potencial de ação (relação SP/AP) é superior a 30% em ouvidos que apresentam perdas piores que 40 dB. A eletronistagmografia pode ser realizada fora da crise, mas não apresenta resultados patognomônicos, sendo que a prova calórica pode se apresentar normal, hiporreflexa, hiperreflexa ou ainda com preponderância direcional.

O tratamento é direcionado para o controle dos sintomas. Durante a crise, são recomendados os sedativos labirínticos, como meclizina e dimenidrinato, por curto espaço de tempo. Os benzodiazepínicos e bloqueadores de canais de cálcio também podem ser prescritos. Entre as crises, a literatura sugere o uso de betaistina e diuréticos (principalmente os tiazídicos). Os corticoides pode ser utilizados em casos indolentes ou quando se suspeita de uma doença imunomediada. Além do tratamento medicamentoso, uma dieta restringindo as xantinas (cafés, chás, refrigerantes, guaraná, etc) está recomendada. A injeção intratimpânica com gentamicina ou corticosteroides, fazendo ablação do labirinto posterior, é uma opção nos pacientes não responsivos ao tratamento clínico. Por fim, em pacientes com vertigens incapacitantes e não compensadas clinicamente, o tratamento pode ser cirúrgico: descompressão do saco endolinfático, quando a audição está preservada e labirintectomia, se audição deteriorada.

Arreflexia vestibular

Corresponde a uma causa rara de vertigem e desequilíbrio, representando 0,6% a 2% das eletronistagmografias. Está mais frequentemente associada a ototoxicidade, porém outras possíveis etiologias são os traumas, meningite, infecção labiríntica, tumores bilaterais, otosclerose, hidropisia endolinfática, cirurgia otológica, doença auto-imune e idiopática. As queixas mais comuns são oscilopsia e desequilíbrio, que aumenta diretamente o número de quedas. A melhor opção terapêutica é a reabilitação vestibular, embora os resultados ainda sejam limitados. O uso de sedativos labirínticos podem piorar o quadro. Além da orientação adequada sobre a doença e prognóstico, é imprescindível a profilaxia para quedas.

Fístula labiríntica

» **Fístula perilinfática:** corresponde ao extravasamento de perilinfa da orelha interna para a orelha média, levando a surdez neurossensorial e vertigem. Pode ser secundária a traumas e fraturas de face e crânio, pós-cirúrgicas, por barotrauma, malformações de orelha interna ou até mesmo espontâneas. O quadro clínico corresponde à surdez e zumbido, acompanhado ou não de quadro vertiginoso, que pode ser de característica postural, ataxia ou desequilíbrio. Os testes como fenômeno de Túlio (tontura ou nistagmo induzidos pelo som) e Sinal de Hennebert (tontura ou nistagmo induzido por pressão) são inespecíficos, mas podem sugerir fístula labiríntica. A cirurgia exploradora pode ser indicada para correção da fístula.

» **Deiscência de canal semicircular superior:** a causa é desconhecida, embora pareça ser congênita e a sintomatologia só apareça na vida adulta, por motivos ainda desconhecidos. As principais queixas são oscilopsia e vertigem, associado a hiperacusia e autofonia. O diagnóstico é realizado a partir da tomografia de ossos temporais com cortes finos. Nos pacientes cujo sintomas são incapacitantes, a cirurgia para tamponamento da deiscência via fossa média pode melhorar o quadro.

Síndromes cervicais proprioceptivas

Acredita-se que o comprometimento da sensibilidade proprioceptiva das cápsulas articulares profundas e dos músculos suboccipitais possa estar envolvido na gênese das tonturas. A tensão muscular excessiva e a dor, teriam a capacidade de desencadear estímulos conflitantes nas estruturas integradoras do equilíbrio. O tipo de tontura não é característico, podendo ser encontrado ataxia, instabilidade ou desequilíbrio na marcha. Além de anamnese e exame físico cervical, os exames radiológicos e provas otoneurológicas podem ser úteis no diagnóstico das síndromes.

Dentre as principais síndromes cervicais, cita-se a Síndrome de Barré-Liéou, Síndrome de Klipel-Feil, Síndrome de Whiplash, Síndrome de Grisel e as Malformações de Chiari.

O tratamento das síndromes cervicais proprioceptivas está baseado na correção da doença cervical e tratamento fisioterapêutico para relaxamento e tonificação da musculatura, além do controle da dor.

Síndrome do desequilíbrio do idoso (SDI)

A tontura é um sintoma extremamente comum entre a população geriátrica. As causas são diversas, sendo que mais da metade dos pacientes apresentam mais de um fator etiológico para justificar as tonturas. Dentre as causas mais comuns, encontra-se a IVB (insuficiência vértebro-basilar), alterações no metabolismo de açúcar e colesterol, VPPB, síndrome cervical, alterações hormonais e a síndrome do desequilíbrio do idoso (SDI).

A SDI ocorre pelo processo natural de envelhecimento de todas as estruturas envolvidas nas informações e controle do equilíbrio. O acometimento se dá primeiramente nos núcleos vestibulares, vias vestibulares centrais, incluindo degeneração cerebelar, quando se observa as dismetrias e falta de controle nos movimentos. A oculomotricidade é alterada por integração central deficiente e a acuidade visual por opacificação do cristalino e degeneração retiniana. No sistema vestibular periférico, há degeneração das máculas e cúpulas, além de fragmentação dos otólitos, associado a deficiência do reflexo vestíbulo-ocular.

Na eletronistagmografia, pode haver hiporreatividade labiríntica e o fenômeno de microescritura, que correspondem a nistagmos de alta frequência – como resposta à estimulação calórica – e indicam comprometimento senil. A presbiacusia pode ou não estar presente. O diagnóstico de SDI se dá após exclusão de outras causas mais óbvias de tontura.

O tratamento se baseia na resolução de comorbidades associadas, por isso é imprescindível o rastreio de problemas visuais, auditivos, cardiológicos e articulares.

As quedas são a principal consequência das tonturas, e na população geriátrica merecem maior preocupação pelo risco de levar à fraturas e traumas graves, em virtude de sua alta taxa de morbi-mortalidade. Os idosos e seus cuidadores devem ser orientados à prática de exercícios físicos e evitar uso de álcool. O ambiente em que vive o idoso deve ser adaptado com corrimão, não encerar pisos e assoalhos, evitar uso de tapetes, ser proveniente de boa iluminação, evitar pequenos degraus, preferir pisos antiderrapantes e barras de segurança no banheiro.

O uso de drogas hemorreológicas, como pentoxifilina e *Ginkgo biloba*, pode facilitar a compensação central do equilíbrio. Porém, a melhor opção terapêutica para SDI é a reabilitação vestibular, com boa resposta em mais de 70% dos pacientes.

Outras causas

- » **Vertigem pós-traumática:** nem sempre há correspondência entre o mecanismo de trauma e a disfunção otoneurológica. Um exemplo é a concussão labiríntica.
- » **Barotrauma e descompressão:** ambos são causados pelo mergulho. No **barotrauma**, a manobra de Valsalva realizada pelo mergulhador afim de equalizar a pressão na orelha média, pode gerar variação súbita da pressão, gerando desarticulações ossiculares, hemorragias labirínticas, fístulas perilinfáticas e ruptura de membranas labirínticas, ocorrendo surdez, tontura, náuseas, vômitos e zumbido. O tratamento com corticosteroides é o mais efetivo. A **descompressão da orelha interna** está associada à entrada de bolhas de ar na microvasculatura da orelha interna e nos fluidos labirínticos, que está associado a mergulho em águas profundas. Os pacientes apresentam vertigem, desequilbrio, surdez súbita e zumbido. Como tratamento, a oxigenoterapia hiperbárica e corticosteroides são indicados.

Bibliografia consultada

1. Bento RF, Pinna MH, Queiroz G. Tratado de Otologia. Rio de Janeiro: Ed. Atheneu, 2013.

2. Bittar RSM, Mezzalira R, Albertino S. Otoneurologia Clínica. Rio de Janeiro: Ed. Revinter, 2014.
3. Seminário dos Residentes da Otorrinolaringologia. São Paulo: USP, 2015.
4. Venosa AR. Eficácia dos exercícios de adaptação do reflexo vestíbulo-espinhal no tratamento de vertigem aguda. Tese de doutorado em Ciências. São Paulo: USP, 2005.

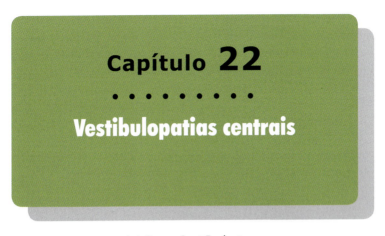

Luis Gustavo Cattai Zamboni

Introdução

Os distúrbios do equilíbrio são causados pela disfunção de um ou mais de seus pilares: visão, propriocepção e aparelho vestibular. Este último depende de um pleno funcionamento do labirinto em si (vestibulopatia periférica) ou da via neural que estabelece a integração entre ele e as vias vestibulares centrais, que envolve desde o nervo coclear até o córtex cerebral.

Dentre todas as vestibulopatias, as centrais correspondem a 15% do total, sendo os outros 85% causados por causas periféricas. Este capítulo objetiva abordar as causas centrais, com ênfase na migrânea vestibular – diagnóstico mais comum e difícil de ser descoberto.

Anatomia das vias centrais

Para melhor entender a patologia, é necessário um conhecimento breve das vias vestibulares centrais.

A primeira estrutura é o nervo coclear, parte no VIII par craniano (nervo vestíbulo coclear). Ele se divide em ramo superior (inervação do utrículo, canal semicircular lateral e superior) e ramo inferior (inervação do sáculo e canal semicircular posterior). Esses neurônios são bipolares, sendo o corpo no gânglio vestibular (ou de Scarpa), as terminações nas células ciliadas e nos núcleos vestibulares, localizados no assoalho do quarto ventrículo. Esses núcleos são 4 no total:

» Núcleo lateral (ou de Deiters): recebe fibras do cerebelo e da medula espinhal, participa no controle da postura.
» Núcleo medial (ou de Schwalbe): recebe fibras do utrículo e das ampolas, emitindo para vias oculares e posturais, colaborando no movimento dos olhos em conjunto com a cabeça e pescoço.

Figura 22.1 Representação esquemática das vias vestibulares centrais.

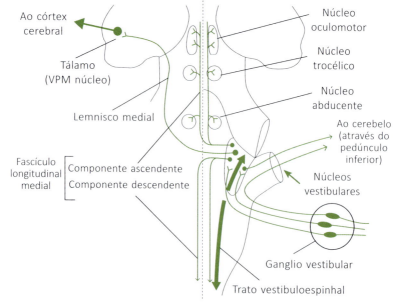

Fonte: <http://instruct.uwo.ca/anatomy/530/530notes.htm>

- » Núcleo inferior (ou de Roller): recebe aferência das cristas ampulares, vermis cerebelar, medula espinhal e raízes cervicais posteriores. Promove a articulação entre aparelho vestibular, cerebelo, formação reticular e núcleos vestibulares contralaterais.
- » Núcleo superior (ou de Bechterew): recebe fibras das cristas ampulares, núcleo fastígio e cerebelo, enviando para musculatura ocular extrínseca e núcleos do tronco cerebral, promovendo os reflexos oculares por estímulos dos vestibulares.

Outras conexões importantes são com o tálamo e com o sistema nervoso autônomo, que influenciam na queda de pressão e náuseas.

Anamnese e exame físico

Com os dados de história e exame físico, é possível diagnosticar mais de 70% das vestibulopatias em geral. Alguns grupos de pacientes têm um risco maior de apresentar vestibulopatias centrais, tais como idosos, cardiopatas e diabéticos, sendo nesses grupos sempre considerar como diferencial.

Quanto ao tipo de tontura, a de origem central apresenta mais desequilíbrio ao invés da vertigem em si. A instalação é insidiosa e de duração mais prolongada. Apresenta sintomas menos exacerbados e poucos sintomas neuro vegetativos (como náuseas e vômitos). Algumas patologias, como AVC de tronco ou cerebelo, podem fugir a esta regra. Cefaleia deve ser sempre bem discriminada, principalmente a de característica enxaquecosa. Sintomas auditivos podem estar presentes de modo insidioso (por compressão tumoral, por exemplo) ou súbito (oclusões vasculares, hemorragias).

Quanto aos antecedentes pessoais, pode haver outras doenças causadoras de desequilíbrio, como anemia perniciosa, sífilis, hipotireoidismo, tumores e síndromes paraneoplásicas. Antecedentes familiares devem ser perguntados para suspeita de distúrbio neurovegetativo hereditário.

No exame físico, o paciente deve ser submetido a avaliação geral e otorrinolaringológica completa, além de exame neurológico e otoneurológico minucioso. Nas Tabelas 22.1 e 22.2, são resumidas algumas diferenças entre quadros centrais de periféricos e de alterações centrais entre cerebelar, sensitiva e vestibular.

Tabela 22.1 Diferenças entre vestibulopatia central e periférica.

Causa	Náusea/vômito	Desequilíbrio	Hipoacusia	Oscilopsia	Sintomas Neurológicos	Compensação
Periférica	+++	+	+++	+	−	rápida
Central	++	+++	−	+++	+++	devagar

Fonte: Acervo do autor.

Tabela 22.2 Diferenças no exame físico entre as causas centrais.

	Vestibular	Cerebelar	Sensitiva
Vertigem	Presente	Pode haver	Ausente
Nistagmo	Presente	Pode haver	Ausente
Disartria	Ausente	Pode haver	Ausente
Marcha	Em estrela	Ebriosa	Talonante
Romberg	Romberg vestibular	"Indiferente"	Presente
Sensação vibratória	Normal	Normal	Prejudicado
Reflexos aquileus	Normais	Normais	Deprimidos ou ausentes
Coordenação	Normal/piora com olho fechado	Comprometida	Normal/piora com olho fechado

Fonte: Acervo do autor.

Avaliação complementar

A ressonância magnética é o exame mais apurado para poder avaliar lesões centrais, até mesmo as de pequeno tamanho.

A vectonistagmografia pode trazer alterações sugestivas de causas centrais, sendo necessária avaliação complementar. A parte auditiva deve ser avaliada por meio de audiometria tonal e vocal e pesquisa de reflexos acústicos, que também podem trazer informações características;

Quanto a lesões vasculares, angiotomografia ou angiorressonância e doppler pode mostrar com mais clareza alterações vasculares.

Patologias

Migrânea

Distúrbio neurológico relacionado a modulação do tônus dos vasos cranianos. Dependendo da área central afetada, pode afetar uma grande diversidade de manifestações.

Os sintomas mais comuns são dor, náuseas, vômitos e vertigem. Podemos classificar em três tipos:

» Enxaqueca clássica: sintomas diversos, incluindo vertigem e tontura.
» Enxaqueca basilar: manifestações primariamente relacionadas com tronco e cerebelo.
» Enxaqueca vestibular: vertigem como sintomas primário, podendo ou não ser relacionada com outros sintomas.

Com relação à temporalidade de tontura, pode assumir diversas formas entre duração (segundos a horas), frequência e temporalidade, além de poder ser sob a forma ou junto ao desiquilíbrio. O diagnóstico é levantado quando em, pelo menos alguns dos episódios, apresentam aura visual, fonofobia ou fotofobia. Outros sintomas incluem zumbido, plenitude auricular, otalgia, diplopia, zumbido e otalgia. Na Tabela 22.3, são apresentados alguns desencadeantes segundo a American Headache Society.

Tabela 22.3 Desencadeantes de migrânea.

Alimentos: Queijo envelhecido (especialmente tipo cheddar), álcool (especialmente vinho tinto), feijão vagem (verde), cafeína (ou deixar de consumi-la), enlatados de figos, fígado de frango, comida chinesa, chocolate, frutas cítricas, laticínios, pescados (especialmente defumados), nitratos (por exemplo salsicha, salame, *bacon*), amêndoas, amendoim, castanha, arenques conservados, jejum prolongado, pular refeições, tomate, trigo.

Físico/emocional: dobrar-se ou inclinar-se, mudanças no padrão do sono, depressão, fadiga, pressão arterial alta, atividade física intensa, levantamento de peso, esforço, estado de choque, estresse, dor de dente, outras dores de cabeça ou pescoço, viagem.

Ambiental: Luz do sol ou brilho, alterações climáticas, ventos fortes, odores fortes ou químicos, sons altos e agudos, assistir TV por tempo prolongado, fumaça de cigarro, banho muito quente.

Hormônios: Menopausa, menstruação e ovulação.

Medicamentos: Anticoncepcional oral, pílulas para dormir.

Fonte: Acervo do autor.

A vertigem paroxística da infância (VPBI) é um equivalente enxaquecoso no criança.

Tabela 22.4 Critérios de Neuhauser para vertigem migranosa.

Definitivos	Prováveis
1. Sintomas vestibulares episódicos recorrentes, de intensidade ao menos moderada: a) Vertigem; b) Vertigem posicional; Intolerância a movimentos cefálicos.	1. Sintomas vestibulares episódicos recorrentes, de intensidade ao menos moderada: a) Vertigem; b) Vertigem posicional; Intolerância a movimentos cefálicos.

(Continua)

Tabela 22.4 Critérios de Neuhauser para vertigem migranosa. (*Continuação*)

Definitivos	Prováveis
2. Migrânea de acordo com os critérios da International Headache Society	
3. Um ou mais dos seguintes, durante pelo menos duas crises de vertigem: a) Cefaleia migranosa b) Fotofobia c) Fonofobia aura migranosa	2. Um ou mais dos seguintes: a) Cefaleia migranosa; b) Sintomas de migrânea durante a vertigem; c) *Triggers* específicos de migrânea desencadeando vertigem (ex: alimentos, privação de sono, alterações hormonais); Resposta à terapia antimigranosa.
4. Exclusão de outros diagnósticos por testes apropriados.	3. Exclusão de outros diagnósticos por testes apropriados.

Fonte: Acervo do autor.

O tratamento envolve em controle dos desencadeantes para saída da crise e manutenção para evitar recaída. No início da crise, medicações sintomáticas podem ser usadas para auxiliar a progressão como analgésicos, anti-inflamatórios ou derivados de ergot. Quando a crise já está instalada ou se deseja evitar recorrências muito frequentes, é possível o uso de propranolol como primeira escolha, pode ser associado ou trocado por amitriptilina ou carbamazepina. A reabilitação vestibular pode ser indicada e transtornos de ansiedade devem ser controlados com auxílio de profissional psiquiatra.

Insuficiência ou infarto vertebrobasilar

Infartos ou ataques isquêmicos transitórios podem ser causas de ataxia ou vertigem súbita. Essa hipótese deve sempre ser levantada em pacientes com fatores de risco cardiovasculares conforme já mencionado e envolve uma sintomatologia variada, a depender da área acometida.

A insuficiência vertebro basilar é uma causa comum de vertigem, principalmente em idosos. Ocorre de início súbito associada a náuseas e vômitos, podendo ter alucinações, queda, fraqueza, defeitos no campo visual, diplopia e cefaleia (4Ds: *dizziness*, diplopia, disfagia, *drop-attacks*, que é uma perda súbita do tônus sem pré síncope ou perda da consciência). A causa mais comum é a arteroesclerose, sendo precipitado por hipotensão postural, compressão cervical por artrose ou Stoke Adams. Na suspeita deve ser realizada a prova de privação vertebro basilar, podendo ser complementada com doppler. O tratamento é a base de antiplaquetários ou anticoagulantes, podendo ser considerada cirurgia.

O infarto lateral do bulbo é chamado de síndrome de Wallenburg, devido a oclusão da artéria vertebral proximal ou cerebelar posterior inferior (PICA). Entre os sintomas estão vertigem aguda, náuseas, vômitos, disfagia, engasgos, disfonia, síndrome de Horner ipsilateral, ataxia, dismetria, disdiadococinesia, perda de sensibilidade tátil (ipsilateral), dolorosa e térmica (contralateral), hipotonia do abducente e musculatura facial, perda do sentido de posicionamento dos membros.

A síndrome pontomedular lateral ocorre devido ao acometimento da artéria cerebelar antero inferior (AICA) que gera infarto ponto medular e cerebelo ínfero lateral. O quadro clínico é de vertigem severa com nistagmo espontâneo, náuseas, vômitos, perda auditiva neurossensorial, zumbido, paralisia facial e assinergia cerebelar, podendo ter perda de sensibilidade tátil (ipsilateral), dolorosa e térmica (contralateral). Em 80% dos casos, a artéria labiríntica se origina da AICA e, dependendo da área que esta irriga, pode gerar sintomas diversos entre os apresentados.

O infarto ou hemorragia cerebelar pode envolver a artéria cerebelar superior, cerebelar antero inferior e cerebelar póstero inferior. Como nos outros apresentados, os sintomas dependem do vaso que irriga o cerebelo acometido e variam entre ataxia ipsilateral dos membros, hipotonia, cefaleia, náusea, vômitos, vertigem, nistagmo, disartria, paralisias oculares ipsilateral, paralisia facial central ipsilateral, fraqueza facial ou perda sensitiva, hemiparesia contralateral e déficit hemissensitivo. O edema cerebelar pode causar até coma ou morte, sendo a causa hipertensiva a mais comum.

Nestas doenças apresentadas, o diagnóstico é feito por meio de angiotomografia ou angioressonância e o tratamento é suporte e reabilitação. No infarto ou hemorragia cerebelar, deve-se considerar descompressão craniana neurocirúrgica.

A síndrome do roubo da subclávia consiste em desvio da corrente sanguínea das artérias subclávias para vertebrais. A ocorrência de isquemia do território vértebro basilar pode causar vertigem e síncope. O diagnóstico se dá entre a diferença de pressão entre os dois membros superiores maior de 15 mmHg ou ausência de pulso unilateral, sendo confirmado por doppler ou angiografia. O tratamento consiste na reconstrução do fluxo.

Síndrome do desequilíbrio do idoso (SDI)

Apesar de ser uma vestibulopatia mista (central e periférica), vale a pena ser citada por ser uma causa frequente na população idosa, cada vez mais evidente com o envelhecimento da população. O seu diagnóstico é de exclusão de outras causas.

Ocorre pela senilidade e fragilidade apresentada pelo sistema vestibular, assim como em outras áreas do corpo. O tratamento é focado na reabilitação vestibular e compensação do pilar de equilíbrio que se encontra mais decadente. A avaliação oftalmológica tem importante papel para tratamento.

Outras causas

Pacientes com história de trauma devem ser avaliados no momento da ocorrência com necessidade de exames de imagem para descartar sangramentos ou concussões intracranianas.

Doenças do cerebelo podem causar ataxia por meio de indução por drogas (fenitoína, álcool), hipotireoidismo, como síndrome paraneoplásica, idiopática, genética (ataxia de Friedreich, ataxia telangiectasia) ou por príons (Creutzfeldt-Jakob).

Meningoencefalite por doenças virais (HIV, varicela, entre outras) é outra hipótese considerada. Em crianças, pouco comum, pode ocorrer ataxia secundária a meningite por *Haemophilus*. Quando associado à arreflexia e oftalmoplegia, deve ser lembrada a síndrome de Guillain-Barrè.

Dentre os tumores, sempre lembrar lembrar dos que acometem o tronco no ângulo ponto cerebelar (schwannomas e meningiomas, principalmente).

Doenças da junção crânio vertebral devem ser consideradas quando há suspeita de compressão extrínseca da artéria vertebral ou espinhal anterior. A principal característica é o nisgtamo downbit, exacerbado pela extensão cervical. Dentre os diferenciais estão a impressão basilar (platibasia), síndrome de Klippel Feil, deslocamento atlantoaxial e malformação de Arnold Chiari.

Outras causas: esclerose múltipla, síndrome de Wernicke, causas psiquiátricas e vertigem epiléptica.

Bibliografia consultada

1. Bailey BJ, Calhoun KH, Healy GB, et al. Head & Neck Surgery-Otolaryngology. 3.ed. Philadelphia: Lippincott Williams & Wilkins, 2001.
2. Bittar RM, Ganança MM, Bottino MA, et al. Otoneurologia clínica. 1.ed. Rio de Janeiro: Revinter, 2014.
3. Campos CAH. Tratado de Otorrinolaringologia. Sociedade Brasileira de Otorrinolaringologia. 2.ed.

Sites

1. The University of Western Ontario Department of Anatomy and Cell Biology. Anatomy 530a. [Internet] [Acesso em 26 mar 2017]. Disponível em: http://instruct.uwo.ca/anatomy/530/530notes.htm
2. http://www.americanhedachesociety.org
3. Physical Therapy. APTA – American Physical Therapy Association. [Internet] [Acesso em 26 mar 2017]. Disponível em: http://www.ptjournal.org/cgi/reprint/80/2/179

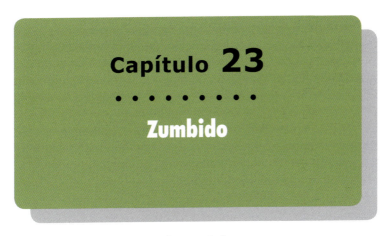

Danilo Martin Real

Introdução

O zumbido é definido como a presença de percepção sonora na ausência de uma fonte externa geradora de som. Sua prevalência na população geral varia entre 10% e 22%. É uma patologia que apresenta manifestações clínicas heterogêneas e diversas possíveis etiologias. Ele é mais frequente em indivíduos com hipertensão arterial sistêmica, diabetes *mellitus*, dislipidemia e transtornos de ansiedade. Cerca de 18% dos pacientes com zumbido referem que ele atrapalha a execução de suas atividades cotidianas.

A percepção do zumbido pelo paciente pode ocorrer em uma das orelhas, em ambas orelhas ou no meio da cabeça. Existem diversas maneiras de se classificar o zumbido. Ele pode ser categorizado como contínuo ou rítmico. Os zumbidos rítmicos ainda podem ser subdivididos em pulsáteis e não pulsáteis. Atualmente, a classificação mais encontrada na literatura divide o zumbido em objetivo ou subjetivo.

Classificação do zumbido

Zumbido objetivo

Historicamente, o zumbido objetivo é definido como aquele que pode ser escutado pelo examinador. No entanto, muitos autores incluem nessa categoria qualquer zumbido gerado por um som somático mecânico.

A maior parte dos zumbidos objetivos são pulsáteis. Entre as possíveis etiologias, encontramos as malformações arteriais intra e extracranianas, aterosclerose do sistema carotídeo e vertebrobasilar, dissecção da artéria carótida interna, displasia fibromuscular da artéria carótida interna, anomalias da veia jugular, anomalias dos seios venosos, tumor glômico, hipertensão intracraniana benigna e neoplasias do osso temporal ou base de crânio.

Aproximadamente 20% dos zumbidos objetivos são classificados como não pulsáteis. As causas mais comuns são a mioclonia da musculatura palatal ou da orelha média. Nestes casos, o paciente refere ouvir um som tipo "bater de asas de borboleta" ou em "cliques rápidos" que geralmente aparece em salvas e possui associação com quadros de ansiedade. Outra possível etiologia de zumbido objetivo não pulsátil é a tuba patente. Esta é comum em pacientes com emagrecimento rápido e acentuado que provoca perda de sustentação das paredes tubáreas. O lúmen tubáreo se torna patente e o paciente passa a ouvir o som de sua respiração constantemente.

Zumbido subjetivo

Já o zumbido subjetivo nunca pode ser ouvido pelo examinador externo, pois é um fenômeno puramente eletroquímico. Representa a maior parte dos casos de zumbido e está associado a algum grau de perda auditiva em 90% dos pacientes.

Existem diversas hipóteses sobre as alterações patológicas neurais que desencadeiam esse tipo de zumbido. A maior parte das pesquisas atuais usa o modelo de Jastreboff como base. Criado em 1990, este propõe o surgimento de uma plasticidade neuronal disfuncional do sistema nervoso central após uma lesão da via auditiva periférica. O zumbido criaria, então, conexões com outros sistemas neurais (principalmente límbico e autonômico) e o papel da via auditiva se tornaria secundário na progressão da doença.

Diversos fatores podem promover essa plasticidade patológica. Entre eles, estão as alterações somatossensoriais na região da cabeça e pescoço, como as disfunções da articulação têmporo mandibular.

Anamnese e exame físico

A anamnese e exame otorrinolaringológico completo são fundamentais para buscarmos a etiologia do zumbido e guiarmos seu tratamento.

Primeiramente, devemos detalhar as características do zumbido: objetivo ou subjetivo, contínuo ou intermitente, agudo ou grave e com qual tipo de som se assemelha (apito, chiado, barulho de mar, som de abelhas, motor de carro e panela de pressão são algumas das possibilidades). Também é importante estabelecer se sua instalação foi súbita ou gradual, se apresenta intensidade constante ou flutua ao longo do dia e se é unilateral ou bilateral. Questionar em quais atividades o zumbido provoca prejuízo e se há perda auditiva associada. Alterações de sono e de humor também deve ser indagadas. Perguntar sobre antecedentes pessoais e uso de medicações ototóxicas (AINH, aminoglicosídeos, diuréticos de alça, agentes quimioterápicos, quinino e antidepressivos). Questionar ativamente se há presença de cervicalgia ou disfuções da articulação têmporo mandibular, patologias estas que podem estar associadas ao surgimento ou à intensificação dos sintomas. Exame neurológico sumário deve ser feito em todos os pacientes com zumbido.

O uso de questionários validados pode ser útil para identificarmos o grau de desconforto que o sintoma acarreta, e nos fornece parâmetro para seguimento após introdução do tratamento. O Tinnitus Handcap Inventory (THI) é um dos questionários mais utilizados com esse intuito.

Realizar sempre a otoscopia para avaliação do conduto auditivo externo e membrana timpânica. O cerúmen em excesso deve ser removido, pois impossibilita a realização da audiometria e provoca privação sonora que piora a doença. Avaliar se há creptação da articulação temporomandibular e se existe restrição da mobilidade cervical ou contratura muscular local. A atividade mioclônica do palato pode ser pesquisada através da oroscopia e nasofibroscopia.

Em caso de zumbido pulsátil, realizar ausculta de ambas regiões mastoídeas e cervicais em busca de frêmitos vasculares.

Exames complementares

A audiometria tonal, vocal e imitanciometria está sempre indicada na avaliação do paciente com zumbido para investigarmos alterações do funcionamento coclear e orelha média.

A ressonância magnética de crânio e orelhas internas com contraste, deve ser solicitada nos casos de zumbido não pulsátil unilateral ou assimetria nos limiares auditivos tonais da via óssea na audiometria. Existem diversos critérios que definem a assimetria audiométrica, mas não há consenso na literatura sobre qual deve ser utilizado. Entre os mais comuns, está o que considera assimetria a diferença interaural ≥ 10dB em duas frequências contínuas ou ≥ 15dB em qualquer frequência.

Em caso de zumbido pulsátil, a investigação deve contar com angiorressonância ou angiotomografia arterial/venosa. O ultrassom doppler de vasos cervicais também pode auxiliar no diagnóstico etiológico. No caso de hipótese diagnóstica de fístula arteriovenosa, a angiografia tradicional é o exame mais sensível.

Se houver suspeita de mioclonia da musculatura palatal, a nasofibroscopia flexível pode evidenciar movimentos rítmicos na rinofaringe.

A acufenometria e a identificação dos limiares de desconforto auditivo são exames psicoacústicos que informam algumas características do zumbido e auxiliam no diagnóstico de hiperacusia. Também podemos realizar uma análise objetiva do sistema auditivo com as emissões otoacústicas e o potencial evocado auditivo de tronco encefálico.

Tratamento

Orientações gerais visando a melhora da qualidade de vida e diminuição do dano auditivo estão indicadas para todos pacientes, independente da etiologia do zumbido. Otimizar o controle de doenças metabólicas como diabetes *mellitus* e dislipidemia, estimular a atividade física e reforçar a cessação do tabagismo fazem parte da abordagem inicial.

O aconselhamento também é benéfico em todos os tipos de zumbido. Os indivíduos com zumbido muitas vezes correlacionam sua patologia com a presença de tumor cerebral ou surdez progressiva. Devido esses pensamentos, vínculos negativos vão sendo criados e a habituação fica prejudicada. O aconselhamento consiste em fornecer ao paciente informações sobre sua doença visando diminuir as reações negativas que o zumbido gera, transformando o som escutado em um estímulo neutro.

A estimulação auditiva tem como objetivo promover neuroplasticidade que diminua o zumbido. Nos casos de perda auditiva estabelecida, considerar a amplificação sonora por meios de aparelhos auditivos individuais. Também podemos utilizar a terapia sonora com sons de banda larga em pacientes com ou sem perda auditiva. Essa modalidade visa o mascaramento do zumbido ou a facilitação da habituação. O mascaramento auditivo consiste na introdução de um som que possui intensidade maior que o zumbido. Essa técnica geralmente promove alívio imediato ao paciente, no entanto estudos mostram que esse efeito cessa após a retirada do estímulo mascarador. No caso da habituação, são usados estímulos de intensidade menor que o som fantasma com o objetivo de promover neuromodulação progressiva e duradoura.

No caso de zumbido subjetivo que apresente variação de intensidade ou frequência durante a movimentação da articulação têmporo mandibular, considerar encaminhamento para o especialista em patologias bucomaxilofaciais. Se o paciente referir alteração do zumbido durante a digitopressão da musculatura cervical, podemos obter melhora clínica com auxílio da fisioterapia e acupuntura. Anticoagulação oral, abordagem cirúrgica e embolização vascular podem ser indicadas nos casos de zumbidos pulsáteis, de acordo com a etiologia encontrada.

Quanto à terapia medicamentosa, diversas drogas vem sendo utilizadas no tratamento do zumbido ao longo dos anos. Os antidepressivos podem trazer benefício quando existe um quadro de ansiedade ou depressão associado. A carbamazepina provoca melhora clínica nos casos de zumbido por mioclonia ou compressão do nervo auditivo por alça vascular. Com relação a Gingko Biloba Extrato 761, apesar de frequentemente prescrita, não há evidência clínica estabelecida que demostre sua eficácia no tratamento do zumbido. Em decorrência do grande potencial de dependência, os benzodiazepínicos devem ser usados com cautela apenas em casos mais graves.

Portanto, devemos criar o plano terapêutico através da individualização de cada caso e considerar a possibilidade de abordagem multidisciplinar. Desse modo, é possível atingirmos maior índice de sucesso no tratamento e trazer melhora da qualidade de vida ao paciente.

Bibliografia

1. Davis A, El Rafaie A. Tinnitus Handbook. San Diego: Singular Publishing Group, 2000. p.1-23.
2. Jastreboff PJ. Phantom auditory perception (tinnitus): mechanisms of generation and perception. Neurosci Res. 1990;8:221-54.
3. Jastreboff PJ. 25 years of tinnitus retraining therapy. HNO. 2015;63:307-11.
4. Langguth B, Kreuzer PM, Kleinjung T, et al. Tinnitus: causes and clinical management. Lancet Neurol. 2013;12:920-30.
5. Neto SC, Júnior JFM, Martins RHG, et al. Tratado de Otorrinolaringologia e Cirurgia Cervicofacial. 2.ed. São Paulo: Roca, 2011. Vol. II, p.468-86.
6. Oiticica J, Bittar RS. Tinnitus prevalence in the city of São Paulo. Braz J Otorhinolaryngol. 2015;81:167-76.
7. Sajisevi M, Weissman JL, Kaylie DM. What is the role of imaging in tinnitus? Laryngoscope. 2014;124:583-4.
8. Urben SL, Benninger MS, Gibbens ND. Asymmetric sensorineural hearing loss in a community-based population. Otolaryngol Head Neck Surg. 1999;120(6):809-14.

Capítulo 24

Abordagem da surdez, AASI e princípios do implante coclear

Ana Carolina Feitosa Riedel

Introdução

Das deficiências sensoriais, a surdez é a mais comum. A Organização Mundial de Saúde (OMS) avalia que aproximadamente 10% da população mundial apresenta algum tipo de surdez. Os dados com relação à prevalência de surdez variam de acordo com a faixa etária sendo que, em crianças, a cada 1.000 nascidos vivos, de um a seis (variando de acordo com os diferentes estudos epidemiológicos) apresentam surdez ao nascimento. Já no outro extremo de faixa etária – a população idosa – a prevalência de perda auditiva varia de 36,1% a 66%, sendo esta última estatística em idosos acima de 75 anos.

Classificação da perda auditiva

A Organização Mundial da Saúde (OMS) define surdez ou perda auditiva por valores acima de 25 dB NA na média entre as frequências de 500 Hz, 1, 2 e 4 kHz, na audiometria tonal. O nível de audição pode ser classificado em perda auditiva leve, moderada, severa e profunda, a depender da média dos limiares tonais. Os padrões de normalidade e graduação de perda auditiva diferem entre adultos e crianças (alguns autores consideram valores acima de 15 dBNA como perda auditiva em crianças) e também conforme o autor utilizado para classificação. Também há divergência entre autores nas frequências utilizadas para realização da média (tritonal – 500, 1 e 2 kHz ou quadritonal conforme acima). As tabelas a seguir exemplificam as duas classificações mais utilizadas na clínica: a Tabela 24.1 demonstra a classificação da perda auditiva proposta por Davis e Silverman (com os mesmos indicadores recomendados pelo Tratado de Otorrinolaringologia de 2011) e a Tabela 24.2 demonstra a classificação do nível de audição segundo a Organização Mundial de Saúde (OMS).

Tabela 24.1 Classificação de perda auditiva segundo Davis e Silverman.

Classificação (Davis e Silverman)	Média das frequências de 500, 1 e 2 kHz
Normal	0 a 25 dBNA
Leve	26 a 40 dBNA
Moderada	41 a 70 dBNA
Severa	71 a 90 dBNA
Profunda	Maior que 91 dBNA

Fonte: Davis H, Silverman SR. Hearing and deafness. 3rd ed. New York: Holt, Rinehart and Winston; 1970.

Tipos de perda auditiva

A perda auditiva pode ser classificada de acordo com o local de lesão do sistema auditivo que ocasionou a perda, sendo possível ser resultante de: (a) uma alteração da orelha externa e/ou média – perda condutiva; (b) uma alteração da orelha interna e/ou nervo auditivo – perda neurossensorial; (c) alterações concomitantes de características condutiva e neurossensorial – perda mista; (d) alterações em vias auditivas centrais – perda central; (e)

Tabela 24.2 Classificação de nível de audição segundo Organização Mundial da Saúde (OMS), 1997.

Nível de audição (OMS)	Média das frequências de 500, 1, 2 e 4 kHz
Normal	0 a 25 dBNA
Perda auditiva leve	26 a 40 dBNA
Perda auditiva moderada	41 a 60 dBNA
Perda auditiva severa	61 a 80 dBNA
Perda auditiva profunda	Maior que 81 dBNA

Fonte: BEVILACQUA, M. C. et al. Tratado de Audiologia. 1. ed. São Paulo: Santos, 2012.

e comprometimento da função auditiva sem alteração orgânica ou anatômica que a justifique – perda funcional.

Com base somente na audiometria tonal, é possível distinguir apenas os três primeiros tipos de perda auditiva: (a) perda condutiva – se limiares por via óssea (VO) forem melhores que 25 dBNA e os por via aérea (VA) forem 15 ou mais dBNA piores que VO em ao menos duas frequências consecutivas (*gap* aéreo-ósseo); (b) perda neurossensorial – se limiares por VO e VA forem iguais ou diferença de 5 a 10 dBNA; (c) perda mista – se há *gap* aéreo-ósseo porém limiares de VO estão piores que 25 dBNA.

A logoaudiometria pode auxiliar principalmente na diferenciação entre perda auditiva sensorial e neural. Nas perdas retrococleares, após o Índice Percentual de Reconhecimento de Fala (IPRF) atingir um valor máximo em intensidade de conforto – sendo este índice sempre muito baixo – à medida que se aumenta a intensidade sonora o IPRF piora (fenômeno de *rollover*).

Avaliação clínica da surdez

Frente a um caso de suspeita de perda auditiva, devemos iniciar a investigação com uma anamnese detalhada, a fim de detectar a causa. É importante direcionar a anamnese para as causas mais prevalentes em cada faixa etária. Em crianças, deve-se sempre perguntar sobre a gestação, acompanhamento pré-natal, infecções e uso de medições pela mãe neste período, parto e intercorrências, necessidade de internação em UTI neonatal, necessidade de ventilação mecânica e por qual período, hiperbilirrubinemia com necessidade de exsanguineotransfusão, infecções neonatais, uso de medicações ototóxicas, história familiar de surdez e consanguinidade. Outra pergunta relevante é sobre a percepção dos pais do comportamento auditivo da criança. Já em adultos, devemos investigar o tempo de perda auditiva, sintomas concomitantes como zumbido e/ou tontura, histórico de otites ou otorreia, se já foi submetido à cirurgia otológica prévia, história familiar de perda auditiva, exposição a ruído e comorbidades.

Após um exame físico otorrinolaringológico, devemos, então, solicitar uma avaliação audiológica a fim de determinar o nível de audição deste paciente. Exames subjetivos da audição podem ser realizados em bebês menores de seis meses, com avaliação do comportamento auditivo aos sons apresentados. Nesta avaliação, observa-se a capacidade de localização sonora e presença do reflexo cocleopalpebral. A partir dos seis meses é possível realizar audiometria de reforço visual (VRA). A partir dos três anos é possível realizar a audiometria lúdica, e acima dos seis anos a criança é capaz de realizar audiometria tonal e logoaudiometria convencional. Juntamente à avaliação subjetiva da audição, é realizada a avaliação da orelha média com a imitanciometria, além do teste dos reflexos acústicos. Em crianças pequenas, apenas a avaliação subjetiva não é suficiente, por isso devemos complementar a avaliação com testes objetivos da audição – emissões otoacústicas, potencial auditivo de tronco encefálico, *tone burst* e resposta auditiva de estado estável.

Em adultos, devemos solicitar inicialmente a audiometria tonal e logoaudiometria com imitanciometria. Em casos de suspeita de lesão retrococlear, simulação, paciente com déficit cognitivo, dentre outras situações específicas, devemos, então, prosseguir com os testes objetivos da audição.

Exames de imagem, como tomografia computadorizada de ossos temporais e ressonância nuclear magnética de ouvidos e ângulo ponto-cerebelar, devem ser solicitados conforme a suspeita clínica e possibilidade e/ou necessidade de abordagem cirúrgica.

Uma vez estabelecido o diagnóstico de perda auditiva, o paciente pode ter sua audição reabilitada de diferentes formas: cirurgicamente, com Aparelho de Amplificação Sonora Individual (AASI), com Prótese Auditiva Ósteo-Ancorada, com Prótese Ativa de Orelha Média ou com Implante Coclear (IC). Iremos abordar o AASI e o IC neste capítulo.

Aparelho de amplificação sonora individual

O AASI está indicado em grande parte das perdas auditivas de diversas causas. Ele amplifica e modifica o som, conduzindo-o para a orelha média. O uso crescente de aparelhos com processador digital permite um processamento acústico dos sinais sonoros com excelente qualidade. Seu objetivo é tentar corrigir, ou ao menos minimizar, as limitações que o indivíduo com perda auditiva apresenta na vida diária e convívio social, com o menor desconforto auditivo e estético possível.

Componentes do AASI

Microfone

O microfone capta o som do ambiente e transforma a onda sonora em energia elétrica. Pode ser omnidirecional (capta todo som emitido ao redor do aparelho) ou direcional (dá preferência aos sons que estão sendo emitidos à frente do paciente), sendo que o último melhora a inteligibilidade no ruído. Existem modelos de aparelhos que integram os dois tipos de microfones.

Processador de som

Presente apenas nos AASIs digitais. O AASI pode ser regulado por meio de *software* ao ser conectado em um computador. Este tipo de AASI é mais adaptável aos diversos tipos de perdas, permitindo também várias memórias de programação (para ambientes silenciosos e ambientes com ruídos competitivos, por exemplo).

Amplificador

Sua função é aumentar o sinal elétrico que foi captado e transformado pelo microfone. O amplificador está presente tanto nos aparelhos analógicos quanto nos digitais, sendo que no digital o processador o controla. Nos aparelhos digitais, o sinal elétrico passa por um filtro e é transformado em dígitos antes de ser amplificado. Após, são processados matematicamente a partir de algoritmos estabelecidos para cada paciente e, então, novamente transformados em sinais analógicos. São novamente filtrados, amplificados e encaminhados ao receptor. Os dispositivos digitais permitem, além da amplificação, redução de ruído, ênfase em sinal de fala, transposição de frequências, além de outras funcionalidades.

Receptor

O receptor transforma sinal elétrico em onda sonora. É formado por eletromagneto e bobina recoberta por fio, o magneto alterna o sinal na bobina e esta é atraída e repelida, originando vibrações que são transmitidas para um diafragma que permite o desenvolvimento do som.

Tipos de AASI

Podem ser retroauriculares (corpo do aparelho posicionado atrás do pavilhão auricular) ou intra-aurais (na concha do pavilhão auricular ou no meato auditivo externo – MAE). Nos aparelhos retroauriculares o som é transmitido ao MAE por meio de molde, que também auxilia na fixação do AASI e modifica algumas características do som. Os intra-aurais ainda podem ser subdivididos em intra-auriculares, intracanais e microcanais.

Um tipo específico de AASI retroauricular é com adaptação aberta ou *openfit*. Nesse, o molde é substituído por olivas de silicone e o tubo que liga o corpo na oliva é mais fino e flexível que o convencional. Esse tipo específico permite grandes ventilações, além de atenuação do ganho em baixas frequências e do efeito de oclusão.

Outro tipo de retroauricular é o que utiliza o receptor dentro do canal auditivo, sendo ligado ao amplificador por meio de fios que passam pelo tubo. Podem ser usadas olivas como nos de adaptação aberta e confecção de micromoldes.

Indicações de AASI

Em teoria, qualquer paciente com perda auditiva é candidato ao AASI, porém existem perdas auditivas que facilitam ou dificultam o seu uso. Perdas auditivas condutivas são, de um modo geral, as mais fáceis de adaptar ao AASI, pois a amplificação do som é o suficiente para este atingir a cóclea, que apresenta boa função. Perdas neurossensoriais dificultam a adaptação ao AASI devido à diminuição da discriminação e ao fenômeno de recrutamento.

Recursos e acessórios

Atualmente, estão disponíveis diversos recursos e acessórios para AASI, desde o controle de volume até possibilidade de comunicação via sistema *Wi-Fi* e *Bluetooth*, controle de *feedback*, gerador de som para zumbido e o sistema frequência modulada (FM). O sistema FM – também disponível para IC – é um microfone especial, usado por um interlocutor (por exemplo, o professor), que é transmitido diretamente para um acessório acoplado ao AASI. Esse sistema permite a transmissão direta da voz do interlocutor, sem tanta interferência do ruído ambiente, melhorando a relação sinal/ruído.

Implante coclear (IC)

O IC é um dispositivo eletrônico parcialmente implantável, biocompatível e durável que substitui as células ciliadas internas, uma vez que transforma energia sonora em corrente elétrica e estimula diretamente as fibras do nervo auditivo. Possui uma parte externa que é posicionada atrás da orelha e outra interna que é implantada cirurgicamente. A unidade externa é composta pelo microfone, para captação do som, e processador de fala. A unidade interna é composta pelo receptor/estimulador, que recebe os sinais do processador e converte em impulsos elétricos, e um feixe de eletrodos, que recebe os estímulos do estimulador e os transmite diretamente dentro da cóclea para as fibras do nervo auditivo.

Um breve histórico

Em 1978, o primeiro adulto foi implantado com um protótipo do receptor-estimulador multicanal em Melbourne, na Austrália. Os primeiros dispositivos comerciais foram aprovados em 1982 pela *Food and Drug Administration* (FDA). No Brasil, o IC é custeado pelo Sistema Único de Saúde (SUS) desde 1999, pela portaria n° 1.278/GM que credencia/habilita Centros/Núcleos para realização do IC e seguimento dos pacientes. Até o ano de 2014, o Brasil possuía 25 centros habilitados a realizar IC junto ao SUS.

Critérios de indicação

Os possíveis candidatos ao implante coclear passam primeiro por uma avaliação multidisciplinar composta por médicos, fonoaudiólogos, psicólogos e assistentes sociais para definir quais realmente poderão ser implantados. Em 2015, a Associação Brasileira de Otorrinolaringologia e Cirurgia Cérvico-Facial (ABORLCCF) publicou as últimas diretrizes disponíveis com critérios de indicação e contraindicação de IC, e encontram-se resumidas abaixo os critérios de indicação:

1. Em crianças até 4 anos de idade incompletos: (a) perda auditiva neurossensorial severa ou profunda bilateral; (b) experiência com uso de AASI por um período mínimo de 3 meses na perda auditiva severa sem sucesso (esta experiência com AASI não é necessária em casos de meningite ou surdez de etiologia genética comprovada); (c) falta de acesso aos sons da fala – limiares piores que 50 dB de 500 a 4 kHz na audiometria em campo livre com AASI; (d) motivação adequada da família para o uso do IC e para o processo de reabilitação fonoaudiológica.
2. Em crianças de 4 a 7 anos incompletos, os critérios (a) e (d) da faixa etária anterior se mantém; modificam: (b) resultado igual ou menor que 50% de reconhecimento de sentenças em formato aberto com uso de AASI na orelha a ser implantada e pior que 60% na outra orelha; (c) presença de indicadores favoráveis ao desenvolvimento de linguagem oral.
3. Em crianças de 7 anos até 12 anos de idade, os critérios (a), (b) e (d) da faixa etária de 4 a 7 anos se mantêm; modifica (c) presença de código linguístico oral em desenvolvimento, com linguagem predominantemente oral.
4. Em adolescentes a partir de 12 anos de idade e adulto com deficiência auditiva pós-lingual: (a) perda auditiva neurossensorial severa ou profunda bilateral; (b) resultado igual ou menor que 50% de reconhecimento de sentenças em formato aberto com uso de AASI na orelha a ser implantada e 60%

na outra orelha; (c) motivação adequada do paciente e da família para o uso do implante coclear e para o processo de reabilitação fonoaudiológica.
5. Em adolescentes a partir de 12 anos de idade e adultos com surdez pré-lingual, além dos critérios (a) e (c) da mesma faixa etária na surdez pós-lingual, modificam: (b) resultado igual ou menor que 50% de reconhecimento de sentenças em formato aberto com uso de AASI e percepção diferente de zero na apresentação em conjunto fechado; (e) presença de código linguístico estabelecido e adequadamente reabilitado pelo método oral.

A mesma diretriz considera que não são candidatos a implante coclear: (a) adultos e adolescentes com surdez pré-lingual não reabilitados pelo método oral (exceto casos de cegueira associada); (b) agenesia de cóclea ou do nervo auditivo bilateral (avaliados através de exames de imagem - tomografia computadorizada e ressonância nuclear magnética); (c) contraindicações clínicas.

Tipos de IC disponíveis

Atualmente, no Brasil existem quatro marcas de IC autorizados pela ANVISA: Cochclear Corporation, MedEL – Medical Electronics, Advanced Bionics, Digisonics/Neurelec. Todos os modelos disponíveis utilizam o princípio de tonotopia coclear para estímulo das várias frequências através de eletrodos multicanais. A técnica cirúrgica para os vários modelos de implante é muito parecida.

Aspectos cirúrgicos

A cirurgia do implante coclear é classicamente realizada com incisão retroauricular em "S" invertido. Ultimamente, muitos centros optam pela incisão convencional retroauricular em "C" e outros preferem uma incisão mínima linear de 3 a 3,5 cm (acesso minimamente invasivo). É confeccionada uma mastoidectomia simples e timpanotomia posterior, com visualização do nicho da janela redonda. Posicionamento do receptor/estimulador no plano subperiosteal. O feixe de eletrodos deve ser inserido preferencialmente na escala timpânica, o que pode ser obtido através de cocleostomia (pequena abertura da rampa timpânica realizada com broca diamantada) ou inserção diretamente pela janela redonda. Após, deve-se realizar o fechamento da cocleostomia com pequenos pedaços de fáscia, músculo, pó de osso ou sangue. Para verificação da correta posição dos eletrodos e integridade do IC, realiza-se, respectivamente, a radiografia no intraoperatório ou pós-operatório imediato (Figura 24.1) e a telemetria intraoperatória.

Figura 24.1 Radiografia de controle intraoperatório de implante coclear em ouvido direito.

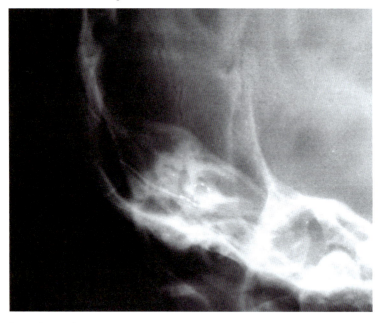

Fonte: Acervo do autor.

Complicações

As estatísticas mundiais de complicações de IC estão em torno de 5% dos casos, sendo que as complicações mais graves representariam menos de 1%. Dentre as complicações cirúrgicas possíveis, a paralisia do nervo facial, sangramento no nível do seio dural, fístula liquórica e meningite são as mais comuns. A paralisia do nervo facial pode ser evitada através da monitorização intraoperatória do nervo facial, do conhecimento anatômico, do treinamento do cirurgião e da técnica adequada de broqueamento.

As complicações relacionadas ao equipamento implantado estão relacionadas à falha do mesmo e à estimulação do facial. Mas pode ocorrer também devido a fratura do aparelho receptor pós-traumática. O deslocamento de eletrodos é mais comum em crianças, devido ao crescimento. A melhor forma de evitar essa complicação é deixar o cabo com uma folga que permita essa pequena migração sem tracionar os eletrodos com uma fixação eficiente da antena receptora.

Bibliografia consultada

1. ABORL-CCF. Critérios de indicação e contraindicação do implante coclear. 2015. [Internet] [Acesso em 26 mar 2017]. Disponível em: http://www.aborlccf.org.br/imageBank/CRITERIOS-DE-INDICACAO-E-CONTRAINDICACAO-DO-IMPLANTE-COCLEAR-FINAL.PDF
2. Agnew J. Amplifiers and Circuit Algorithms for Contemporary Hearing AIDS. In: Valente M. Hearing aids: Standards, Options, and Limitations. 2.ed. New York: Thieme, 2002. p.101-42.
3. Bevilacqua MC, et al. Tratado de Audiologia. 1.ed. São Paulo: Santos, 2012.
4. Blaney PJ, Ficket HJ, Steele BR. Improving speech intelligibility in background noise with an adaptative directional microphone. J Am Acad Audiol. 2006;17:519-30.
5. Brasil. Ministério da Saúde. Coordenação de Média e Alta Complexidade. Departamento de Gestão e Incorporação de Tecnologias em Saúde da Secretaria de Ciência, Tecnologia e Insumos Estratégicos. Procedimentos relativos à assistência à saúde auditiva hospitalar na tabela SUS. Comissão Nacional de Incorporação de Tecnologias no SUS – Relatório n.99/2014.
6. Brasil. Ministério da Saúde. Secretaria de Atenção à Saúde. Departamento de Ações Programáticas Estratégicas. Diretrizes de Atenção da Triagem Auditiva Neonatal / Ministério da Saúde, Secretaria de Atenção à Saúde, Departamento de Ações Programáticas Estratégicas e Departamento de Atenção Especializada. Brasília: Ministério da Saúde, 2012. p.32.

7. Caldas Neto S, et al. Tratado de Otorrinolaringologia. Sociedade Brasileira de Otorrinolaringologia. 2.ed. São Paulo: Roca, 2011. Vol. II.

8. Costa OA, Bevilacqua MC, Amantini RCB. Considerações sobre o implante coclear em crianças. In: Bevilacqua MC, Moret ALM. Deficiência auditiva: conversando com familiares e profissionais da saúde. São José dos Campos: Editora Pulso, 2005. p.123-38.

9. Davis H, Silverman SR. Hearing and Deafness. 4.ed. New York: Holt, Rinehart and Winston, 1970.

10. Northen JL, Dwons MP. Hearing in children. 4.ed. Baltimore: Williams & Wilkins, 1984.

11. Ramos A, Charlone R, de Miguel I, et al. Complications in cochlear implantation. Acta Otorrinolaringol Esp. 2006;57(3):122-5.

12. Stab WJ, Lybarger SF. Características físicas e eletrofisiológicas das próteses auditivas. In: Katz J. Tratado de audiologia clínica. São Paulo: Manole, 1999. p.651-715.

Parte 3

Bucofaringolaringologia

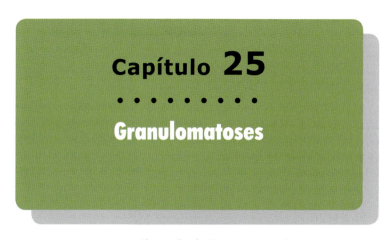

Clayson Alan dos Santos

Introdução

A investigação de doenças granulomatosas necessita de uma avaliação ampla, focando nos aspectos clínicos e epidemiológicos do paciente, utilizando exames complementares como subsídio para o diagnóstico preciso. A possibilidade de neoplasia deve ser descartada desde o início da investigação. Neste capítulo, serão abordadas as principais doenças granulomatosas com acometimento otorrinolaringológico.

Tuberculose

Trata-se de uma doença infecciosa crônica, cujos agentes etiológicos são bactérias do complexo *Micobacterium tuberculosis*. Os sinais e sintomas clínicos mais frequentes são: anorexia, fadiga, perda de peso, dores torácicas, febre e, em certos casos, hemoptise e derrame pleural. As queixas otorrinolaringológicas que chamam a atenção para o diagnóstico de tuberculose são de tosse, disfonia, odinofagia, dispneia.

O modo de transmissão habitual é o direto através das gotículas projetadas pela tosse ou espirro (gotícula de Pflügge). O beijo pode igualmente transmitir a infecção. A tuberculose tem maior incidência nas populações de baixo nível sócio-econômico, sujeitas ao trabalho intensivo, e alimentação deficiente.

O aspecto da lesão não é específico de tuberculose, podendo ser desde uma úlcera até uma área elevada infiltrada. As biópsias realizadas devem ser encaminhadas para avaliação bacteriológica e histológica. Os achados do exame histológico demonstram folículos tuberculosos com necrose caseosa central, cercada por células epitelioides e linfócitos, especialmente células gigantes de Langhans.

A avaliação diagnóstica com propedêutica armada inicia-se com radiografia de tórax, cultura de escarro e a intradermorreação com *Purified Protein Derivate* (PPD), cuja pápula maior que 10 mm sugere infecção ativa. Se a cultura de escarro for negativa, a cultura do lavado broncoalvelar e/ou gástrico podem ser requeridos principalmente em crianças.

O ministério da saúde orienta que, para o tratamento inicial, adote-se o uso de rifampicina, isoniazida, pirazinamida e etambutol, durante dois meses e manutenção de rifampicina e isoniazida por mais quatro meses.

No Brasil, para que se aumente a aderência ao tratamento, existe o tratamento diretamente observado (TDO), no qual um funcionário especializado da saúde básica acompanha o tratamento de maneira individual por seis meses.

Sífilis

É considerada uma doença sexualmente transmissível, e seu agente etiológico é o espiroqueta *Treponema pallidum*. Baseando-se em aspectos clínicos, a sífilis pode ser classificada em quatro estágios:

» **Sífilis primária:** cancro no local de entrada do parasita – lesão ulcerada, com bordos elevados, indolor, acompanhada de linfadenopatia local dolorosa. Surge três semanas após a inoculação.
» **Sífilis secundária:** *rash* cutâneo, artrite, hepatite, meningite, alopecia, linfadenopatia, glomerulonefrite são os mais frequentes achados. Iniciam-se de 2 a 12 semanas após o contato.

- » **Latência.** após o estágio da sífilis secundária, o paciente se mantém assintomático por período variável.
- » **Sífilis terciária:** sífilis cardiovascular, neurossífilis, sífilis gomosa, *tabes dorsalis*.

O cancro da sífilis primária pode surgir em orofaringe e mucosa nasal. A sífilis secundária pode apresentar-se como rinite, laringite, faringite e tonsilites. As manifestações otológicas da sífilis incluem: hipoacusia, hidropsia endolinfática, labirintite, otite média, fibrose ossicular e osteíte do osso temporal. As lesões gomosas da sífilis expressam-se como nariz em sela e dentes de Huntchinson. Disfonia pode ser causada por alterações na mucosa da prega vocal, pericondrite, estenose subglótica, neuropatia do laringeo recorrente e disfunções no sistema nervoso central.

Para o diagnóstico de sífilis são solicitados exames sorológicos. Entre os inespecíficos destacam-se o VDRL (*Venereal Disease Research Laboratory*) e o RPR (*Rapid Plasma Reagin*), podendo ser usado como *screaning* ou ainda como controle terapêutico após 30 dias, no caso do VDRL. O FTAbs (*Fluorescent Treponemal Antibody Absorption*) é específico, contudo positiva-se apenas a partir da terceira semana de infecção e mantém-se positivo por toda a vida.

Todos os pacientes devem ser seguidos com VDRL a cada três meses durante o primeiro ano após o tratamento. Para os pacientes que não ocorre decréscimo nos títulos de VDRL, ao menos em duas aferições consecutivas devem ser cogitadas a possibilidade de neurosífilis. O re-tratamento deve ser realizado em pacientes com aumento nos títulos em ao menos duas diluições sequenciais.

Os parceiros sexuais dos últimos três meses de todos os pacientes tratados devem ser tratados, inclusive em caso de sorologia negativa.

O tratamento de sífilis pode ser resumo segundo orientações do ministério da saúde como indica a Tabela 25.1.

Tabela 25.1 Tratamento de Sífilis.

Classificação	Padrão ouro	Alternativa
Sífilis primária, Sífilis secundária e latente recente	Penicilina G benzatina, 2,4 milhões UI, IM, dose única	Doxiciclina 100 mg, 2×/dia, (VO) por 15 dias
Sífilis Terciária ou Tardia Latente ou com duração ignorada	Penicilina G benzatina, 2,4 milhões UI, IM, semanal, por três semanas.	Doxiciclina 100 mg, 2×/dia, por 30 dias

Fonte: Ministério da saúde.

Paracoccidioidomicose

A Paracoccidiodomicose é uma infecção fúngica, tendo como principal agente etiológico o *Paracoccidioides brasilienses*, que habita no solo. A infecção ocorre através da sua inalação. As características dos pacientes mais afetados são: sexo masculino, 4ª a 6ª década de vida, trabalhador rural, que tenha morado no Brasil ou em alguns outros países da América do Sul.

A resposta inicial da maioria dos hospedeiros é a formação do complexo pulmonar primário, com regressão espontânea e manutenção de fungos viáveis em seu interior. Esse foco latente pode evoluir para doença ativa em casos de imunossupressão como HIV, diabetes melito ou iatrogênica.

É classificada em duas formas clínicas:

» **forma crônica ou do adulto:** comprometimento pulmonar, lesões ulceradas de pele, mucosas (oral, nasal, gastrointestinal), linfoadenopatia;
» **forma aguda ou juvenil:** é rara e, quando ocorre, compromete o sistema fagocítico-mononuclear e leva à disfunção da medula óssea. Na cavidade oral, evidencia-se uma estomatite, com

pontilhado hemorrágico fino, conhecida como "estomatite moriforme de Aguiar-Pupo".

O exame diagnóstico padrão ouro é a microscopia direta após tratamento de amostra da lesão com hidróxido de potássio. Nos tecidos, o fungo se apresenta como uma célula arredondada de dupla parede, com ou sem gemulação. Quando há gemulação múltipla, o parasita aparenta uma "roda de leme". Exames de imagem pulmonar devem ser realizados sempre que houver suspeita de acometimento.

Itraconazol (por 6 a 18 meses) é considerado a melhor opção terapêutica para casos com clínica leve ou moderada. Outra opção pode ser Sulfametroxazol-trimetoprim (12 a 18 meses). Em casos graves pode ser utilizada a Anfotericina B. Quando atinge o sistema nervoso central, pode ser usado Fluconazol ou ainda Voriconazol.

Leishmaniose

É causada pela *Leishmania* spp, parasita transmitido através da picada dos insetos das espécies *Phlebotomine* e *Lutzomyia*. As manifestações clínicas permitem classificar a doença em quatro formas.

- » **Cutânea:** lesões ulcerosas, indolores, únicas ou múltiplas.
- » **Cutaneomucosa:** lesões mucosas agressivas que afetam as regiões nasofaríngeas. Também conhecida por espúndia e nariz de tapir ou de anta. Nessa forma, as lesões podem surgir meses ou anos após a inoculação.
- » **Disseminada:** múltiplas úlceras cutâneas por disseminação hematogênica ou linfática.
- » **Difusa:** lesões nodulares não ulceradas.

Para o diagnóstico é necessário a realização de biópsia da lesão e observação no exame direto de esfregaços corados ou no histopatológico. A cultura pode ser feita através de fragmentos do tecido, aspirados dos bordos da lesão ou ainda de aspirado de linfonodos infartados perilesionais.

Em alguns centros, é possível realizar a PCR (reação em cadeia da polimerase) detectando o DNA da leishmania com maior sensibilidade. A sorologia pode ser analisada pela reação de imunofluorescência indireta ou ELISA. São considerados positivos títulos maiores que 1/16 ou 1/32 variando de acordo com o serviço.

O teste de Montenegro consiste na inoculação de antígeno no braço. No caso de testes positivos, verifica-se o estabelecimento de um nódulo ou pápula maior ou igual a 5 mm após 48 a 72 horas.

A primeira escolha para o tratamento é o *Antimonial pentavalente* por cerca de 20 a 40 dias. Quando não há resposta ao tratamento, ou os efeitos colaterais impossibilitam o uso pode se optar por Anfotericina B. Quando não há acometimento mucoso, apenas cutâneo a Pentamidina pode ser considerada uma segunda opção. Outras possibilidades terapêuticas incluem: alopurinol, vacinas e corticoide no intuito de diminuir as sequelas, porém ainda estão em fase de experiência.

Sarcoidose

Sarcoidose é um distúrbio multissistêmico crônico de etiologia desconhecida. A prevalência é mais acentuada entre a terceira e quinta décadas de vida e ocorre predileção por negros e mulheres. O quadro clínico de sarcoidose é frustro, muitos paciente são assintomáticos. Sintomas inespecíficos como febre, perda de peso, artralgia podem estar presentes. Os principais sítios de acometimento, em ordem decrescente, são: pulmões, linfonodos hilares e mediastinais, fígado, olhos, pele, ossos e sistema nervoso. A história natural da sarcoidose apresenta períodos de exacerbação e remissões.

Na microscopia dos tecidos afetados observa-se acúmulos de linfócitos T e fagócitos mononucleares nos órgãos afetados, granulomas epitelioides e desarranjos da arquitetura tecidual normal. É caracterizada histologicamente por granulomas não caseosos, geralmente com pouca reação celular ao redor, em alguns casos pode provocar fibrose nos tecidos.

A fisiopatologia da sarcoidose ainda é desconhecida, teorias apontam para uma associação entre um possível fator desencadeante infeccioso desconhecido ou algum agente químico como zircônio ou berílio. A reação inflamatória envolvida tem características de resposta autoimune, provavelmente por alguma alteração na regulação imunológica.

Alguns autores consideram que a morfologia da lesão laríngea da sarcoidose é patognomônica da doença, caracterizada com aumento das estruturas supraglóticas, edema e palidez de mucosa. Há um espessamento em ferradura envolvendo a epiglote, pregas ariepiglóticas e aritenoides. Ocasionalmente, áreas granulomatosas eritematosas e nódulos podem surgir, principalmente em subglote. Habitualmente, não há lesões em pregas vocais e a mobilidade está preservada.

A avaliação complementar deve incluir uma radiografia de tórax, testes cutâneos para afastar anergia (ocorre em 86% dos pacientes), hemograma completo, eletroforese de proteínas (hipergamaglobulinemia ocorre em 20% a 30% dos pacientes), testes de função hepática (10% dos pacientes têm TGO, TGP e fosfatase alcalina elevadas), eletrólitos séricos, cálcio sérico (hipercalcemia ocorre em 10% a 17% dos pacientes), VHS (elevado), ECG e dosagem da enzima conversora da angiotensina (aumentada em 80% a 90% dos pacientes e pode ser usada para seguimento da doença).

A biópsia das glândulas salivares menores é positiva em 40% a 50% dos pacientes com adenopatia hilar e a biópsia de parótida é positiva em 93% dos pacientes de um grupo similar. Outros exames devem ser realizados: PPD (para excluir tuberculose), eletrocardiograma, RX de tórax, e espirometria. O diagnóstico é dado pela biópsia apresentando granuloma não caseoso, e cultura negativa para micobactéria e fungo.

O tratamento de sarcoidose é baseado nos sintomas do paciente, portanto, quando assintomáticos, o tratamento é dispensável. Corticoterapia sistêmica é o tratamento de escolha na maioria dos casos. Alguns pacientes podem apresentar recorrência dos sintomas durante o desmame do corticoide. Pacientes com doença circunscrita podem se beneficiar de injeção local de corticoide.

Granulomatose com poliangiite

Também conhecida como Granulomatose de Wegener, trata-se de uma vasculite idiopática de pequenas e moderadas artérias. A fisiopatologia da doença está relacionada aos anticorpos anticitoplasma de neutrófilos (ANCA). *In vitro*, foi provado que o ANCA ativa neutrófilos, estimulando sua aderência ao endotélio, causando degranulação e lesão tecidual.

A principal faixa etária acometida está entre a 6ª e 7ª décadas de vida. Os sintomas mais comuns estão relacionados à clássica tríade: granuloma necrosante do trato respiratório, vasculite disseminada e glomerulonefrite. Em 95% dos casos a manifestação clínica inicial é um sintoma otorrinolaringológico, inclusive, em alguns casos esses são os únicos sintomas correspondendo a *forma localizada* da doença em contraste com a forma clássica, disseminada ou sistêmica.

O quadro clínico típico de granulomatose com poliangiite inclui envolvimento renal e/ou pulmonar com sintomas sistêmicos como febre, astenia, anorexina e perda de peso. De acordo com o critério da Academia Americana de Reumatologia, granulomatose com poliangiite é diagnosticada se dois ou mais das seguintes características forem encontradas:

- » Envolvimento sinusal (sinusite crônica).
- » Radiografia de tórax demonstrando nódulos, infiltrado pulmonar fixo ou cavidades.
- » Sedimento urinário com hematúria ou lisado de glóbulos vermelho.
- » Anátomo-patológico com granulomas em artérias ou na área perivascular.

O diagnóstico atualmente é confirmado com a pesquisa do c-ANCA (ANCA citoplasmático, específico para granulomatose com poliangiite) e o p-ANCA (ANCA perinuclear associado com doenças inflamatórias como artrite reumatoide) e da biópsia do local da lesão.

O tratamento da granulomatose com poliangiite deve ser indicado segundo a gravidade do quadro clínico do paciente. A primeira fase do tratamento visa uma rápida remissão dos sintomas, durando cerca de 6 meses. A segunda fase objetiva a manutenção do quadro clínico, com duração de 12 a 24 meses. A fase de indução é baseada na combinação de corticoterapia e imunossupressão. Em casos graves com rápida perda da função renal ou hemorragia pulmonar, pode ser realizada a plasmaférese.

Conclusão

O protocolo de investigação pode variar de acordo com a prevalência específica da população considerada. A investigação começa com a história clínica, área de procedência do paciente e exame físico. O diagnóstico diferencial pode ser demorado e o médico deve determinar se a lesão é um processo localizado ou uma apresentação regional de uma doença sistêmica.

A avaliação laboratorial deve incluir hemograma completo, velocidade de hemossedimentação, eletroforese de proteínas, urina I, eletrólitos séricos, função hepática, complexos imunes circulantes, sorologias específicas (hanseníase, sífilis, histoplasmose, pbmicose e leishmaniose) e reações intradérmicas (Mitsuda, PPD, Montenegro, paracoccidiodina). A solicitação dos exames é realizada de acordo com a suspeita clínica. Não se deve esquecer do Rx de tórax, já que várias destas doenças podem acometer o pulmão. Uma biópsia sempre deve ser realizada para afastar uma doença neoplásica.

Bibliografia consultada

1. Dean CM, Sataloff RT, Hawkshaw MJ, et al. Laryngeal sarcoidosis. J Voice. 2002;16(2):283-8.

2. Delcey V, Morgand M, Lopes A, et al. [Prevalence of granulomatous lesions in minor salivary gland biopsy in a case series of 65 patients with tuberculosis]. Rev Med Interne. 2016;37(2):80-3.

3. Neves DP. Parasitologia Humana. 12.ed. São Paulo: Atheneu, 2012.

4. El Ayoubi F, Chariba I, El Ayoubi A, et al. Primary tuberculosis of the larynx. Eur Ann Otorhinolaryngol Head Neck Dis. 2014;131(6):361-4.

5. Pereira GFM. Boletim Epidemiológico - Sífilis. Ministério da Saúde - Secretaria de Vigilância em Saúde - Departamento de DST, Aids e Hepatites Virais, 2012. Ano I - no 1. [Internet] [Acesso em 26 mar 2017]. Disponível em: http://www.aids.gov.br/sites/default/files/anexos/publicacao/2015/57978/_p_boletim_sifilis_2015_fechado_pdf_p___18327.pdf

6. Handler MZ, Patel PA, Kapila R, et al. Cutaneous and mucocutaneous leishmaniasis: Clinical perspectives. J Am Acad Dermatol. 2015;73(6):897-908; quiz 909-10.

7. Klein AM, Tiu C, Lafreniere D. Malignant mimickers: chronic bacterial and fungal infections of the larynx. J Voice. 2005;19(1):151-7.

8. Lahav G, Lahav Y, Ciobotaro P, et al. Laryngeal syphilis: a case report. Arch Otolaryngol Head Neck Surg. 2011;137(3):294-7.

9. Lee PY, Adil EA, Irace AL, et al. The presentation and management of granulomatosis with polyangiitis (Wegener's Granulomatosis) in the pediatric airway. Laryngoscope. 2017;127(1):233-40.

10. Marques SA. Paracoccidioidomycosis. Clin Dermatol. 2012;30(6):610-5.

11. Morales-Munera CE, Fuentes-Finkelstein PA, Vall Mayans M. Update on the diagnosis and treatment of syphilis. Actas Dermosifiliogr. 2015;106(1):68-9.

12. No JH. Visceral leishmaniasis: Revisiting current treatments and approaches for future discoveries. Acta Trop. 2016;155:113-23.

13. Saúde MRD. Panorama da tuberculose no Brasil Indicadores epidemiológicos e operacionais. 1.ed. 2014. p.1-92.

14. Tiseo D, Tosone G, Conte MC, et al. Isolated laryngeal leishmaniasis in an immunocompetent patient: a case report. Infez Med. 2008;16(4):233-5.

15. Wojciechowska J, Krajewski W, Krajewski P, et al., Granulomatosis With Polyangiitis in Otolaryngologist Practice: A Review of Current Knowledge. Clin Exp Otorhinolaryngol. 2016;9(1):8-13.

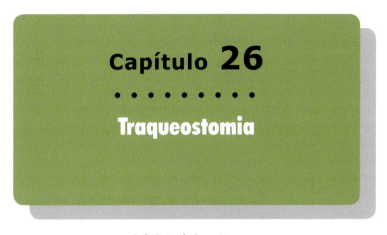

Carla Freire de Castro Lima

Definição

O termo traqueostomia é o mais comumente utilizado, e se refere a abertura da traqueia em comunicação com a pele do pescoço e introdução de uma cânula que permite o fluxo de ar.

Indicações

» Entubação naso ou orotraqueal prolongada (superior a 10 ou 14 dias). Diminui a chance de estenose traqueal, permite desmame precoce da ventilação mecânica pois diminui a resistência da via aérea e reduz a necessidade de sedação, facilita a higiene broncopulmonar, diminui o risco de pneumonia associada a ventilação mecânica.
» Associada procedimentos cirúrgicos em que há a possibilidade de dificuldade ventilatória.
» Apneia obstrutiva do sono com dessaturações.

- » Em portadores de tumores avançados de cabeça e pescoço ou paralisia bilateral de pregas vocais.
- » Proteção de vias aéreas associada a doenças neurológicas.
- » Trauma com lesões na face, pescoço ou tórax.

As indicações mais comuns de traqueostomia estão relacionadas à necessidade de ventilação mecânica prolongada, representando 2/3 das indicações, e lesões neurológicas que necessitam de garantia de via aérea e/ou ventilação mecânica.

Técnica cirúrgica

- » O paciente deve estar em posição supina com extensão moderada do pescoço.
- » A incisão cutânea na traqueostomia eletiva é transversa no nível do segundo e terceiro anéis traqueais. Deve ter entre 2 cm e 3 cm e é realizada na linha média entre a cartilagem cricoide e a fúrcula esternal. Em traqueostomias de urgência, é recomendada uma incisão vertical que inicia na cartilagem cricoide e se estende 3 cm inferiormente.
- » Incisão cutânea e subcutânea, elevação de retalhos e exposição de músculos pré-laríngeos (esterno-hioideo e esterno-tireóideo).
- » Abertura da rafe mediana do pescoço exposição da fáscia cervical profunda.
- » Abertura da fáscia expondo o istmo da tireoide e os anéis traqueais.
- » O istmo da tireoide pode ser retraído superiormente ou ligado e ressecado.
- » Injeção intratraqueal de aproximadamente 1 mL de lidocaína a 2%.
- » Incisão com bisturi entre o segundo e terceiro anéis traqueais em forma de "U", "T" ou "H" ou ressecção de porção anterior do anel traqueal.
- » Suturas de segurança podem ser posicionadas na traqueia para tracioná-la anteriormente e evitar falso trajeto em caso de necessidade de troca ou reposicionamento da cânula.

- » Remoção da cânula orotraqueal e colocação da cânula de traqueostomia na luz traqueal com posterior insuflação do balonete.
- » Fixação da cânula com cadarço e/ou pontos na pele.

Figura 26.1 Imagem mostrando pontos de referência para incisão da pele: a – cartilagem tireoide, b – cartilagem cricoide e c – fúrcula esternal. Em vermelho, marcações das incisões transversa (traqueostomia eletiva sob anestesia geral) e vertical (traqueostomia de urgência com anestesia local).

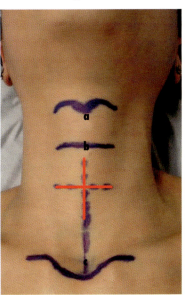

Fonte: Acervo do autor.

Cuidados pós-operatórios
- » É mandatória a aspiração traqueal ao fim do procedimento.
- » Toda a aspiração deve ser realizada com sondas estéreis.
- » Deve ser mantida nebulização com umidificação contínua.

> Após a traqueostomia, deve ser realizado RX de tórax para avaliar se a cânula foi corretamente locada e avaliar complicações como enfisema subcutâneo e/ou do mediastino e pneumotórax.
> A fixação da cânula deve ser feita com cadarços limpos ou cintas desenhadas para fixação de traqueostomias, verificando-se o adequado funcionamento da cânula (evidência de fluxo aéreo pela cânula).

Complicações

Complicações imediatas	Complicações precoces	Complicações tardias
Hemorragia	Hemorragia	Estenose traqueal
Broncoaspiração	Pneumotórax	Granuloma
Embolia aérea	Decanulação acidental	Traqueomalácia
Perda da via aérea	Disfagia	Pneumonia
Hipoxemia/hipercarbia	Infecção do estoma	Broncoaspiração
Dano à traqueia	Enfisema subcutâneo	Fístula traqueoarterial
		Fístula traqueoesofágica
Morte		Decanulação acidental
		Disfagia

Traqueostomia percutânea

A traqueostomia percutânea é realizada através de dilatação progressiva guiada por broncoscopia flexível. Suas vantagens incluem maior rapidez do procedimento e maior facilidade de realização do procedimento a beira do leito em UTI. É contraindicada na impossibilidade de hiperextensão do pescoço, pacientes com pescoço curto, em caso de coagulopatias e patologia ou infecção da traqueia ou tireoide.

Cricotireostomia

Procedimento de execução mais simples e rápida indicado em emergências com desconforto respiratório intenso e insuficiência respiratória aguda. É realizada punção com agulha grossa ou abertura com bisturi entre as cartilagens tireoide e cricoide até que se adentre a porção subglótica da laringe. Usualmente é seguida por traqueostomia. Não é recomendada em crianças menores de 12 anos pelo risco de lesão das pregas vocais.

Bibliografia consultada

1. Cheung NH, Napolitano LM. Tracheostomy: Epidemiology, Indications, Timing, Technique, and Outcomes. Respir Care. 2014;59(6):895-919.
2. Scurry W, Cooper MCGINN, Johnathan D. Operative tracheotomy. Operat Techniq Otolaryngol Head Neck Surg. 2007;18(2):85-9.
3. Utiyama EM, Rasslan S, Birolini D. Procedimentos básicos em cirurgia. 2.ed. Barueri: Manole, 2012.

Capítulo 27

Faringoamigadalites e hipertrofia de adenoide

Abilene Vaz Sacramento Pinho Lucas

Introdução

As doenças infecciosas são um dos motivos mais comuns de consulta ao médico, sobretudo em prontos-atendimentos. Destas, 70% correspondem a infecções do trato respiratório, em especial as faringotonsilites. Nos Estados Unidos, se estima que essa condição corresponda a mais de 40 milhões de consultas por ano. Segundo Llor *et al.*, das prescrições médicas de antibióticos na população estudada, 88,9% foram para o tratamento de amigdalites, ficando atrás apenas das pneumonias. A incidência é maior dos 3 aos 15 anos, sem predileção por sexo.

As tonsilas palatinas, as tonsilas faríngeas (adenoides) e as tonsilas linguais são conhecidas como anel de Waldeyer e fazem parte do tecido linfoide associado a mucosa MALT *(mucosa-associated lymphoid tissue)*. Esse "anel" de tecido linfoide é encontrado na entrada do trato aerodigestivo superior. Como tal, as tonsilas e as adenoides são a primeira linha de defesa do corpo para a proteção das vias aéreas inferiores e do trato gastrointestinal, bem como para o desenvolvimento da memória antigênica pelo hospedeiro.

Segundo dados epidemiologicos mundiais, a prevelência de faringite estreptococica atinge índices de 15% a 30% em crianças e adolescentes e 5% a 10% em adultos.

Definição

É todo processo inflamatório/infecioso que acomete a mucosa faríngea e do tecido linfoide do anel de Waldeyer, podendo estratificar o tipo de tecido acometido.

Essas estruturas podem ser a sede de uma gama de processos patológicos (infecciosos, hiperplásicos, tumorais e hematológicos), sendo mais comuns os infecciosos, uma vez que são os primeiros tecidos linfoides a entrar em contato com partículas exógenas presentes no fluxo aerodigestivo.

Etiopatogenia

A cavidade oral é colonizada por microrganismos (flora normal); em determinadas situações como queda da imunidade, perda da barreira, estas podem se tornar patogênicas.

A flora normal cria um equilíbrio entre bactérias da orofaringe e rinofaringe agindo na inibição do crescimento ou na aderência de outras bactérias. Alterações do equilíbrio da mesma, decorrente do uso inadequado de antibióticos, corticoides ou de forma espontânea, podem levar à proliferação de bactérias patogênicas gerando doença (Tabela 27.1).

Tabela 27.1 Patógenos responsáveis por faringotonsilites.

Bactérias

1. Aeróbias: estreptococos beta-hemolíticos do grupo A; *estreptococcus* dos grupos C, D e G; *Haemophilus influenzae* tipo B não tipável, *Streptococcus pneumoniae, Moraxella catarrhalis, Staphylococcus aureus, Neisseria* sp, *Mycobacterium* sp.
2. Anaeróbios: *Bacterioides, Peptostrepcoccus* sp, *Actinomyces* sp.

(Continua)

Tabela 27.1 (*Continuação*)

Vírus
Epstein-Barr, adenovírus, *Influenzae* A e B, herpes *simplex*, Vírus Sincicial Respiratório, *Parainfluenzae*.

Outros:
Candida albicans, micobactérias atípicas.

Fonte: Di Francesco RC. Rev Bras Otorrinolaringol 2004.

A maioria dos episódios de faringoamigdalites aguda é da causa viral. Infecções bacterinas estão presentes em 15% a 30% dos casos, sendo o estreptococos beta-hemolíticos do grupo A (SGA) o principal agente bacteriano.

Apresentação clínica

Tonsilas palatinas

a) **Amigdalite aguda:** febre, dor de garganta, disfagia, adenomegalia cervical com hiperemia de amígdalas, podendo haver exsudato.

b) **Amigdalite aguda recorrente:** episódios recorrentes ou frequentes de infecções agudas que acometem tonsilas palatinas, faríngeas ou mucosa de faringe.

c) **Amigdalite crônica:** dor de garganta crônica, halitose, cálculos amigdalianos excessivos, edema periamigdaliano e adenopatia cervical amolecida persistente.

d) **Hiperplasia amigdaliana:** roncos, apneia obstrutiva do sono, disfagia, voz hipernasal. Em casos extremos, se associada com obstrução nasal e muito intensa (quadro agudo), pode causar insuficiência respiratória aguda.

As anginas de origem viral correspondem a 75% das faringoamigdalites agudas em crianças abaixo de 2 anos e diminuem após a puberdade, tanto em casos isolados como recorrência.

Dentre os vírus, o adenovírus é o patógeno mais frequente (20%). São agentes também os rinovírus, coronavírus, influenza, parainfluenza e vírus sincicial respiratório.

As infecções causadas pela maioria dos vírus se apresentam com febre, exsudato na faringe e tonsilas, mialgia, obstrução nasal e coriza. Têm curso limitado e melhora espontânea, sendo indicados cuidados com estado geral, hidratação e sintomáticos.

Mononucleose infecciosa

A mononucleose infecciosa é uma doença sistêmica que acomete principalmente a 2ª e a 3ª década de vida em países desenvolvidos (em países em desenvolvimento, acomete uma faixa etária menor), sendo que os sintomas são mais brandos quando menor a idade.

O Tratado de Otorrinolaringologia Segunda Edição não considera a terminologia síndrome mononucleose símile, indicando EBV, CMV, toxoplasma, adenovírus e hepatite como causas de mononucleose infecciosa.

Existem outras patologias de causas virais que podem simular um quadro de mononucleose infecciosa (síndrome mononucleose símile) devendo ser sempre investigados: HIV agudo, sífilis secundária, rubéola, toxoplasmose, citomegalovirose, adenovírus, hepatites e doença de Chagas aguda.

A mononucleose é causada pelo vírus Epstein-Barr (EBV). O EBV é um vírus da família *Herpesviriadae* que apresenta tropismo particular por linfócitos B, provocando a multiplicação destas. O processo é seguido por um aumento no número de linfócitos T citotóxicos atípicos, sendo a resposta imune celular a responsável por conter o processo. Em indivíduos imunossuprimidos, a resposta imune celular é limitada e pode causar uma variedade de distúrbios linfoproliferativos.

O período de incubação varia de 30 a 45 dias, e o período de transmissibilidade pode durar de meses a anos e tem duração média de duas a quatro semanas. A reatividade sorológica para EBV na população global é de 80% a 95% dos adultos.

A transmissão ocorre principalmente pela saliva ou contato próximo, sendo conhecida popularmente como a "doença do beijo". A mononucleose caracteriza-se por um pródromo de mal-estar e coriza seguida por angina, febre e linfadenomegalia. A febre pode ser alta e acompanhada de astenia intensa. Ao exame, as tonsilas estão hipertrofiadas, eritematosas, podendo apresentar exsudato branco amarelado na superfície e nas criptas.

Caso se apresente na forma pseudomembranosa, as pseudomembranas recobrem as amígdalas, mas não atingem a úvula. Edema de úvula e de palato são sinais característicos da mononucleose infecciosa. Adenomegalia cervical posterior, principalmente. Podem ser encontrados outros sinais sistêmicos, hepatomegalia (30% a 50%) e esplenomegalia (50%), principalmente em crianças com menos de 4 anos de idade. A evolução do quadro clínico geralmente é benigna, a febre e a faringite persistem, em média, por 2 semanas, enquanto a adenopatia, astenia e organomegalia podem se prolongar até seis semanas.

O diagnóstico da doença é realizado pelo quadro clínico associado aos resultados de exames laboratoriais: linfocitose ao hemograma (linfócitos > 50% da população de leucócitos), com linfócitos atípicos (10% ou mais do total) e discreto aumento de transaminases. Pode ser realizado teste sorológico de Paul-Bunnel-Davidson, pesquisa de anticorpos heterófilos de classe IgM, (positivo após 10 a 20 dias de doença, com sensibilidade de 90% e especificidade de 98%) ou pesquisa de anticorpos (Ac) IgM ou IgG contra antígenos do capsídeo viral (anti-VCA). Os Ac IgM podem ser detectados desde o início do quadro clínico, atingindo seu pico em 4 a 6 semanas. Em alguns doentes pode ocorrer uma forma de portador do EBV, com manutenção da produção de anticorpos (IgG) no organismo. Os níveis de anticorpos IgM anti-VCA >1:10 e IgG anti-VCA >1:320 evidenciam infecção aguda ou recorrente.

O tratamento é baseado em terapias de suporte, como hidratação e analgesia, além de repouso pelo risco de rotura esplênica. Muitas vezes acontecem infecções bacterianas secundárias que necessitam de antibioticoterapia.

Faringoamigdalite bacteriana

O *Streptococcus pyogenes* (estreptococo beta-hemolítico do grupo A – SGA) é responsável por cerca de 20% das faringotonsilites agudas em crianças e adolescentes. O *Streptococcus pyogenes* C e G também podem causar infecção das tonsilas, no entanto sem as consequências do SGA.

O *Mycoplasma pneumoniae* é comum em adultos jovens, cursando com faringotonsilite, cefaleia e sintomas respiratórios baixos (especialmente tosse).

Outras bactérias, como *Staphylococcus aureus*, *Haemophilus* sp, *Moraxella catarrhalis*, são, por vezes, responsáveis por recaídas de infecções estreptocócicas e atuariam produzindo beta-lactamase, enzimas inativadoras de penicilinas, o que pode dificultar a erradicação dos estreptococos piogênicos durante a terapêutica com beta-lactâmicos. Esses agentes são atualmente excluídos como patógenos primários de infecções faríngeas, mas especula-se sobre a possibilidade de estarem associados a infecções persistentes ou recorrentes das tonsilas.

Streptococcus pyogenes *beta-hemolítico do grupo A*

O SGA é responsável por 20% das faringotonsilites agudas em crianças e adolescentes, principalmente entre 5 e 15 anos. Em menores de 2 anos há baixa ocorrência de tonsilite por SGA, devido ao número reduzido de receptores para *Strepcoccus spp* na faringe dos lactente e passagem de transplacentária de anticorpos.

Infecção estreptocócica tem pico de incidência durante inverno e primavera. A transmissão ocorre por gotículas. O período de incubação de quatro dias.

As infecções por SGA podem evoluir com complicações supurativas e não supurativas.

Cerca de 20% da população é portadora assintomática do *Streptococcus pyogenes* do grupo A (cultura positiva para SGA com sorologia negativa – ASLO). A presença da condição de portador isoladamente não é indicação de tratamento. No entanto, algumas circunstâncias tornam o tratamento desejável como história familiar de febre reumática ou glomerulonefrite aguda, pessoas que trabalham em hospitais, portadores que frequentam escolas em que há epidemia de infecção por SGA e aqueles em qe há disseminação da doença em ping-pong na família.

Faringoamigdalite estreptocócica

A faringite aguda causada pelo estreptococo do grupo A é a causa mais comum de faringites bacterianas em crianças com idade entre 5 e 15 anos. Através de análise epidemiológica, o Ministério da Saúde do Brasil estima anualmente 6 milhões de novos casos de faringites estreptocócicas (2000).

A alta frequência e o risco potencial de complicações tardias em crianças fazem da faringotonsilite estreptocócica um importante problema de saúde pública.

As características do quadro clínico deste tipo de faringoamigdalite são o início súbito dos sintomas que incluem a dor de garganta, inicio súbito, febre acima de 38,5 ºC, cefaleia, náuseas e odinofagia intensa, podendo haver otalgia referida, pela proximidade do nervo glossofaríngeo. Crianças podem manifestar-se também com náuseas e vômitos, além de dor abdominal, sugerindo quadro de linfadenite mesentérica associada.

O exame físico mostra hiperemia e hipertrofia de tonsilas com ou sem exsudato, petéquias em palato e nódulos linfáticos anteriores dolorosos à palpação, na ausência de sintomas virais (coriza, rouquidão, tosse e diarreia).

Apesar do diagnóstico da faringoamigdalite aguda bacteriana ser basicamente clínico, é possível a utilização de métodos diagnósticos para a confirmação da etiologia estreptocócica.

A cultura de orofaringe é considerada o padrão ouro, mas apresenta como desvantagem o tempo prolongado (18 a 48 horas) para obtenção do resultado do exame e com isso a espera para aintrodução da medicação adequada.

Outros testes para detecção do estreptococo, como **ELISA**, imunoensaios ópticos ou sondas de DNA, apresentam a vantagem do diagnóstico rápido, cerca de 15 minutos. Essas provas se apresentam na forma de kits e podem ser realizadas no consultório. Quando comparados à cultura de orofaringe, apresentam sensibilidade de 30% a 90% e especificidade de 95%, tendo, portanto, um valor elevado de falsos-negativos. Na prática clínica, a solicitação da dosagem dos anticorpos antiestreptolisina O, anti-hialuronidase, anti-DNAse e a antiestreptoquinase é de pouca utilidade, pois seus títulos só se elevam duas ou três semanas após a fase aguda.

De acordo com o Tratado de Otorrinolaringologia Segunda Edição, não é recomendada a realização de testes em crianças com manifestações altamente sugestivas de infecção viral (conjuntivite, tosse, rouquidão, coriza, úlceras orais). Em adultos recomenda-se realizar o teste naqueles que apresentem dois critérios de Centor (febre, ausência de tosse, linfonodomegalia cervical anterior e exsudato tonsilar).

Tratamento

Antibioticoterapia deve ser utilizada por 10 dias para completa erradicação dos estreptococos. Medidas de suporte incluem hidratação oral, analgésicos, antitérmicos e o uso de antiinflamatórios não-hormonais e corticoides.

Grande parte dos autores ainda advoga o uso de penicilina e derivados como primeira escolha no tratamento de amigdalites não complicadas (Bisno, 2001). A penicilina G benzatina pode ser usada em dose única de 600.000 UI (peso < 20 kg) e 900.000 UI a 1.200.000 UI (peso > 20 kg). A amoxicilina é a droga mais usada por via oral, na dose de 40 mg/kg/dia por 10 dias (Tabela 27.2).

Tabela 27.2 Penicilinas e derivados – primeira escolha em amigdalites não complicadas.

Penicilina G Benzatínica	600.000UI a 1.200.000 IM dose única
Amoxicilina	40 a 50 mg/kg/dia de 7 a 10 dias
Amoxicilina + ácido clavulânico	40 a 50 mg/kg/dia de 7 a 10 dias
Macrolídeos pacientes alérgicos à penicilina	
Cefalosporina e clindamicina	

Fonte: Di Francesco RC. Rev Bras Otorrinolaringol 2004.

Em caso de suspeita de germes produtores de beta-lactamase (*Haemophilus influenzae* e *Moraxella catarrhalis*), preconiza-se o uso de amoxicilina associado ao ácido clavulânico, cefalosporina de 2º geração ou clindamicina, apesar de ainda não haver consenso quanto qual a melhor conduta nesses casos. Em pacientes alérgicos à penicilina, utiliza-se cefalosporinas (cefalexina, cefuroxima, cefadroxil), clindamicina ou macrolídeos (eritromicina, azitromicina, claritromicina). Vale ressaltar que 20% dos pacientes com alergia a penicilina também serão alérgicos às cefalosporinas. Em crianças com reação imediata (tipo anafilaxia) à penicilina, não devem ser tratadas com cefalosporina.

Complicações da faringoamigdalite estreptocócica

Complicações não supurativas

Escarlatina: infecção estreptococcica associada a eritema cutaneo (micropápulas róseas em parte ântero-superior do tórax, se estendendo rapidamente ao restante do tronco e aos membros) sinal de Filatov consiste em palidez perioral. Enquanto o Sinal de Pastia denota o surgimento, em linhas de flexão de petéquias e hiperpigmentação, ambos sendo característicos dessa doença.

Febre reumática (FR): é a principal causa de cardiopatia, adquirida na infância e na adolescência. Os critérios de Jones modificados podem ser utilizados como guia para o diagnóstico de FR, analisando-se criticamente cada caso. Sendo assim, pode ser diagnosticada FR quando existem dois critérios maiores ou um critério maior e dois menores, associados à evidência de infecção estreptocócica.

Síndrome do choque tóxico estreptocócico: ocorre após infecção ou colonização estreptocócica de qualquer sítio (pele, mucosas e tecidos moles). Compreende hipotensão associada a pelo menos dois dos seguintes: insuficiência renal, coagulopatia, anormalidades de função hepática, síndrome da angústia respiratória do adulto, necrose tecidual extensa e exantema macular generalizado.

Complicações supurativas

» Abscesso periamigdaliano;
» Abscesso tonsilar;
» Abscesso parafaríngeo;
» Infecções do espaço retrofaríngeo.

Dependendo do espaço acometido, pode ser observado trismo, secundário ao comprometimento dos músculos pterigoides, odinofagia e restrição da mobilidade cervical.

Exames complementares de imagem e tomografia computorizada com contraste definem os espaços acometidos bem como a abordagem; baseando no princípio fundamental de drenagem e antibioticoterapia.

Angina de Plaut-Vincent

Causada pela simbiose entre o bacilo fusiforme *Fusobacterium plautvincenti* e o *Espirilo spirochaeta dentuim*, saprófitos normais da cavidade bucal, que adquirem poder patogênico quando associados. A má higiene bucal e o mal estado dos dentes e gengivas facilitam tal associação. O diagnóstico é sugerido pela unilateralidade das lesões e pela presença de lesões gengivais concomitantes próximas ao terceiro molar superior e confirmado pelo achado bacterioscópico fusoespiralar, presença de lesão ulcerosa unilateral nas amígdalas, devemos considerar como diagnóstico diferencial: cancro sifilítico e tumor de amígdalas

Indicações de amigdalectomias

Amigdalites de repetição. Não há consenso sobre a indicação de amigdalectomia por infecções recorrentes. Paradise *et al.* sugeriram os seguintes critérios, que são amplamente utilizados:

Frequência # 7 ou mais episódios em 1 ano ou
5 ou mais episódios por ano, em 2 anos consecutivos ou
3 ou mais episódios por ano, em 3 anos consecutivos

Hipertrofia de adenoide

A tonsila faríngea é uma massa de tecido linfoide localizada na região posterossuperior da nasofaringe. Seu suprimento sanguíneo provém das artérias faríngea e palatina ascendente, artéria do canal pterigoide, ramo faríngeo da artéria maxilar e ramo cervical ascendente do tronco tireocervical.

Devido à sua localização, adenoides aumentadas podem causar obstrução nasal e estase de secreção nasossinual com a proliferação de microorganismos, e maior exposição a antígenos, o que, por sua vez, tende a fazer aumentar ainda mais seu tamanho.

Tonsilas faríngeas

a) adenoidite aguda: com cararacteristicas similares de IVAS generalizada, ou mesmo de rinossinusite bacteriana. Apresenta-se com febre, rinorreia, obstrução nasal e roncos, que desaparecem com o término do processo infeccioso.

b) Adenoidite aguda recorrente: entre 4 ou mais episódios de adenoidite aguda em 6 meses. Pode ser difícil de diferenciar de sinusite aguda recorrente.

c) Adenoidite crônica: rinorreia constante, halitose, secreção em orofaringe e congestão crônica podem significar adenoidite crônica. A associação com OMS (otite media serosa) é sugestiva de adenoidite. Uma das causas da adenoidite crônica é o refluxo faringo-laríngeo, que deve ser investigado nos quadros de tosse noturna, disfonia, asma e eructação associados à inflamação da faringe e edema de palato.

d) Hiperplasia adenoidiana: obstrução nasal crônica (com roncos e respiração bucal), rinorreia e voz hiponasal.

Diagnóstico

O diagnóstico de hipertrofia de tonsila faríngea pode ser realizado pela palpação da rinofaringe com o paciente anestesiado, no momento da cirurgia, pela rinoscopia posterior (em desuso), nasofibroscopia rígida ou flexível e pela radiografia do cavum. Esse método, considerado barato e inócuo, apresenta limitações. O paciente deve estar corretamente posicionado (perfil na inspiração); caso contrário, o exame poderá ser interpretado erroneamente.

Indicações de adenoidectomia

» Rinossinusite recorrente/crônica.
» Otite média serosa.

- » Obstrução de VAS com amígdalas palatinas com tamanho nitidamente reduzido.
- » Suspeita de neoplasias.

Existem contraindicações para realização do procedimento:

- » Fenda palatina: indica uma maior probabilidade de desenvolvimento de insuficiência velofaríngea após a cirurgia, constituindo-se uma contraindicação relativa.
- » Anemia e discrasias sanguíneas.
- » A idade do paciente é de pouca importância para a realização da adenoidectomia, podendo ser realizada desde os primeiros meses de vida; entretanto, o período mais favorável é entre os 2 e 4 anos de vida.

Faringoamigadalites e hipertrofia adenoideana são patologias que acometem principalmente a população pediatrica, tendo efeito sobre os diferentes orgãos e sistemas bem como a qualidade de vida das mesmas. Seu diagnóstico e tratamento adequado minimiza tanto custos socioeconômicos quanto como garante qualidade de vida para os pacientes e familiares.

Bibliografia consultada

1. Afman CE, Welge JA, Steward DL. Steroids for post-tonsillectomy pain reduction: meta-analysis of randomized controlled trials. Otolaryngol Head Neck Surg. 2006 Feb;134(2):181-6.
2. Almeida ER, Campos VAR, Sih T, et al. Faringotonsilites - Aspectos Clínicos e Cirúrgicos. Arch Otolaryngol. 2000;70:53-60.
3. Almeida ER, Rezende VA, Butugan O. Anel linfático de Waldeyer: aspectos imunológicos. Rev Bras Otorrinolaringol. 1998;64:507-12.
4. American Thoracic Society. Cardiorespiratory sleep studies in children: establishment of normative data and polysomnographic predictors of morbidity. Am J Respir Crit Care Med. 1999;160:1381-7.
5. Araujo BC, Imamura R, Sennes LU, et al. Papel do teste de detecção rápida do antígeno do estreptococcus beta-hemolítico do grupo a em pacientes com faringoamigdalites. Rev Bras Otorrinolaringol. 2006 jan-fev;72(1):12-6.

6. Bailey - Head & Neck Surgery – Otolaryngology. 4.ed. Philaldephia: LWW, 2013.
7. Balbani APS, Montovani JC, Carvalho LR. Faringotonsilites em crianças: visão de uma amostra de pediatras e otorrinolaringologistas. Rev Bras Otorrinolaringol. 2009 fev;75(22):139-46.
8. Balbani APS, Weber SAT, Montovani JC. Update in obstructive sleep apnea syndrome in children. Rev Bras Otorrinolaringol. 2005;71(1):74-80.
9. Bhattacharyya N, Kepnes LJ, Shapiro JO. Efficacy and Quality-of-Life Impact of Adult Tonsillectomy. Arch Otolaryngol Head Neck Surg. 2001 Nov;127(11):1347-50.
10. Burton M. Tonsillectomy. Arch Dis Child. 2003 Feb;88(2):95-6.
11. Capper R, Canter RJ. Is there agreement among general practitioners, paediatricians and otolaryngologists about the management of children with recurrent tonsillitis? Laryngoscope. 2002 August;112(8 S2):6-32.
12. Carneiro LEP, Neto GCR, Camera MG. Efeito da Adenotonsilectomia sobre a Qualidade de Vida de Crianças com Hiperplasia Adenotonsilar. Arq Int Otorrinolaringol. 2009;13(3):270-6.
13. Di Francesco RC, For tes FSG, Komatsu CL. Melhora da qualidade de vida em crianças após adenoamigdalectomia. Rev Bras Otorrinolaringol. 2004;70:748-51.
14. Snell RS. Anatomia Clínica para Estudantes de Medicina. 5.ed. Rio de Janeiro: Guanabara Koogan, 1999. p.706-8.
15. Tratado de Otorrinolaringologia. 2.ed. Vol 4, 2011.
16. II Manual of Pediatric Otorhinolaryngology - IAPO/IPOS, 2001.

Site
1. Amigdalites. [Internet] [Acesso em 26 mar 2017]. Disponível em: www.moreirajr.com.br/revistas.asp?fase=r003&id_materia=4458

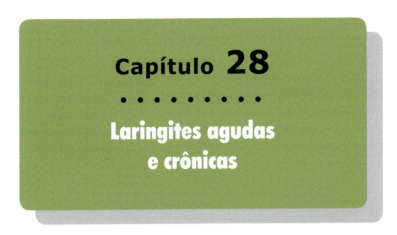

Capítulo 28
Laringites agudas e crônicas

Karen Kaori Handa

Introdução

O termo laringite se refere a todos os processos inflamatórios que acometem a mucosa laríngea. A apresentação clínica é muito variada e depende da sua causa, do grau da agressão ao aparelho laríngeo, da região acometida e da idade do paciente. Os pacientes podem apresentar um ou mais dos seguintes sintomas: disfonia, odinofonia, disfagia, odinofagia, tosse, dispneia ou estridor.

As laringites podem ser classificadas em agudas ou crônicas, dependendo do tempo de duração. As formas agudas e benignas duram em média 8 dias e a agressão aguda da laringe leva à vasodilatação, edema e infiltrado leucocitário, manifestando-se clinicamente por exsudato e eritema do epitélio. Nos casos crônicos, em que o agente agressor persiste, ocorrem hipertrofia e metaplasia do epitélio com fibrose dos tecidos adjacentes, podendo levar a alterações permanentes na função laríngea. Neste capítulo, dividiremos as doenças em laringites agudas, laringites crônicas inespecíficas e laringites crônicas infecciosas, com ênfase nas laringites agudas.

Laringites agudas

São todos os processos inflamatórios e infecciosos que acometem a mucosa laríngea. Em sua maioria, possuem quadros benignos e autolimitados. Nas formas dispneicas, o diagnóstico precoce e a instituição do tratamento correto são importantes, principalmente para o paciente pediátrico, em virtude de suas características histológicas e anatômicas, que fazem com que pequenas alterações estruturais possam causar grandes alterações funcionais.

Laringite catarral aguda

Uma das formas mais comuns de laringites agudas, ocorre de forma súbita após resfriado comum ou nasofaringite. O paciente apresenta dor e sensação de constrição na laringe, associada a tosse seca, que se torna produtiva. Evolui posteriormente com disfonia ou afonia. Pode aparecer febre baixa ou permanecer afebril. O paciente apresenta estado geral bom e evoluiu com melhora progressiva após 48h de tratamento e cura total em cerca de 8 dias.

A etiologia bacteriana é a mais comum (*Moraxella catarrhalis* ou *Haemophilus influenzae*), porém pode também ser causada por vírus (rinovírus, corona vírus ou reovírus).

O diagnóstico é feito por laringoscopia, que revela edema e congestão da mucosa laríngea, principalmente na glote e supraglote. As pregas vocais encontram-se hiperemiadas e recobertas por secreção mucosa espessa.

O tratamento consiste no controle dos fatores predisponentes (refluxo gastroesofágico, etilismo, tabagismo, uso abusivo da voz e exposição a poluentes) e no uso de antibiótico por cerca de 10 dias (amoxicilina-clavulanato, cefalosporinas de terceira geração, macrolídeos). A nebulização com soro fisiológico puro ou associado a corticoide e agentes mucolíticos costuma ser eficiente. Corticoterapia intramuscular ou oral pode ser utilizada nos casos mais graves (dexametasona 0,15 a 0,6 mg/kg).

Crupe viral ou laringotraqueobronquite ou laringotraqueíte

É a maior causa de obstrução de vias aéreas em crianças entre 6 meses e 6 anos. Tem duração de 3 a 7 dias, acomete mais frequentemente crianças do sexo masculino, ocorrendo principalmente no outono e no inverno. De etiologia viral (parainfluenza tipos 1 e 2, vírus sincicial respiratório, rinovírus e enterovirus), manifesta-se inicialmente com congestão nasal, odinofagia, febre baixa, evoluindo após alguns dias com disfonia, tosse do tipo latido e estridor inspiratório.

O diagnóstico é clínico e pode ser complementado com nasofibrolaringoscopia, que evidencia acometimento subglótico com edema acentuado. Cultura viral e sorologia podem ajudar a detectar os agentes etiológicos, porém possuem custos elevados. Radiografia cervical com estreitamento subglótico (sinal da ponta de lápis ou torre de igreja) tem pouco valor, pela elevada porcentagem de falsos positivos e falsos negativos.

O tratamento consiste em umidificação do ar, oxigenioterapia conforme necessidade, uso de corticoesteroide oral ou parenteral (dexametasona 0,15 a 0,6 mg/kg) e adrenalina inalatória nos casos graves (5 mL da mistura do L-isômero de epinefrina 1:1.000). O uso da dexametasona visa evitar o efeito rebote após tempo de ação da adrenalina (2 horas). Antibióticos são usados no caso de suspeita de infecções bacterianas associadas. Pode-se utilizar amoxicilina/clavulanato, cefalosporina oral ou parenteral, quinolonas, macrolídeos ou clindamicina. Sedação é contraindicada, pois pode agravar o quadro. Intubação orotraqueal ou traqueostomia podem ser necessários no caso de agravamento do quadro respiratório a despeito de todas as medidas clínicas.

Epiglotite (supraglotite)

Trata-se de uma infecção aguda de estruturas supraglóticas (epiglote, aritenoides e pregas ariepiglóticas), que pode levar a angústia respiratória. De etiologia bacteriana, sendo o *Haemophilus influenzae* tipo B o agente mais encontrado, teve redução da incidência após a introdução da vacinação contra esse agente.

Em virtude das diferenças anatômicas e histológicas da laringe, o quadro da epiglotite na criança é mais grave do que no adulto. Na criança, inicia-se com odinofagia e febre baixa, progredindo com disfagia, odinofagia intensa (o que leva a sialorreia intensa) e febre alta. Pode-se então instalar um quadro de dispneia grave com estridor inspiratório. O paciente adquire posição típica (posição de tripé): sentado, hiperextensão cervical e boca aberta. Disfonia e tosse são raras. No adulto, o quadro também se instala rapidamente, manifestando-se com acentuada dor de garganta, disfagia com sialorreia, adenopatia cervical, dispneia, disfonia, otalgia (envolvimento das pregas ariepiglóticas e aritenoides), febre e queda do estado geral.

O diagnóstico é confirmado por laringoscopia direta: epiglote edemaciada, de cor vermelho-cereja, edema e hiperemia das aritenoides e pregas ariepiglóticas. Radiografia cervical em perfil e o hemograma trazem poucos benefícios. É fundamental manter a criança calma e sentada, evitando ao máximo estimular a criança com uso de abaixador de língua ou aspiradores, a fim de não agravar o edema da epiglote.

O tratamento deve ser em ambiente hospitalar, com monitorização contínua de parâmetros hemodinâmicos e respiratórios, devendo o médico ter ao seu alcance todo o material necessário para intervenção de emergência (intubação orotraqueal e traqueostomia). O tratamento clínico consiste em suplementação de oxigênio, umidificação, hidratação, corticoterapia (dexametasona intramuscular) e antibioticoterapia (ceftriaxona). Inalação com adrenalina pode ser útil, mas seu uso é controverso.

Crupe espasmódico ou laringite estridulosa ou falso crupe

De evolução benigna, manifesta-se por dispneia de instalação súbita e ocorre quase sempre à noite. A criança vai dormir em boas condições e acorda durante a noite com quadro de sufocação, sinais de desconforto respiratório, respiração ruidosa com estridor, tosse rouca, sudorese intensa, agitação e ausência de febre. O quadro dura alguns minutos ou poucas horas e cessam progressivamente, permanecendo por vezes somente um quadro de tosse rouca residual por alguns dias. Pode haver recidiva no mesmo dia ou nos dias subsequentes.

A etiologia é incerta, podendo ser de origem viral, bacteriana, alérgica, psicológica, refluxo gastroesofagiano ou obstrutiva, já que muitas dessas crianças apresentam hipertrofia adenoideana e respiração bucal.

O diagnóstico é clínico e visualiza-se edema subglótico com pregas vocais normais na nasofibrolaringoscopia.

O tratamento consiste em umidificação do ar, manutenção da criança em ambiente calmo e tranquilização da família sobre a benignidade da doença. Em casos de sintomatologias mais graves, é indicado o uso de corticoesteroide (dexametasona intramuscular ou oral).

Coqueluche

Doença de notificação compulsória, é causada pela *Bordetella pertussis*. A transmissão ocorre principalmente pelo contato direto com pessoa doente, através de gotículas de secreção da orofaringe. Em casos raros pode ocorrer a transmissão por fômites. O período de incubação é, em média, de 5 a 10 dias, podendo variar de 1 a 3 semanas e, raramente, até 42 dias. O período de transmissão se estende de 5 dias após o contato com um doente até 3 semanas após o início dos acessos de tosse típicos da doença, sendo a maior transmissibilidade da doença na fase catarral. Em lactentes menores de 6 meses, o período de transmissibilidade pode prolongar-se por até 6 semanas após o início da tosse. O paciente deve permanecer em isolamento respiratório durante o período de transmissão da doença.

A coqueluche no indivíduo não imunizado é caracterizada por 3 fases:

» **Fase catarral:** duração de 1 a 2 semanas; inicia-se com manifestações inespecíficas (febre baixa, mal-estar geral, coriza, tosse seca), seguidas pela instalação gradual de surtos de tosses.
» **Fase paroxística:** em geral, afebril ou febre baixa. Apresenta como manifestação típica os paroxismos de tosse seca (tosses seguidas de uma única inspiração, denominado "guincho"). Essa fase dura de 2 a 6 semanas

» **Fase de convalescença:** redução gradual da frequência e da gravidade da tosse. Essa fase persiste por 2 a 6 semanas e, em alguns casos, até por 3 meses.
» **Definição de caso em situações endêmicas:**
— Caso suspeito (Tabela 28.1).

Tabela 28.1 Definição de caso suspeito.

Menor de 6 meses de idade	Todo indivíduo que, independentemente do estado vacinal, apresente tosse de qualquer tipo há 10 dias ou mais, associada a um ou mais dos seguintes sinais e sintomas: • Tosse paroxística (tosse súbita incontrolável, com tossidas rápidas e curtas – 5 a 10 –, em uma única expiração); • Guincho inspiratório; • Vômitos pós-tosse; • Cianose; • Apneia; • Engasgo.
Maior ou igual a 6 meses	Todo indivíduo que, independentemente do estado vacinal, apresente tosse de qualquer tipo há 14 dias ou mais, associada a um ou mais dos seguintes sinais e sintomas: • Tosse paroxística; • Guincho inspiratório; • Vômitos pós-tosse.

Fonte: Ministério da Saúde. Novas Recomendações para Vigilância Epidemiológica da Coqueluche 2014.

Além disso, acrescentam-se as condições de caso suspeito todo indivíduo que apresente tosse, em qualquer período, com história de contato próximo com caso confirmado de coqueluche, pelo critério laboratorial. Considera-se comunicante todo indivíduo que teve exposição face a face, cerca de um metro ou menos de distância, com um caso suspeito.

— Caso confirmado (Tabela 28.2).

Tabela 28.2 Definição de caso confirmado.

Critério laboratorial	Todo indivíduo que atenda à definição de caso suspeito de coqueluche, com isolamento da *Bordetella pertussis* por cultura ou identificação por PCR em tempo real.
Critério clínico-epidemiológico	Todo indivíduo que atende à definição de caso suspeito e que teve contato com caso confirmado de coqueluche pelo critério laboratorial, no período de transmissibilidade.
Critério clínico	Todo caso suspeito de coqueluche cujo hemograma apresente leucocitose (acima de 20 mil leucócitos/mm^3) e linfocitose absoluta (acima de 10 mil linfócitos/mm^3), desde que sejam obedecidas as seguintes condições: resultado de cultura negativa ou não realizada; inexistência de vínculo epidemiológico (vide item anterior); após realizado diagnóstico diferencial não confirmado de outra etiologia.

Fonte: Ministério da Saúde. Novas Recomendações para Vigilância Epidemiológica da Coqueluche 2014.

Salienta-se que, ao confirmar ou descartar o caso de coqueluche pelo critério clínico, deve-se analisar, concomitantemente à sintomatologia, a idade, a situação vacinal, o período da tosse associado ao de transmissibilidade (21 dias), o resultado de hemograma, e demais informações porventura disponíveis. Essas variáveis não são excludentes entre si.

O hemograma é um exame complementar indicativo, mas não determinante na confirmação ou descarte dos casos suspeitos de coqueluche, pois a situação vacinal pode influenciar no seu resultado.

» Descartado: casos suspeito que não se enquadre em nenhuma das situações descritas anteriormente.
  – Definição de caso suspeito em surtos:

- » Indivíduo com menos de seis meses de idade: todo indivíduo que, independentemente da situação vacinal, apresente tosse há 10 dias ou mais.
- » Indivíduo com idade de seis meses ou mais: todo indivíduo que, independentemente da situação vacinal, apresente tosse há 14 dias ou mais.

Os casos de coqueluche, nessas situações, serão confirmados conforme os critérios de confirmação descritos anteriormente (laboratorial ou clínico-epidemiológico ou clínico).

O tratamento e a profilaxia são feitos com as mesmas drogas e posologias:

- » 1ª escolha: Azitromicina (Tabela 28.3).

Tabela 28.3 Primeira escolha para tratamento e profilaxia de coqueluche.

Idade	Azitromicina – dose
< 6 meses	10 mg/kg 1×/dia/5 dias – preferido para esta faixa etária
≥ 6 meses	10 mg/kg (máximo de 500 mg) 1 tomada no 1º dia e do 2º ao 5º dia, 5 mg/kg (máximo de 250 mg) 1 vez ao dia
Adultos	500 mg em 1 tomada no 1º dia e do 2º ao 5º dias, 250 mg, 1×/dia.

Fonte: Ministério da Saúde. Novas Recomendações para Vigilância Epidemiológica da Coqueluche 2014.

A segunda escolha é a claritromicina. Em caso de indisponibilidade aos medicamentos anteriores, pode ser usado eritromicina (contraindicado para < 1 mês de idade). Caso o paciente apresente intolerância a macrolídeos, a escolha é o Sulfametoxazol + Trimetoprim.

Mulheres no último mês de gestação ou puérperas, que tiveram contato com caso suspeito ou confirmado e apresentarem tosse por cinco dias ou mais, independente da situação epidemiológica, devem realizar o tratamento para coqueluche. Além do tratamento das gestantes e puérperas, recém-nascidos também deverão ser tratados.

Devem receber a quimioprofilaxia todos os comunicantes com exposição face a face a um caso suspeito ou confirmado, na distância de até cerca de 1 metro.

Laringite alérgica aguda

Esta entidade ainda é mal definida na literatura. São pacientes com diagnóstico de rinopatia alérgica e queixas de rouquidão e/ou tosse seca que melhoram com o tratamento da fase aguda da alergia. O quadro clínico e o exame endoscópico são muito semelhantes ao de refluxo gastroesofágico, confundindo o diagnóstico, que é feito somente por exclusão, diante de um paciente com atopia confirmada.

Laringites crônicas inespecíficas

São processos inflamatórios com acometimento laríngeo causados por um agente agressor persistente. Apesar de seu caráter benigno merecem atenção devido a repercussões causadas na voz e pelo risco de transformação maligna.

A sintomatologia inclui disfonia, produção excessiva de muco, dispneia, tosse crônica, pigarro, fadiga vocal e dor de intensidade variável.

O diagnóstico é feito pela anamnese e videolaringoscopia. Em alguns casos, a biópsia é indicada.

A etiologia é multifatorial, com maior destaque aos seguintes fatores:

» **Tabagismo e etilismo:** relacionados à idade do paciente ao iniciar o hábito de fumar, à duração desta atividade e à qualidade do tabaco.
» **Doença do refluxo gastro esofágico (DRGE):** o refluxo laringofaríngeo é a manifestação otorrinolaringológica mais comum da DRGE. A apresentação clínica mais frequente é a disfonia, ocorrendo em 92% dos pacientes. Outros sintomas incluem globus faríngeo, tosse crônica, odinofagia, halitose e sensação

crônica de secreção faríngea. O exame laríngeo mostra principalmente edema e alterações da comissura posterior.

- » **Alergia respiratória**: o achado mais frequente é o edema das pregas vocais.
- » **Uso crônico de corticosteroides:** manifesta-se como necessidade de limpar a garganta, pigarro, disfonia, ardência, tosse, etc. A disfonia é um dos efeitos colaterais mais comuns do uso de corticoides inalatórios. Além das alterações mucosas, pode causar disfonia devido à miastenia dos músculos adutores das pregas vocais. Os achados de laringoscopia incluem edema e hiperemia de mucosa, ectasias capilares, áreas de leucoplasias, granulomas, arqueamento das pregas vocais, etc. A candidíase oral e faríngea também é um conhecido efeito colateral do uso de corticoides inalatórios.
- » **Outros fatores de risco:** exposição ocupacional ao cimento, alcatrão, asbesto, hidrocarbonetos aromáticos policíclicos, percloroetileno, níquel, cromo, gás mostarda e pesticidas. Também incluem infecções crônicas, infecção pelo HPV, distúrbios hormonais, carências nutricionais, deficiências de vitaminas A, C e E e abuso vocal.

O tratamento consiste em identificar os fatores de risco e tratá-los quando possível. É necessário um seguimento rigoroso principalmente pelo risco de transformação maligna e também para acompanhamento de possíveis recidivas.

Laringites crônicas infecciosas

As laringites crônicas de origem infecciosa seguem, em sua maioria, o padrão de inflamação granulomatosa. Podem ser de etiologia bacteriana (tuberculose, hanseníase, LUES, rinoscleroma, actinomicose), fúngica (candidose, histoplasmose, paracoccidioidomicose, aspergilose, rinosporidiose) ou parasitária (leishmaniose, esquistossomose). Abordaremos nesse capítulo apenas a tuberculose.

Tuberculose

Causada pelo *Mycobacterium tuberculosis*, é uma das principais causas de doença granulomatosa laríngea. A tuberculose laríngea é considerada forma atípica e grave da doença e desenvolve-se, em geral, por contaminação direta da tuberculose pulmonar bacilífera, sendo altamente contagiosa. A laringite tuberculosa isolada é incomum, sendo frequente em pacientes com quadro pulmonar avançado ou associada a paracoccidioidomicose laríngea. Manifesta-se clinicamente com dor, disfagia e disfonia progressivas, sendo os sintomas sistêmicos incomuns.

O diagnóstico é feito pelo exame clínico completo, radiografia de tórax, pesquisa de BK no escarro e biópsia da lesão laríngea. Os achados laringoscópicos são variáveis, tanto em relação à localização quanto ao tipo da lesão. A positividade da biópsia é de praticamente 100%. Sorologia anti-HIV faz parte do protocolo de investigação de pacientes com manifestações extrapulmonares.

No Brasil, os medicamentos usados nos esquemas padronizados para a tuberculose são: isoniazida (H), rifampicina (R), pirazinamida (Z) e etambutol (E). Esse último deve ser utilizado apenas em indivíduos acima de 10 anos de idade. A seguir, o esquema de tratamento para tuberculose sem acometimento do sistema nervoso central (Tabela 28.4).

Tabela 28.4 Esquema de tratamento para tuberculose.

Regime	Fármacos	Peso	Unidades/dose	Meses
2 RHZE fase intensiva	RHZE 150/75/400/275	20 a 35 kg 36-50 kg > 50 kg	2 comprimidos 3 comprimidos 4 comprimidos	2
4 RH fase de manutenção	RH 300/200 ou 150/100	20-35 kg 36-50 kg > 50 kg	1 cápsula 300/200 1 cápsula 300/200 + 1 cápsula 150/100 2 cápsula 300/200	4

Fonte: Ministério da Saúde. Manual de Recomendações para o Controle da Tuberculose no Brasil, 2011.

Após o tratamento pode existir progressão para fibrose e estenose laríngea. Em lesões que possam provocar sinéquias no processo de cicatrização, deve-se usar corticoterapia concomitante.

Constitui doença de notificação compulsória. Os pacientes devem permanecer em isolamento respiratório e de contato. Os contactantes deverão ser avaliados quanto a necessidade de quimioprofilaxia.

Bibliografia consultada

1. Brasil. Ministério da Saúde. Novas Recomendações para Vigilância Epidemiológica da Coqueluche, 2014. [Internet] [Acesso em 26 mar 2017]. Disponívelem: http://portalsaude.saude.gov.br/images/pdf/2014/julho/15/Coq-NI-Novas-Recomendações-02-06-2014-FINAL.pdf
2. Brasil. Ministério da Saúde. Secretaria de vigilância em saúde – coqueluche. [Internet] [Acesso em 26 mar 2017]. Disponível em: http://portalsaude.saude.gov.br/index.php/o-ministerio/principal/secretarias/svs/coqueluche
3. Brasil. Ministério da Saúde. Manual de recomendações para o controle da tuberculose no Brasil, 2011. [Internet] [Acesso em 26 mar 2017]. Disponívelem: http://bvsms.saude.gov.br/bvs/publicacoes/manual_recomendacoes_controle_tuberculose_brasil.pdf
4. Monteiro ELC, Carpaso R, Pereira PHM. Laringites Agudas e Crônicas Inespecíficas. In: Caldas Neto S, et al. Tratado de otorrinolaringologia. 2.ed. Vol. IV. São Paulo: Roca, 2011. p.272-85.
5. Silva L, et al. Laringites Específicas. In: Caldas Neto S, et al. Tratado de otorrinolaringologia. 2.ed. Vol IV. São Paulo: Roca, 2011. p.286-310.
6. Simon Junior H. Laringites Agudas na Infância, 2006. [Internet] [Acesso em 26 mar 2017]. Disponível em: http://www.iapo.org.br/manuals/18-2.pdf

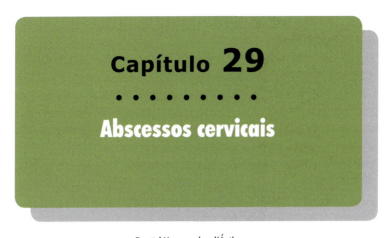

Daniel Vasconcelos d'Ávila
Ronaldo Frizzarini
Rui Imamura

Introdução

A infecção da região cervical se propaga através das fáscias e espaços cervicais. Quando há formação de pus, é chamada de abscesso. Nos estágios iniciais, quando não há a coleção de pus, essa infecção pode ser denominada flegmão ou celulite. As infecções dos espaços superficiais são geralmente de fácil diagnóstico e tratamento. Em contrapartida, as infecções dos espaços cervicais profundos, objeto de estudo deste capítulo, trazem desafios relevantes no manejo desta doença. Apesar dos atuais avanços dos exames complementares de imagem e dos antibióticos, o abscesso cervical profundo ainda hoje provoca complicações potencialmente graves ou até mesmo fatais.[1]

O adequado conhecimento da anatomia da região cervical e a identificação do quadro clínico dessa infecção são fundamentais para determinar diagnóstico o mais breve possível, identificando os possíveis focos de infecção e suas rotas de disseminação. Dessa forma, um melhor planejamento terapêutico é definido. O manejo inicial se baseia em assegurar a via aérea do paciente. Depois, define-se a cobertura antibiótica adequada e, quando necessário, drenagem cirúrgica.[2]

Considerações anatômicas

A apresentação clínica, disseminação e o tratamento dos abscessos cervicais profundos são baseados na configuração anatômica das fáscias e espaços cervicais. A fáscia cervical é constituída por tecido conectivo, variando entre um tecido areolar frouxo e um tecido fibroso mais denso e resistente. Pode ser dividida em camada superficial e outra profunda, esta última subdividida em superficial, média e profunda. A classificação das fáscias cervicais se encontra na Tabela 29.1. Essas fáscias envelopam em camadas as estruturas anatômicas do pescoço e algumas dessas camadas são contínuas com o mediastino, o que possibilita a extensão das infecções, com graves repercussões clínicas ao paciente.

Tabela 29.1 Classificação das fáscias cervicais.

- Fáscia cervical superficial
- Fáscia cervical profunda (FCP)
  - Camada superficial da FCP
  - Camada média da FCP
    - Camada muscular
    - Camada visceral
  - Camada profunda da FCP
    - Divisão alar
    - Divisão pré-vertebral
  - Bainha carótica

Fonte: Baseada em Aynehchi & Har-El, 2014.

Espaços cervicais profundos

A camada profunda da fáscia cervical divide o pescoço em uma série de espaços se comunicam entre si. Como a disseminação das infecções segue as rotas de menor resistência, existem padrões previsíveis de disseminação para os abscessos cervicais (Figura 29.1). O osso hioide é uma estrutura que limita a disseminação das infecções no pescoço, além de ser um ponto de reparo cirúrgico importante. Dessa forma, podemos dividir os espaços em três categorias: espaços envolvendo todo o comprimento do pescoço, espaços supra-hióideos e espaço infra-hióideo.

Figura 29.1 Vias previsíveis de disseminação das infecções – espaços cervicais profundos.

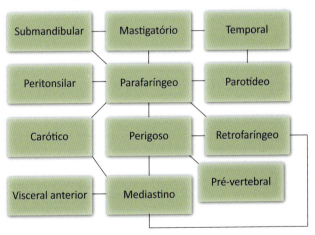

Fonte: Acervo do autor.

Espaços envolvendo toda extensão longitudinal do pescoço

Espaço retrofaríngeo: é o espaço virtual compreendido entre a divisão visceral da camada média da FCP (posterior à faringe e ao esôfago) e a divisão alar da camada profunda da FCP. Tem seu limite superior na base do crânio e limite caudal no nível de T1-T2, abrigando em seu interior os linfonodos retrofaríngeos (linfonodos de Rouvier).

Espaço perigoso (ou *danger space*): Imediatamente posterior ao espaço retrofaríngeo e anterior ao espaço pré-vertebral, é formado pelas divisões alar e pré-vertebral da camada profunda da fáscia cervical profunda. Estende-se da base do crânio ao diafragma e oferece pouca resistência a propagação das infecções.

Espaço pré-vertebral: Situa-se entre a divisão pré-vertebral da camada profunda da FCP e a coluna cervical, estendendo-se da base do crânio ao cóccix, posteriormente ao espaço perigoso.

Espaço carótico (ou vascular): é o espaço contido pela bainha carótica, sendo composta pela junção das camadas superficial, média e profunda da FCP. Contém a artéria carótida, a veia jugular interna e o nervo vago. Da mesma forma que o espaço pré-vertebral, este espaço contém pouco tecido areolar frouxo, sendo resistente à propagação das infecções. Os vasos linfáticos nele contidos recebem drenagem secundária da maior parte dos linfáticos no pescoço. Além disto, por ser formado pelas três camadas da FCP, este espaço pode ser envolvido por contiguidade pela infecção de qualquer espaço cervical profundo, praticamente.

Espaços cervicais supra-hióideos

Espaço parafaríngeo: apresenta forma de cone, com a base voltada para a base do crânio (osso petroso, esfenoide) e o ápice no osso hioide. Seu limite medial é a parede lateral da faringe, e seu limite lateral a camada superficial da fáscia cervical profunda sobre a mandíbula, o músculo pterigóideo medial e a parótida. A rafe pterigomandibular e a fáscia pré-vertebral formam seus limites anterior e posterior, respectivamente. Apresenta comunicação com diversos espaços cervicais (submandibular, retrofaríngeo, parotídeo, mastigatório) tendo importância na disseminação das infecções. Pode ser dividido pelo processo estiloide em dois compartimentos: o pré-estiloide (anterior ou muscular) contém os músculos estiloglosso e estilofaríngeo, lobo profundo da parótida, gordura e linfonodos, sendo limitado pela fossa tonsilar medialmente e pelo pterigoideo medial lateralmente. O espaço pós-estiloide (posterior) contém a bainha carotídea, e os pares cranianos IX, X, XI e XII. O compartimento pós-estiloide é considerado por alguns autores como espaço carótico ou vascular, não fazendo parte do espaço parafaríngeo.

Espaço peritonsilar (periamigdaliano): localiza-se entre o leito muscular da loja amigdaliana (músculo constritor superior da faringe) lateralmente e a cápsula da tonsila palatina medialmente, sendo limitado pelos pilares anterior (arco palatoglosso) e posterior (arco palatofaríngeo) da tonsila palatina, que formam seus limites anterior e posterior, respectivamente. Contém tecido areolar frouxo, principalmente próximo ao palato mole, o que justifica a frequente localização dos abscessos no polo superior da tonsila palatina.

Espaço mastigatório: é formado pela camada superficial da FCP ao circundar o masseter lateralmente e músculos pterigoideos medialmente. Encontra-se anterior e lateral ao espaço parafaríngeo, e inferior ao espaço temporal. É limitado posteriormente pelo espaço parotídeo e lateralmente pelos tecidos subcutâneos. Além da musculatura mastigatória (pterigoideos medial e lateral, masseter e temporal), o espaço contém o ramo e a porção posterior da mandíbula, vasos e nervos alveolar inferior, ramo mandibular do nervo trigêmio (V3) e suas subdivisões. Imediatamente anterior ao espaço mastigatório e lateralmente à porção alveolar da maxila, encontra-se um compartimento que não é definido por fáscia verdadeira chamado de **espaço bucal**. Este contém principalmente o coxim corduroso bucal (gordura de Bichat) e o músculo bucinador.

Espaço temporal: é o espaço situado entre a fáscia temporal lateralmente e o periósteo do osso temporal medialmente. Encontra-se dividido em superficial e profundo pelo músculo temporal, e contém a artéria e nervo temporal e a artéria maxilar interna.

Espaço parotídeo: a camada superficial da FCP envolve a glândula parótida e linfonodos para formar este espaço. A fáscia é incompleta e não recobre sua superfície interna superiormente, resultando em comunicação direta com o espaço parafaríngeo. A artéria carótida externa, veia facial posterior, nervo facial e a porção proximal do ducto parotídeo atravessam este espaço.

Espaço submandibular: corresponde à região cervical imediatamente abaixo da mandíbula. Está localizado inferolateral ao músculo milo-hióideo e superior ao osso hioide. Esse espaço é parcialmente definido pela camada superficial da FCP, porém comunica-se livremente com o espaço sublingual ao redor da borda traseira do músculo milo-hióideo e também com o espaço parafaríngeo. Importantes conteúdos do espaço submandibular incluem a glândula submandibular, os linfonodos de nível I, veia e artéria facial e nervo craniano XII. Chama-se de **espaço sublingual** a região que se localiza entre o músculo milo-hióideo de modo inferolateral e o complexo genioglosso-gênio-hióideo de modo medial. Este não é definido por fáscia verdadeira e tem como limite superior a mucosa do assoalho da boca. É comunicado livremente com o espaço submandibular ao redor de sua borda posterior e os seus importantes conteúdos incluem as glândulas e os canais sublinguais, o canal submandibular (de Wharton), a artéria e veia lingual, o nervo lingual e os nervos cranianos IX e XII. Pode-se denominar ainda de **espaço submentoniano** a região compreendida entre os dois ventres anteriores do músculo digástrico, abaixo do músculo milo-hióideo. Esse compartimento contém as tributárias da veia jugular anterior e poucos linfonodos.

As infecções dentárias de origem anterior ao segundo molar drenam inicialmente para o espaço sublingual, e as posteriores a esse dente envolvem inicialmente o espaço submandibular ou parafaríngeo, já que as raízes do segundo e terceiro molar são inferiores à linha de inserção do músculo milo-hióideo.

Espaço infra-hióideo

Espaço visceral anterior: este espaço é delimitado pela camada média da FCP, estendendo-se da cartilagem tireoide superiormente até o mediastino superior ao nível de T4, próximo à crossa da aorta. O componente muscular do espaço visceral anterior é composto pela musculatura pré-laríngea, enquanto o componente visceral é formado por: traqueia, glândula tireoide, glândulas paratireoides, hipofaringe e esôfago.

Etiopatogenia

Conhecer a porta de entrada permite ao cirurgião antecipar o caminho da propagação do abscesso no pescoço, suas potenciais complicações e locais de drenagem. A maioria das infecções de pescoço é decorrente de algum acometimento do trato aerodigestivo superior. As infecções odontogênicas, que têm forte associação de higiene oral precária e baixo nível socioeconômico, correspondem à etiologia mais comum em adultos, seguida das infecções da orofaringe.[3] Eventualmente, um abscesso cervical profundo pode ser originado de uma linfadenite cervical. Em crianças, infecções das vias aéreas superiores pode causar linfadenite retrofaríngea (linfonodos de Rouviere) e parafaríngea. A supuração desses linfonodos é a causa mais frequente de abscesso cervical profundo nessa faixa etária.[4,5]

Outras causas de abscesso cervical, embora menos comuns, incluem infecção de glândulas salivares, trauma penetrante, trauma cirúrgico, propagação de infecções superficiais, necrose de linfonodos neoplásicos, mastoidite levando a abscesso de Bezold, corpo estranho de esôfago, abuso de drogas injetáveis e outras causas desconhecidas. Quando não há uma causa aparente, anomalias congênitas como cisto do ducto tireoglosso e anomalias branquiais devem ser consideradas. Independentemente da etiologia, a infecção pode-se propagar para várias regiões por via arterial, linfática, ou extensão direta através das fáscias cervicais.

A flora encontrada nos abscessos cervicais é geralmente polimicrobiana e reflete a sua origem da orofaringe e odontogênica. Comumente, podem ser isoladas bactérias aeróbicas como *Streptococcus viridans*, *Streptococcus pyogenesis*, *Staphylococcus aureus* e *Klebsiella pneumoniae*, e bactérias anaeróbicas como *Bacteroides*, *Peptostreptococcus*, *Prevotella*, *Fusobacterium*, entre outras.[1,6-9] Em pacientes imunocomprometidos ou hospitalizados, podem ser isolados bactérias gram-negativas como *Haemophilus*, *Escherichia*, *Pseudomonas* e *Neisseria*[10]. Embora mais raras, as infecções por microbactérias, *Bartonella henselae* e *Actinomyces* também são descritas na formação de abscesso cervical.

Diagnóstico

Anamnese, exame físico, exames laboratoriais e exames de imagem são fundamentais para o diagnóstico e manejo dos pacientes com abscesso cervical profundo.

Anamnese

A anamnese deve conter o início, intensidade e duração de todos sintomas, inclusive os de resposta inflamatória sistêmica e sinais como dor, febre, edema, fadiga ou vermelhidão. A identificação de queixas como dispneia, odinofagia, disfagia, alterações na voz (voz abafada, de "batata quente"), sialorreia, trismo e otalgia direciona para o possível sítio infeccioso. Eventos como infecção dentária ou procedimento odontológico recentes, sinusites, faringotonsilites, otites, cirurgia do trato aerodigestivo superior, intubação, abuso de drogas injetáveis, trauma penetrante ou contuso, infecções de pele devem ser interrogados. Pacientes imunocomprometidos, em especial, diabéticos, pacientes com SIDA (síndrome da imunodeficiência adquirida), síndrome de imunodeficiência adquirida, doenças autoimunes, doenças neoplásicas, tratamento com quimiorradioterapia, uso crônico de corticosteroides devem ser identificados, pois requerem maior vigilância, já que eles tendem a ser susceptíveis a microrganismos mais virulentos e atípicos.[5,11]

Exame físico

O paciente com abscesso cervical profundo pode apresentar desconforto respiratório, ansiedade, sinais de desidratação, fraqueza, fotofobia, limitação da mobilidade cervical, prostração, voz abafada (de "batata quente"), marcas de abuso de drogas injetáveis ou déficit cognitivo. Alterações na avaliação dos nervos cranianos podem auxiliar na localização do foco infeccioso. A pele da face e o couro cabeludo devem ser inspecionados para afastar sinais de infecção superficial. A presença de pus ou flutuação na otoscopia pode indicar a presença de abscesso de Bezold ou um raro acometimento do conduto auditivo externo devido à propagação da infecção odontogênica. O abscesso de Bezold é uma complicação das otites médias, sendo definido quando há a propagação, a exteriorização do processo infeccioso do ouvido médio, através de uma fistulização da ponta da mastoide, formando subsequente coleção purulenta cervical para o músculo esternocleidomastoideo.[12]

A avaliação da cavidade oral irá pesquisar o estado de conservação dos dentes, a presença de trismo, edema no assoalho da boca e fluxo salivar pelos ductos parotídeos (de Stensen) e submandibulares (de Wharton). Deve-se ficar atento para sinais de assimetria, abaulamento, desvio de úvula, secreções e edema na orofaringe. O pescoço deve ser palpado para pesquisa de crepitações, edema, flutuação ou linfadenite. O componente final do exame físico é a realização da nasofibrolaringoscopia que deve ser realizada em pacientes com dispneia, disfagia, estridor, odinofagia, rouquidão ou limitação da mobilidade cervical. A presença de desvio, abaulamento ou edema na via aérea aumenta a urgência no tratamento para assegurar a via aérea do paciente.

No abscesso peritonsilar, ao exame da orofaringe nota-se a presença de abaulamento do pilar amigdaliano anterior para a linha mediana, geralmente unilateral, com deslocamento da úvula contralateralmente e abaulamento do palato mole. A presença de eritema e exsudato das tonsilas palatinas tanto pode ser severa como surpreendentemente discreta.

Quando há acometimento dos espaços submandibulares, submentonianos e sublinguais bilateralmente evoluindo com deslocamento posterosuperior da língua, edema duro da região submandibular e cervical anterior, trismo e alterações da voz (ou dispneia) está caracterizada a angina de Ludwig.

Em pacientes com abscesso parafaríngeo, ao exame físico, pode haver abaulamento da região inferior ao ângulo da mandíbula. O paciente tende a manter a cabeça imóvel, levemente fletida e rodada contralateralmente ao lado do abscesso na tentativa de diminuir a tensão neste espaço. Infecções do compartimento anterior (pré-estiloide) apresentam abaulamento da parede faríngea lateral e trismo precoce. Quando há acometimento do compartimento posterior (pós-estiloide), pode não haver trismo já que não atinge a musculatura pterigoidea e esse abaulamento da parede da faringe nem sempre é visualizado, o que pode levar a um diagnóstico equivocado como o de febre de origem indeterminada, por exemplo.

Exames complementares

Os exames laboratoriais devem ser realizados logo após a anamnese e o exame físico. Recomenda-se realizar hemograma, PCR (proteína C reativa), VHS (velocidade de hemossedimentação), glicemia, ureia, creatinina e coagulograma, que compõem a avaliação infecciosa inicial e possivelmente pré-operatória. Hemocultura e cultura do material aspirado também são úteis na investigação. Outros exames podem ser solicitados de acordo com a história de cada paciente, por exemplo, teste para HIV (vírus da imunodefciência humana) e teste cutâneo tuberculínico (PPD) e outros teste para pesquisa de doenças granulomatosas. Para avaliação da resposta ao tratamento clínico ou cirúrgico, geralmente realiza-se coleta diária de exames para contagem de leucócitos, PCR e VHS até a melhora clínica do paciente e/ou normalização dos parâmetros laboratoriais. Vale ressaltar que pacientes com infecção por HIV ou tuberculose podem apresentar leucopenia e pacientes em uso de corticoide podem apresentar leucocitose.

A tomografia computadorizada (TC) com contraste é um exame muito importante na identificação dos espaços cervicais acometidos e suas potenciais complicações, pois consegue estudar tanto estruturas de partes moles quanto estruturas ósseas. Com o recurso do contraste iodado, na maioria dos casos, é possível diferenciar uma coleção de um flegmão ou celulite, assim como avaliar os grandes vasos. No abscesso, a coleção é determinada por uma região central com hipoatenuação/hipodensidade com um anel hiperatenuante envolvendo as paredes da coleção (realce periférico), circundado por densificação (edema/borramento) dos tecidos moles adjacentes. A presença de ar é também um forte fator preditivo de abscesso.[13] São desvantagens da TC com contraste: a presença de materiais metálicos podem gerar traços de artefatos (exemplo: obturações dentárias com amálgama, placas metálicas na maxila ou mandíbula); exposição à radiação, especialmente em pacientes pediátricos; e em pacientes com alergia a iodo não se pode utilizar contraste.

A ressonância magnética (RM) é opção para contornar as supracitadas limitações da TC. Além disso, a RM é superior na diferenciação de tecidos de partes moles, especialmente em infecções envolvendo o espaço parotídeo e o pré-vertebral.[2] Quando há suspeita de complicações vasculares, a angiorressonância é o exame mais apropriado. Vale destacar algumas desvantagens da RM: custo elevado; maior de tempo do paciente dentro da máquina durante o exame (não é recomendado para pacientes que tenha risco elevado de ter acometimento da via área nem para pacientes com tendência a claustrofobia); e em pacientes com implantes elétricos ou metálicos é contraindicada.

A ultrassonografia (USG) cervical é uma opção barata e menos invasiva do que a TC e pode ter grande utilidade na abordagem de abscessos cervicais menos profundos, pois pode ser possível realizar aspiração do abscesso com agulha guiada por USG. Contudo, esse exame não é recomendado para planejamento cirúrgico, pois não consegue determinar detalhes da anatomia do local estudado. Além disso, quando a coleção é mais profunda, não é possível fazer visualizar e interpretar as estruturas de forma adequada.

Quando USG, TC e RM não estiverem disponíveis, a radiografia do pescoço com incidência anteroposterior e lateral pode auxiliar no diagnóstico de abscessos retrofaríngeo, pré-vertebral e parafaríngeo, embora tenha menor sensibilidade em relação à TC.[14] Além disso, a radiografia de tórax pode revelar possíveis sinais de acometimento do mediastino, tais como: desvio de traqueia, enfisema subcutâneo, alargamento de mediastino e pneumomediastino.

A seguir seguem alguns casos (Figuras 29.2 a 29.4) que ilustram como a história, o exame físico e a TC podem auxiliar no diagnóstico de infecções de espaços cervicais profundos.

Tratamento

Via aérea

A manutenção da patência da via aérea é o objetivo mais importante no manejo dos abscessos cervicais profundos. Hipoxia e asfixia são as causas mais comuns de morte em pacientes nesses pacientes. Cada paciente deve ser avaliado individualmente para se determinar a necessidade de intervenção na via aérea. Considerando o potencial de rápida piora do padrão respiratório, a admissão em UTI pode ser crucial. Quando sinais de comprometimento de via aérea (piora da dispneia, estridor ou aumento do esforço respiratório) são notados, é mais seguro realizar intubação orotraqueal, intubação por fibroscopia ou traqueostomia precocemente para se evitar fazer esses procedimentos para garantir via aérea em uma situação muito mais dramática. A traqueostomia é recomendada em situações em que a extubação não é esperada nas próximas 48 a 72 horas (edema significativo da via aérea, coleção muito extensa ou sepse, por exemplo), pois reduz tempo de internação hospitalar e tempo em UTI.[15]

Figura 29.2 Paciente de 49 anos, sexo feminino, que no 2º dia pós-operatório de extração de segundo molar inferior à direita evoluiu com febre, abaulamento submandibular à direita, dor local e trismo. Na figura (A), nota-se abaulamento em regiões submandibulares e submentoniana, com edema e hiperemia discretos em região cervical anterior até 6 cm da fúrcula esternal. Na sequência, observa-se TC após contraste com janela para partes moles denotando área de hipoatenuação com realce periférico em região submandibular direita, com densificação (borramento) de tecidos moles adjacentes, com glândula submandibular à direita discretamente deslocada para inferior e com linfonodos circundando esta glândula superiormente, em cortes sagital (B), axial (C) e coronal (D). Setas vermelhas: coleção de pus em região submandibular direita; asterisco verde: osso hioide; seta azul: artefatos devido a restaurações dentárias com amálgama.

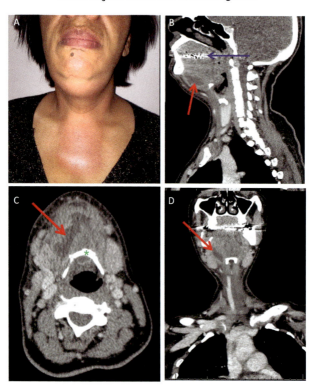

Fonte: Acervo do autor.

Figura 29.3 Corte axial de TC após contraste com janela para partes moles denotando abscesso peritonsilar à esquerda (A), com extensão para espaço parafaríngeo ipsilateral (B).

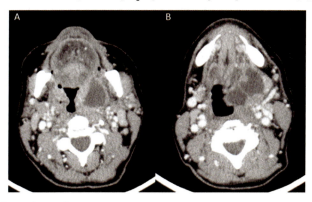

Fonte: Acervo do autor.

Figura 29.4 Paciente com 33 anos, sexo feminino, com história de manipulação do 3º molar inferior à esquerda devido à infecção local. Após seis dias, evoluiu com abaulamento de crescimento progressivo em parótida e em ramo da mandíbula à esquerda (A). À TC com contraste, em cortes coronal (B) e axial (A), nota-se área hipoatenuante heterogênea com realce periférico, que atinge os espaços mastigatório, parotídeo e submandibular à esquerda. Identifica-se também glândula submandibular deslocada posteromedialmente e aumento da quantidade de linfonodos sublinguais e submandibulares à esquerda (C).

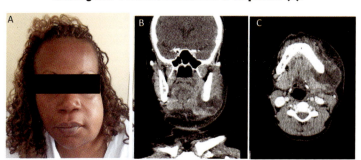

Fonte: Acervo do autor.

Abordagem medicamentosa

A antibioticoterapia endovenosa (EV) deve ser introduzida empiricamente assim que um abscesso cervical profundo for suspeitado. Para indivíduos imunologicamente saudáveis, a cobertura para Gram-positivos e anaeróbios é suficiente na maioria dos casos, devendo ser ampliada em casos graves ou quando o foco primário justifique a incidência de Gram-negativos.[3] Os antibióticos devem ser ajustados assim que as culturas e antibiograma estiverem disponíveis.

No nosso serviço, para os casos em que o paciente é previamente hígido e tem apenas um espaço cervical profundo acometido com volume pequeno que não foi possível drenar com anestesia local no Pronto-Socorro (PS), optamos por internação hospitalar, hidratação, Clindamicina EV e corticoide EV em doses elevadas, quando não há contraindicações. Nestes casos, em hospitais onde há disponibilidade de Amoxicilina com ácido clavulânico EV, esta pode ser a 1ª opção também. Durante a internação, optamos por manter o corticoide por apenas 72 horas para diminuir o viés da leucocitose ocasionada por esta medicação. Quando há mais de um espaço cervical acometido ou o paciente possui alguma doença sistêmica, geralmente optamos por administrar Clindamicina associada à Ceftriaxona, além do corticoide EV em dose elevada, quando não há contraindicações. Nestes casos, recomenda-se manter antibioticoterapia parenteral por 48 horas após o último pico febril ou enquanto o paciente estiver internado. Depois, complementa-se com antibioticoterapia por via oral (VO) com Amoxicilina com ácido clavulânico ou Clindamicina até completar, no mínimo, 2 semanas de tratamento. Este período pode-se estender até completar 3 ou mais semanas, a depender da gravidade do caso.

Atualmente, já há evidências que consideram tratar inicialmente os abscessos pequenos e não complicados com antibioticoterapia endovenosa, sob observação rigorosa, sem necessidade de intervenção cirúrgica.[16-18] Em alguns casos com evolução atípica, pode ser necessário repetir a TC com contraste para comprovar a resposta a esse tratamento não-cirúrgico.

Abordagem cirúrgica

A decisão de abordagem cirúrgica é baseada em vários aspectos. Na maioria dos casos, quando há evidência de liquefação em meio aos tecidos, a necessidade de drenagem cirúrgica é óbvia. Em casos questionáveis, pode-se optar por período de observação criteriosa com abordagem medicamentosa apenas. Contudo, se houver progressão dos sintomas como febre, flutuação, abaulamento, edema e leucócitos elevados após 48 horas de tratamento medicamentoso, recomenda-se abordagem cirúrgica. Além disso, deve-se cogitar a drenagem cirúrgica nas seguintes situações: risco elevado de comprometimento da via aérea; complicações iminentes; evidência de coleções maiores que 3 cm; envolvimento de múltiplos espaços cervicais; e TC com borramento ou densificação dos tecidos (sem evidência de coleção bem formada) mas com piora clínica e/ou laboratorial do paciente.

Drenagem intraoral

Os abscessos peritonsilares (periamigdalianos) são comumente abordados por via intraoral. Alguns abscessos parafaríngeos quando localizados imediatamente abaixo da parede lateral da faringe e abscessos retrofaríngeos não complicados também podem ser drenados por esta via, mas geralmente sob anestesia geral. Abscessos sublinguais rasos e do espaço bucal são drenados através da incisão da mucosa intraoral. O tamanho e a extensão da coleção devem ser cuidadosamente avaliados ao se optar por esta via de drenagem, pois pode haver risco de aspiração.

No nosso serviço, em relação aos pacientes com suspeita de abscesso peritonsilar, costuma-se optar rotineiramente por punção e drenagem intraoral sob anestesia local na própria sala de atendimento do PS. Antes de realizar o procedimento, recomenda-se obter um acesso venoso periférico para administrar a primeira dose de antibiótico, corticoide, analgésico e hidratação. Quando o abscesso é devidamente drenado e o paciente se apresenta em bom estado geral com aceitação adequada da dieta por via oral, optamos por tratamento ambulatorial com Amoxicilina com ácido clavulânico VO (opção para alérgicos a derivados de penicilina: Clindamicina ou Axetilcefuroxima) por 14 dias, corticoide VO por 3 a 7 dias e reavaliação em até 48 horas. Caso o paciente se apresente em mau estado geral, desidratado e com muita dificuldade para aceitar dieta VO, optamos por internação hospitalar, hidratação, Clindamicina EV e corticoide EV. Quando há uma forte suspeita de abscesso peritonsilar, mas não foi possível ser drenado no PS com anestesia local, optamos por TC cervical com contraste e exames laboratoriais. À TC, se houver apenas flegmão, ou pequena coleção, optamos por Amoxicilina com ácido clavulânico (opção para alérgicos a derivados de penicilina: Clindamicina ou Axetilcefuroxima) VO por 14 dias, corticoide VO por 3 a 7 dias e reavaliação em até 48 horas. Contudo, se neste paciente, à TC for identificada uma coleção peritonsilar grande ou algum acometimento de outro espaço cervical (principalmente, o espaço parafaríngeo nestes casos), indicamos internação hospitalar, hidratação, Clindamicina EV, Ceftriaxona EV, corticoide EV em dose elevada e drenagem cirúrgica sob anestesia geral. Tonsilectomia bilateral concomitante (também conhecida como "amigdalectomia a quente") deve ser considerada.

Drenagem externa/cervicotomia

As coleções nos espaços visceral anterior, submandibular, parafaríngeo, pré-vertebral e carótico são geralmente drenadas por cervicotomia. Todos os espaços acometidos devem ser acessados preservando as estruturas vitais através do acesso mais curto para o meio externo. Após acessar a cavidade do abscesso, todas as lojas devem ser quebradas e o espaço deve ser completamente irrigado como soro fisiológico. As cavidades menores podem ser fechadas frouxamente com suturas e colocação de dreno cirúrgico de acordo com a extensão da coleção, a preferência do cirurgião e a disponibilidade do material no hospital (Penrose, Blake ou Waterman).

Feridas maiores que foram submetidas a debridamento extenso poderão permanecer abertas, sendo realizado curativo diário com carvão ativado, alginato de prata ou alginato de cálcio e sódio. Pode haver cicatrização por segunda intenção. Após a resolução do processo infeccioso, se não houver a cicatrização adequada da ferida, pode-se realizar reconstrução com enxertos autólogos e/ou confecção de retalhos.

Aspiração com agulha

Em pacientes estáveis com coleções simples de um único compartimento, pode-se optar por aspiração direta com agulha. Esse procedimento menos invasivo geralmente é realizado com auxílio de ultrassonografia.

Complicações

As complicações relacionadas aos abscessos cervicais profundos são raras e podem ocorrer mesmo com diagnóstico adequado, administração precoce de antibiótico e drenagem cirúrgica. São mais comuns em pacientes imunocomprometidos e em casos em que há um diagnóstico tardio. Quando mais de dois espaços cervicais estão acometidos, há uma maior chance de complicações.[8] Uma conduta agressiva e vigilante é essencial para evitar desfechos potencialmente catastróficos das complicações.

Com relação à via aérea, pode haver pneumonia por aspiração, além da obstrução da via aérea. São possíveis complicações sistêmicas graves: endocardite, pericardite, embolia séptica, sepse grave, choque séptico e coagulação intravascular disseminada.

Infecções de determinados espaços cervicais podem levar a complicações neurovasculares que podem incluir:

» Pseudoaneurisma ou ruptura de artéria carótida. Quadro clínico: frequentemente massa cervical pulsátil, hemorragia recorrente em orelha/boca, hematoma do pescoço, choque hipovolêmico.
» Síndrome de Lemierre (tromboflebite da veia jugular interna, que pode se estender com acometimento do nervos cranianos IX, X, XI e XII). Agente etiológico mais comum é o *Fusobacterium necrophorum*. Quadro clínico: febre alta, rigidez cervical, embolia pulmonar ou sistêmica, flutuação ao longo do ECM e do ângulo da mandíbula.
» Síndrome de Horner (acometimento de fibras nervosas simpáticas pós-ganglionares). Tríade clássica: ptose palpebral, miose e anidrose.

Mediastinite e fasceíte necrotizante cervical são condições potencialmente letais que devem ser consideradas no manejo de qualquer abscesso cervical profundo.

Deve-se suspeitar de mediastinite quando o paciente apresenta dor torácica progressiva e dispneia. À TC, o achado clássico de mediastinite é alargamento do mediastino. Além disso, coleções, pneumomediastino e pneumotórax também podem ser identificados. Recomenda-se antibioticoterapia endovenosa de amplo espectro, suporte em UTI e avaliação com cirurgião torácico. Se houver coleções mediastinais superiores, a abordagem transcervical pode ser suficiente. Contudo, se houver envolvimento de estruturas mais inferiores, toracotomia pode ser necessária.

A fasceíte necrotizante cervical (FNC) é uma infecção difusa que se espalha rapidamente através das mútiplas fáscias cervicais. Deve-se suspeitar de FNC quando o paciente apresenta palidez cutânea acentuada da região cervical, com eritema, crepitação, edema e flutuação associadas à piora acentuada do estado geral e febre alta. À TC, é característico encontrar gás entre os tecidos e regiões hipodensas sem formação de lojas de coleções, nem de realce periférico. Antibioticoterapia endovenosa de amplo espectro e suporte em UTI também são recomendados, além de debridamento cirúrgico seriado dos tecidos desvitalizados. Câmera hiperbárica pode ser considerada um tratamento adjuvante nestes casos.

As complicações de sistema nervoso central (SNC) são ainda mais raras, e há descrições de meningite e abscesso intracraniano associados a infecções de espaços cervicais profundos.

Bibliografia

1. Yang W, Hu L, Wang Z, et al. Deep Neck Infection: A Review of 130 Cases in Southern China. Medicine (Baltimore). 2015;94(27):e994.

2. Vieira F, Allen SM, Stocks RM, et al. Deep neck infection. Otolaryngol Clin North Am. 2008;41(3):459-83.

3. Sennes LU, Imamura R, Junior FVA, Simoceli L, Frizzarini R, Tsuji DH. Infecções dos espaços cervicais: estudo prospectivo de 57 casos. Revista Brasileira de Otorrinolaringologia. 68(3):388-93, 2002

4. Feldt BA, Webb DE. Neck infections. Atlas Oral Maxillofac Surg Clin North Am. 2015;23(1):21-9.

5. Aynehchi BB, Har-El G. Deep Neck Infections. In: Johnson JT, Rosen CA, Bailey BJ. Bailey's Head and Neck Surgery--otolaryngology. Philadelphia: Wolters Kluwer Health/Lippincott Williams & Wilkins, 2014. p.794-813.

6. Garca MF, Budak A, Demir N, et al. Characteristics of deep neck infection in children according to weight percentile. Clin Exp Otorhinolaryngol. 2014;7(2):133-7.

7. Kataria G, Saxena A, Bhagat S, et al. Deep Neck Space Infections: A Study of 76 Cases. Iran J Otorhinolaryngol. 2015;27(81):293-9.

8. Lee JK, Kim HD, Lim SC. Predisposing factors of complicated deep neck infection: an analysis of 158 cases. Yonsei Med J. 2007;48(1):55-62.

9. Yang SW, Lee MH, See LC, et al. Deep neck abscess: an analysis of microbial etiology and the effectiveness of antibiotics. Infect Drug Resist. 2008;1:1-8.

10. Tom MB, Rice DH. Presentation and management of neck abscess: a retrospective analysis. Laryngoscope. 1988;98(8 Pt 1):877-80.

11. Chen MK, Wen YS, Chang CC, et al. Deep neck infections in diabetic patients. Am J Otolaryngol. 2000;21(3):169-73.

12. Bittencourt S, Ribeiro UJ Jr PASV, Colombano FD, et al. Flebite de seios sigmóide e tranverso; mastoidite de Bezold: relato de caso e revisão da literatura. Rev Bras Otorrinolaringol. 2002;68(5):744-8.

13. Chammas MC, Gebrin EMS, Gomes RLE, et al. Radiologia e Diagnóstico por Imagem - Cabeça e Pescoço. Rio de Janeiro: Guanabara Koogan, 2010.

14. Nagy M, Backstrom J. Comparison of the sensitivity of lateral neck radiographs and computed tomography scanning in pediatric deep-neck infections. Laryngoscope. 1999;109(5):775-9.

15. Potter JK, Herford AS, Ellis E 3rd. Tracheotomy versus endotracheal intubation for airway management in deep neck space infections. J Oral Maxillofac Surg. 2002;60(4):349-54.

16. Souza DL, Cabrera D, Gilani WI, et al. Comparison of medical versus surgical management of peritonsillar abscess: A retrospective observational study. Laryngoscope. 2016;126(7):1529-34.

17. McClay JE, Murray AD, Booth T. Intravenous antibiotic therapy for deep neck abscesses defined by computed tomography. Arch Otolaryngol Head Neck Surg. 2003;129(11):1207-12.

18. Plaza Mayor G, Martinez-San Millan J, Martinez-Vidal A. Is conservative treatment of deep neck space infections appropriate? Head Neck. 2001;23(2):126-33.

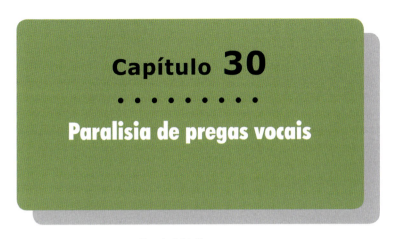

Capítulo 30

Paralisia de pregas vocais

Marcelo Yukio Maruyama

Introdução

A paralisia laríngea é definida como uma ausência de mobilidade de um ou mais músculos intrínsecos da laringe, decorrentes de comprometimento neurogênico. Por definição, portanto, existe lesão em algum ponto da via do sistema nervoso responsável pela movimentação das pregas vocais, podendo ir desde a área motora primária do córtex cerebral, passando pelo tronco cerebral, até os nervos individuais de cada um dos músculos intrínsecos da laringe. Denomina-se de paresia laríngea quando o comprometimento neurológico não é completo, levando a um movimento mais fraco que o normal.

Diante de um quadro de imobilidade de prega vocal é importante atentar que existem outros diagnósticos diferenciais, ou seja, causas não decorrentes de alteração neural. É o caso das fixações de pregas vocais secundárias a doença da articulação cricoaritenoidea (artrite, anquilose e luxação) ou infiltração tumoral.

Considerações neuroanatômicas

A inervação sensitiva e motora da laringe é feita através do X nervo craniano, o nervo vago, que tem o seu núcleo no bulbo e deixa o crânio através do forame jugular, por onde também passam o IX e o XI.

O ramo faríngeo do nervo vago é a primeira ramificação e é responsável pela sensibilidade e motricidade faríngea. Em seguida, o nervo vago emite o nervo laríngeo superior, que por sua vez apresenta dois ramos: um interno, que fornece sensibilidade para a supraglote (face laríngea da epiglote, pregas vestibulares, aritenoides e pregas ariepiglóticas) e glote (face superior das pregas vocais); e um externo, responsável pela motricidade do músculo cricotireoideo (CT).

O nervo laríngeo inferior (laríngeo recorrente) parte do tronco do nervo vago no nível da margem inferior da cartilagem tireoidea. Apresenta um longo trajeto em direção ao tórax, porém ascende para atingir novamente a região cervical, até inervar os demais músculos intrínsecos da laringe: cricoaritenoideos posterior (CAP) e lateral (CAL), interaritenoideos e tireoaritenoideo (TA). Do lado direito, o nervo laríngeo inferior atinge a região do ápice pulmonar e retorna por trás da artéria subclávia. Do lado esquerdo o trajeto é ainda mais longo, passando pelo mediastino e retornando por trás do arco da aorta (Figura 30.1).

Nos casos de paralisias laríngeas, os nervos laríngeos inferiores são os mais frequentemente acometidos, principalmente do lado esquerdo, o que pode ser explicado pelo seu trajeto mais longo.

Etiologia e classificação

Causas frequentes de paralisia do nervo laríngeo inferior em adultos incluem lesão em procedimentos cirúrgicos (tireoidectomias, endarterectomias de artéria carótida, cirurgias de coluna cervical anterior, base de crânio e torácicas), sequela de alteração neurológica (acidente vascular encefálico ou trauma cranioencefálico) ou por tumores do tórax e medastino. A paralisia bilateral das pregas vocais ocorre principalmente por trauma cirúrgico ou como consequência de acidente vascular encefálico extenso. As paralisias do nervo laríngeo superior são mais frequentemente de origem viral ou idiopática, sendo autolimitadas na maioria das vezes.

Figura 30.1 Inervação laríngea à esquerda.

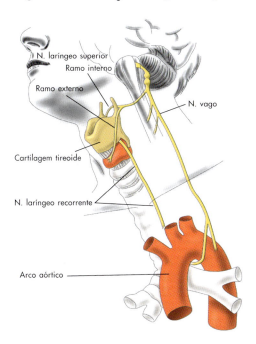

Fonte: Adaptada de https://upload.wikimedia.org/wikipedia/commons/6/64/Recurrent_laryngeal_nerve.svg

Nas crianças ganham importância as causas congênitas, sendo as mais comuns as malformações do sistema nervoso central, como a malformação de Arnold-Chiari. Outras causas de paralisia das pregas vocais em crianças incluem trauma de parto, trauma cirúrgico, trauma contuso, lesões infecciosas e tóxico-metabólicas, neoplasias, doenças e malformações cardiovasculares e idiopática. As doenças neurológicas estão mais associadas às paralisias bilaterais, enquanto as unilaterais estão mais relacionadas aos traumas de parto ou aos traumas cirúrgicos, particularmente após correções de malformações cardíacas.

Conforme a topografia da lesão no sistema nervoso, as paralisias de pregas vocais podem ser classificadas em centrais ou periféricas.

Elas também podem ser unilaterais ou bilaterais e congênitas ou adquiridas.

Outra classificação diz respeito à posição em que a prega vocal está paralisada em relação à linha sagital mediana, podendo ser mediana, paramediana, intermediária ou em abdução.

Apresentação clínica

A apresentação clínica tem um espectro bastante variável no que diz respeito à intensidade dos sintomas respiratórios, disfágicos e vocais, pois depende de uma série de fatores. As funções da laringe são dinâmicas e, portanto, dependem da habilidade dela variar abdução e adução das pregas vocais. Como regra geral, os sintomas respiratórios vão ser mais importantes nas situações em que há uma fenda glótica insuficiente para a demanda respiratória do indivíduo, o que ocorre nas paralisias em posição paramediana e mediana. Do mesmo modo, os sintomas disfágicos e vocais vão ser piores nas situações em que a coaptação glótica é fraca, parcial ou inexistente, situação das paralisias em abdução.

Pacientes com paralisia unilateral em posição mediana podem ser assintomáticos. Alguns pacientes com laringe cronicamente paralisada apresentam sintomas apenas durante situações de insultos laríngeos agudos (p. ex., infecção de vias aéreas superiores) ou em situações de aumento de demanda das funções laríngeas. Enquanto as paralisias unilaterais são mais facilmente compensadas, as paralisias bilaterais em geral são responsáveis por sintomas mais graves, tanto respiratórios (em situações de fenda glótica reduzida), quanto disfágicos e vocais (em situações de pregas vocais abduzidas).

Os sintomas mais relacionados com a paralisia de pregas vocais na infância são estridor, cianose, apneia, dificuldades às mamadas, retrações intercostais, disfonia e outras alterações do choro e fala. As crianças estão sujeitas a quadros respiratórios mais dramáticos devido às dimensões laríngeas reduzidas, associadas a uma maior flacidez deste órgão imaturo. Engasgos podem ser agravados devido a uma incoordenação observada em recém-nascidos, particularmente em prematuros.

Sintomas disfágicos são mais frequentes e potencialmente mais graves quando existe disfunção concomitante do nervo laríngeo superior, pois a perda da sensibilidade da hemilaringe aumenta os riscos de penetração e aspiração. Quando a disfunção do nervo laríngeo superior é secundária a lesão do sistema nervoso central esse sintoma pode se tornar ainda pior, pois frequentemente há acometimento de outros nervos cranianos (IX, XI e XII), cujos núcleos são vizinhos ao do nervo vago no tronco cerebral, representando perda adicional de mecanismo protetores da via respiratória durante a deglutição.

Outro fator que influenciará na apresentação clínica é a demanda laríngea de cada indivíduo em suas atividades. A paralisia unilateral isolada do nervo laríngeo superior pode passar despercebida para grande parte das pessoas, mas pode ser incapacitante para indivíduos cantores, por exemplo, que sentirão dificuldade na emissão de agudos, pelo acometimento do CT. Da mesma forma, uma paralisia unilateral do nervo laríngeo inferior, será mais sintomática em um indivíduo que tenha alta demanda respiratória, como os atletas de alta performance.

Diagnóstico

O exame de laringoscopia é fundamental para o diagnóstico, seja com laringoscópio rígido ou flexível. Nas paralisias de nervo laríngeo inferior, observa-se uma imobilidade da prega vocal do lado acometido. As paralisias seletivas como a do TA ou do CT geram alterações mais sutis à laringoscopia, o que dificulta o diagnóstico. Laringoscópios rígidos oferecem imagem de maior qualidade, o que facilita diagnóstico diferencial com outras causas de imobilidade laríngea (fixação de prega vocal por infiltração tumoral ou trave cicatricial).

Os aparelhos flexíveis permitem comparar a sensibilidade das hemilaringes ao toque do aparelho. Esse teste, apesar de subjetivo, pode sugerir o topodiagnóstico da paralisia laríngea, uma vez que a sensibilidade da laringe é provida pelo nervo laríngeo superior. Costuma-se comparar o reflexo de deglutição ao leve toque das aritenoides. Para esse teste é importante lembrar de não utilizar substâncias anestésicas ao exame, como a lidocaína.

A eletromiografia laríngea (EMGL) fornece informação prognóstica das paresias e paralisias, auxiliando na tomada de decisão. Sinais de devervação à EMGL corroboram para a indicação de um procedimento cirúrgico corretivo definitivo mais precocemente. Da mesma forma, sinais de regeneração à EMGL ajudam na opção por um tratamento mais conservador e reversível. A EMGL também é útil por permitir o topodiagnóstico, através do teste do CT (inervado pelo n. laríngeo superior) e do TA (inervado pelo n. laríngeo inferior); auxiliar no diagnóstico das paresias e paralisias seletivas, quando há dúvida ao exame laringoscópico; e permitir diferenciar paralisia de fixação de prega vocal.

Tratamento

Tratamento conservador

Pode-se optar por tratamento fonoterápico nos casos com poucas alterações funcionais, objetivando usar a musculatura contralateral para compensar o lado paralisado.

Manobras de deglutição são bastante úteis naqueles pacientes que apresentam engasgos devido a penetração de alimentos, porém vias alimentares alternativas podem ser necessárias em casos de disfagia grave. Tratamentos específicos voltados para o controle da disfagia serão abordados em capítulo específico.

Tratamento cirúrgico

Em grande parte dos casos de paralisia laríngea costuma-se esperar um período mínimo de 12 meses antes de se instituir um tratamento cirúrgico definitivo (irreversível) para o paciente, sobretudo em crianças. Existe relato na literatura de recuperação espontânea de movimento de prega vocal após 18 meses em um adulto e após 4 anos em uma criança. A EMG laríngea pode fornecer informação prognóstica auxiliar na decisão terapêutica, porém não é um exame com grande disponibilidade.

O tratamento cirúrgico é prontamente indicado nas situações de fenda glótica muito reduzida ou risco iminente de aspiração, devido a alta morbidade associada a essas condições.

Traqueostomia

A traqueostomia é uma intervenção cirúrgica que consiste na abertura de um orifício na traqueia, que se comunica até a pele através da colocação de uma cânula para a passagem de ar. O procedimento é reversível e garante uma via respiratória patente durante o período de tratamento e recuperação do paciente.

As crianças estão sujeitas a quadros respiratórios dramáticos que, no entanto, podem melhorar espontaneamente ao longo do tempo devido a uma recuperação da paralisia ou ao desenvolvimento laríngeo. Dessa forma, a traqueostomia garante a via respiratória enquanto se aguarda essa evolução, além de permitir aguardar um maior desenvolvimento da via aérea antes de instituir tratamento cirúrgico definitivo.

Procedimentos de lateralização de prega vocal

A lateralização é mais indicada nos casos de paralisia bilateral de pregas vocais com fenda glótica reduzida. Frequentemente esses pacientes passam por traqueostomia na instalação do quadro agudo, sendo o procedimento de lateralização indicado posteriormente, objetivando a decanulação.

Atualmente, as técnicas mais utilizadas combinam aritenoidectomia total ou parcial, cordotomia posterior unilateral ou bilateral e sutura de lateralização de prega vocal. Essas técnicas são irreversíveis e a qualidade vocal será inversamente proporcional ao tamanho da fenda glótica final. Outra complicação desta técnica é o possível aumento no risco de aspiração.

Procedimentos de medialização de prega vocal

As técnicas de medialização são mais utilizadas nas situações de paralisia unilateral em abdução com incompetência glótica. Entre as técnicas podemos citar a tireoplastia tipo I (com bloco de silicone ou implantes de Gore-tex e titânio), a rotação de aritenoide e a injeção de substâncias autólogas (gordura) e heterólogas (gelatina absorvível, ácido hialurônico, hidroxiapatita, colágeno) lateralmente ao músculo tireoaritenoideo.

A injeção de substâncias não permite grandes medializações. Nos casos de prega vocal muito abduzida, dá-se preferência para a tireoplastia tipo I, que pode ser associada ou não à rotação de aritenoide.

Na população adulta esses procedimentos podem e preferencialmente são feitos sob anestesia local, permitindo ajustes finos da voz. Ainda é controverso na literatura a realização destes procedimentos na população pediátrica, pois muitas delas não toleram o procedimento sob anestesia local. Além disso, as alterações anatômicas que resultam da maioria das intervenções fonocirúrgicas são estáticas, enquanto o tamanho, espessura e composição da laringe muda conforme a criança se desenvolve até a vida adulta, o que poderia levar a uma piora no resultado funcional à longo prazo.

Reinervação laríngea

A reinvervação é uma técnica descrita para os músculos CAP e TA. Os resultados com recuperação de movimento são escassos, porém a reinervação previne a atrofia por denervação. São descritas técnicas utilizando o ansa cervicalis, nervo frênico, neurônios preganglionares simpáticos e pedículos músculo-nervosos.

Desvantagens da técnica são a demora de dois a seis meses após a cirurgia para suficiente melhora que permita decanulação nos casos bem-sucedidos, além da dificuldade técnica para a sua realização.

Marca-passo laríngeo

O marca-passo laríngeo vem sendo estudado como potencial tratamento para as paralisias laríngeas tanto unilaterais quanto bilaterais. Músculos específicos da laringe podem contrair através de estimulação elétrica localizada e desencadeada de forma sincronizada com a respiração.

Em uma situação de paralisia bilateral de pregas vocais, por exemplo, os músculos CAPs são alvos bastante explorados, pois abduzem as pregas vocais. O estímulo elétrico pode ser sincronizado com o nervo frênico, alteração de pressão intratorácica ou expansão torácica, sinalizando inspiração.

Bibliografia consultada

1. Bevan K, Griffiths MV, Morgan MH. Cricothyroid muscle paralysis: its recognition and diagnosis. J Laryngol Otol. 1989;103(2):191-5.
2. Chen EY, Inglis AF. Bilateral vocal cord paralysis in children. Otolaryngol Clin North Am. 2008;41(5):889-901.
3. Eckley AC. Paralisias Laríngeas. In: Caldas Neto S, et al. Tratado De Otorrinolaringologia. 2.ed. São Paulo: Roca, 2011. Vol. IV, p.382-8.
4. Hachiya A, et al. Cordotomy and Parcial Aritenoidectomy for the Treatment of Bilateral Vocal Cord Paralysis in Adduction. 2007.
5. Rosin DF, Handler SD, Potsic WP, et al. Vocal cord paralysis in children. Laryngoscope. 1990;100(11):1174-9.
6. Rubin AD, Sataloff RT. Vocal Fold Paresis and Paralysis. Otolaryngol Clin North Am. 2007;40(5):1109-31.
7. Sataloff RT, Praneetvatakul P, Heuer RJ, et al. Laryngeal electromyography: clinical application. J Voice. 2010;24(2):228-34.
8. Sipp JA, Kerschner JE, Braune N, et al. Vocal fold medialization in children: injection laryngoplasty, thyroplasty, or nerve reinnervation? Arch Otolaryngol Head Neck Surg. 2007;133(8):767-71.

Capítulo 31

Síndrome da apneia obstrutiva do sono (SAOS)

Danielle Yuka Kobayashi

Introdução

A apneia obstrutiva do sono (AOS) é caracterizada por repetidos episódios de colabamento da região faríngea durante o sono, causando redução do fluxo aéreo. Esses eventos podem desencadear hipoxemia e hipercapnia, ativando o sistema simpático. A SAOS está associada a diversos sintomas e comorbidades, dentre eles sonolência excessiva diurna (SED), alterações cognitivas, obesidade, diabetes *mellitus* tipo 2, hipertensão arterial sistêmica (HAS), exacerbação de doença pulmonar obstrutiva crônica, comprometimento da qualidade de vida, elevação do risco de acidentes laborais e de trânsito, além de ser considerada fator independente de risco para doenças cardiovasculares e acidente vascular encefálico isquêmico. Supõe-se que a SAOS seja uma doença evolutiva, sua ordem cronológica compreende: ronco primário, síndrome da resistência das vias aéreas superiores (SRVAS), AOS, SAOS leve, moderada e grave. Dentre os distúrbios respiratórios relacionados ao sono, a SAOS é a mais comum.

A SAOS é mais prevalente em homens, acometendo 24% do sexo masculino, 9% do feminino e 1% a 5% das crianças. Na faixa etária dos 50 aos 60 anos, a prevalência sobe para 31% nos homens e 16% nas mulheres (principalmente devido ao climatério). Ronco encontra-se presente em 90% a 95% dos pacientes com SAOS. Em estudo epidemiológico realizado na cidade de São Paulo, em 2010, utilizando-se critérios clínicos e polissonográficos, 32,9% da população fechava critérios para SAOS, mantendo-se associações independentes em homens, obesos e em mulheres menopausadas. Há aumento da prevalência da SAOS com o aumento da idade quando comparados brasileiros de 60 a 80 anos com grupo de 20 a 29 anos.

Fisiologia do sono

O sono é um estado comportamental que ocorre em ciclos de movimento ocular rápido (REM) e não-movimento ocular rápido (NREM). Adultos apresentam 5 a 6 ciclos por noite com duração aproximada de 90 a 100 min/ciclo enquanto crianças podem apresentar até 10 ciclos com duração aproximada de 45 a 60 min/ciclo. Dividido em W (vigília), N1, N2, N3 e R, classificados através do eletroencefalograma (EEG), eletrooculograma (EOG) e eletromiograma (mentoniano). A primeira época de sono em adultos é tipicamente o estágio N1 (sono superficial). Na segunda metade do sono ocorre menor quantidade de estágio N3 (sono profundo) e maior duração do estágio R. Sabe-se que a distribuição dos estágios do sono varia com a idade, o que é demonstrado na Figura 31.1. A Tabela 31.1 contempla algumas características dos estágios do sono e sua distribuição em média na população.

Figura 31.1 Distribuição dos estágios do sono em minutos de acordo com a idade.

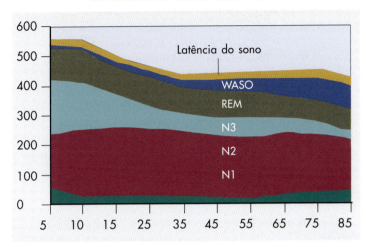

Fonte: Adaptada de Meta-analysis of quantitative sleep parameters from childhood to old age in healthy individuals: developing normative sleep values across the human lifespam; Ohayon M et al.; Sleep, 2004.

Tabela 31.1 Estágios do sono e suas características.

Estágios do sono	Características principais
W (< 5%)	Ondas de alta frequência (alfa), presença de piscadas, movimentos dos olhos conjugados e rápidos, tônus elevado.
N1 (2-5%)	Ritmo mais lento que W, movimentos dos olhos lentos, rítmicos e sinusoidais, baixo limiar de despertar.
N2 (45-55%)	Ritmo mais lento e sono mais profundo em relação a N1, grafoelementos característicos no EEG (complexo K e fuso do sono).

(Continua)

Tabela 31.1 Estágios do sono e suas características. (*Continuação*)

Estágios do sono	Características principais
N3 (13-23%)	Ondas de baixa frequência, maior estabilidade respiratória, maior parte na primeira metade do sono, latência de 30-60 min.
R (20-25%)	Ondas de baixa amplitude com frequência variável (dente de serra), movimentos dos olhos rápidos, conjugados e irregulares, atonia muscular, mais longos na segunda metade do sono, latência de 70 a 120 min.

Fonte: Principles and Practice of Sleep Medicine, 6ª edição, 2017.

O sono possui função de conservação de energia para o cérebro, reparo de lesões celulares e defesa de danos. O sono NREM tem caráter anabólico, com restauração do glicogênio cerebral, aumento da ação hormonal e descanso cérebro-corporal. O estágio R, período catabólico, promove desenvolvimento cerebral e plasticidade, além de estar relacionado à consolidação da memória. A Tabela 31.2 descreve sucintamente algumas características de cada sistema envolvido na fisiologia do sono.

Tabela 31.2 Fisiologia do sono.

Sistemas	Características principais
Sistema respiratório	Perda do controle voluntário da respiração desencadeia: ↓ volume corrente pulmonar, ↓ FR, ↓ troca gasosa, ↑ pCO_2. Quimiorreceptores centrais diminuem sua sensibilidade ao aumento da pCO_2 e à diminuição da pO_2.
Termorregulação	Redução da temperatura corporal em N3, poiquilotermia em R.

(Continua)

Tabela 31.2 Estágios do sono e suas características. (*Continuação*)

Sistemas	Características principais
Sistema digestivo	Pico de secreção ácida gástrica nas primeiras horas de sono, ↓ fluxo salivar, ↓ motilidade gástrica e intestinal, ↓ transitória do tônus do esfíncter esofágico inferior.
Sistema neuroendócrino	GH: liberado no início da noite, pico em N3; prolactina: produção estimulada com sono, inclusive cochilos; ACTH e cortisol: influenciados pelo ciclo circadiano, pico de secreção pela manhã e *downregulation* no início do sono; TSH: influenciado pelo ciclo circadiano, pico no meio da noite (2h), inibido pelo sono; melatonina: influenciada pelo ciclo circadiano, inibida pela luz solar, estimulada pela escuridão.

Fonte: Fundamentals of Sleep Medicine, Richard B. Berry, 2012.

O tempo médio de sono (7,5 a 8,5h) e a qualidade do mesmo são fatores importantes para determinar repouso noturno adequado, uma vez que a fadiga diurna pode ser resultado da privação de sono, má qualidade ou ambos. Na primeira noite de sono após período de privação há tendência de rebote de estágio N3, rebote de estágio R na noite seguinte e sono próximo ao normal na terceira noite de sono.

Fisiopatologia da SAOS

Alterações das VAS como tamanho, comprimento e forma são críticas para o fluxo aéreo. As três principais determinantes da SAOS são obesidade, aumento de tecidos moles e morfologia esquelética. Além da idade avançada e do gênero masculino, IMC e circunferência cervical aumentados representam os principais preditores de SAOS. Nas crianças, a principal causa é a hipertrofia adenoamigdaliana. As variações craniofaciais relacionadas à SAOS incluem osso hioide em posição mais inferior, espaço faríngeo posterior mais estreito, tamanho aumentado da língua e tecidos moles mais abundantes.

A patência das VAS também é mantida pelo equilíbrio entre as forças dilatadoras da faringe (músculos pterigoide medial, tensor do véu palatino, genioglosso, geniohioide e esternohioide) em resposta às forças constrictoras (pressão negativa intratorácica gerada pela contração do diafragma). Se a atividade destes músculos for descoordenada ou diminuída, a pressão negativa gerada pela contração diafragmática poderá superar a força dos abdutores, levando à oclusão ou suboclusão da faringe. Além disso, em pacientes com SAOS há evidências de que suas VAS sejam mais complacentes do que a dos indivíduos normais.

Durante o curso do evento obstrutivo, há elevação da pressão negativa faríngea e da pCO_2, o que poderia ativar o reflexo dos músculos dilatadores das VAS. Deste modo, durante a apneia/hipopneia, podem ocorrer evoluções diferentes. A primeira delas, que seria a ideal, ocorre com o desencadeamento do reflexo suficiente para abrir a faringe, levando a uma adequada ventilação e manutenção do sono. Na segunda possibilidade, não há atividade adequada dos músculos dilatadores da faringe durante o sono, desencadeando despertar cortical para reaver um tônus adequado e ventilação, fragmentando o sono. Finalmente, a terceira e última possibilidade de evolução é a asfixia por colapso de período longo, o que é extremamente raro.

Síndrome da apneia obstrutiva do sono (SAOS)

Os sintomas da SAOS geralmente se desenvolvem progressivamente associados à idade, ao aumento do peso e, no caso das mulheres, à menopausa. Condições clínicas associadas, como por exemplo hipotireoidismo e alterações da secreção de GH, devem ser pesquisadas. Critérios diagnósticos da SAOS são listados na Tabela 31.3.

Durante o dia, a hipersonolência é a principal sequela da fragmentação do sono, além de cansaço, cefaleia matinal, dificuldade de atenção, concentração e memória, secura na boca ao despertar e cochilos frequentes. Crianças podem apresentar hiperatividade, noctúria e enurese noturna. Além disso, a hipoxemia crônica provoca retardo nas funções neuropsicológicas.

Desajustes interpessoais podem ocorrer e o risco aumentado de acidentes automobilísticos pode aumentar sendo 2 a 12 vezes maior que na população saudável.

Tabela 31.3 Critérios diagnósticos de SAOS de acordo com ICSD-3, 2014.

Critérios diagnósticos de SAOS (A+B ou C)

A) Presença de um ou mais dos seguintes:
   1. Sonolência diurna; sono não reparador; cansaço; sintomas de insônia;
   2. Despertares com sufocamento ou engasgos;
   3. Roncos habituais e/ou apneias presenciadas por terceiros;
   4. Hipertensão, distúrbio de humor, distúrbio cognitivo, insuficiência coronariana, AVC, ICC, fibrilação atrial ou diabetes mellitus tipo II.
B) Polissonografias tipos I, II ou III mostram:
   1. Cinco ou mais eventos respiratórios predominantemente obstrutivos (apneias obstrutivas e mistas, hipopneias e RERAs) por hora.
C) Polissonografias tipos I, II ou III mostram:
   1. Quinze ou mais eventos respiratórios predominantemente obstrutivos (apneias obstrutivas, mistas, hipopneias e RERAs) por hora.

Fonte: Internacional Classification of Sleep Disorders, 3ª edição, 2014.

Os pacientes com SAOS podem sofrer alterações hemodinâmicas agudas ou crônicas, caracterizadas por: arritmias cardíacas, HAS, hipertensão pulmonar, hipertrofia ventricular, *cor pulmonale*, insuficiência cardíaca direita e edema de membros inferiores. Essas alterações hemodinâmicas são decorrentes de um aumento da função adrenérgica causada pela hipoxemia crônica e aumento da atividade simpática durante os despertares.

Exame físico

O exame físico deve incluir o exame completo da cabeça e pescoço, observando-se causas obstrutivas identificáveis, além de uma avaliação geral completa na busca do comprometimento sistêmico da SAOS. Devem-se valorizar também as medidas da circunferência cervical (> 43 cm para homens e > 38 cm para mulheres), gênero masculino, presença de idade avançada (> 50 anos), valores do IMC > 30 kg/m² e circunferência abdominal (> 95 cm para homens e > 85 cm para mulheres) (Figuras 31.2 a 31.4).

Figura 31.2 Classificação de Mallampati modificada.

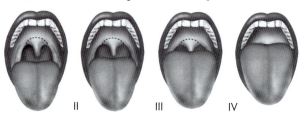

I	Observação de palato mole, úvula, pilares amigdalianos e amígdalas;
II	Observação apenas da úvula;
III	Observação apenas do palato mole;
IV	Observação apenas do palato duro.

Fonte: Modificada de Clinical Predictors of Obstructive Sleep Apnea. Friedman, M et al.; Laryngoscope,1999.

Figura 31.3 Classificação de Brodsky para o tamanho das amígdalas.

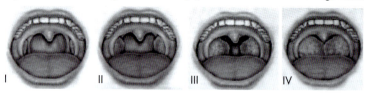

I	Amígdalas dentro dos pilares, escondidas por eles, ocupam < 25% da orofaringe;
II	Amígdalas evidentes, mas até o limite dos pilares, ocupam 25-50% da orofaringe;
III	Amígdalas além dos pilares, sem se tocarem na linha média, ocupam 50-75% da orofaringe;
IV	Amígdalas se tocam na linha média, ocupam >75% da orofaringe.

Fonte: Modificada de Clinical Predictors of Obstructive Sleep Apnea. Friedman, M et al.; Laryngoscope, 1999.

Figura 31.4 Classificação de Angle para oclusão dentária.

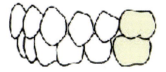

Oclusão normal

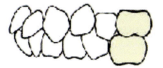

CLASSE I: NEUTROCLUSÃO
adequada relação entre molares superior e inferior, mas linha de oclusão incorreta;

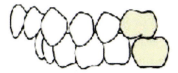

CLASSE II: DISTOCLUSÃO
(retrognatismo, overbite), protrusão dos incisivos superiores que apresentam uma inclinação axial labial e molares inferiores distais aos superiores

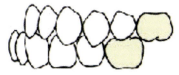

CLASSE III: MESIOCLUSÃO
(prognatismo, underbite), arcada dentária inferior projetada anteriormente em relação à superior, sugestivo de prognatismo mandibular e/ou hipoplasia maxilar.

Fonte: Fonte: Modificado de Classification of Malloclusion. Angle, EH. The Dental Cosmos, 1899

Com endoscópio flexível o exame da faringe e laringe pode ser realizado nas posições sentada e supina. Complementa-se a avaliação anatômica com a Manobra de Müller, na qual o paciente exerce pressão negativa na VA ao inspirar profundamente com a boca e as narinas ocluídas. Solicita-se também a simulação do ronco para identificar possíveis estruturas vibráteis. Na hipofaringe observa-se colapso da base da língua e epiglote e na orofaringe, do palato e úvula. Descreve-se o padrão do colapso (circular, látero-lateral, anteroposterior) e o grau de obstrução (até 25%, 25% a 50%, 50% a 75%, > 75%). O estagiamento topográfico pode ser realizado pela classificação de Fujita: I – orofaringe isolada, II – orofaringe e hipofaringe, III – hipofaringe isolada.

A sonoendoscopia é baseada na avaliação direta e dinâmica, sob visão endoscópica, das VAS durante o sono induzido. O nível correto de sedação é de extrema importância na obtenção de um relaxamento muscular suficiente para recriar o ronco e o colapso das VAS, sem que haja apneia ou depressão respiratória. Não realizada rotineiramente para todo paciente apneico, tem sido utilizada em pesquisa clínica e em casos selecionados de dúvida diagnóstica e conduta.

A cefalometria estuda esqueleto facial e partes moles das VAS traçando-se medidas dos pontos radiológicos cefálicos em uma radiografia de perfil absoluto do paciente sentado, com a cabeça em posição neutra, olhar fixo paralelo ao chão e dentes cerrados, colocando-se contraste no rosto. São avaliados obstrução do espaço da VA posterior, extensão do palato mole, deslocamento inferior do osso hioide em relação ao plano mandibular, extensão da língua e grau de severidade das alterações esqueléticas da base do crânio, da maxila e da mandíbula. Tomografia computadorizada e ressonância magnética (RNM) também são instrumentos para avaliação da VAS, sendo que a RNM fornece imagens mais detalhadas de partes moles.

Avaliações complementares

Escalas de avaliação visam quantificar os dados de forma objetiva. As mais utilizadas são Escala de Sonolência de Epworth e Questionário de Berlim. O primeiro possui valor máximo de 24, sendo considerada SED a partir de 10 pontos. O segundo é dividido em 3 categorias e auxilia no rastreamento de pacientes com alto risco de AOS (2 ou mais categorias positivas) (Figuras 31.5 e 31.6).

Polissonografia (PSG)

É o exame complementar considerado padrão-ouro para o diagnóstico e seguimento clínico da SAOS e deve ser solicitada em pacientes com suspeita de distúrbios respiratórios obstrutivos do sono. A Tabela 31.4 contempla critérios para diagnóstico e classificação dos distúrbios do sono em adultos, lembrando que os critérios são diferentes em crianças. Apresenta-se em modalidades diferentes de exames, citados na Tabela 31.5. Vale ressaltar que pode existir variação entre noites, no mesmo paciente, além de ser importante considerar a reprodutibilidade do sono na noite do exame.

Figura 31.5 Escala de sonolência de Epworth.

Qual a probabilidade de você cochilar ou dormir nessas seguintes situações?

Considere o modo de vida que você tem levado recentemente. Mesmo que você não tenha feito nenhuma destas atividades recentemente, tente imaginar como elas o afetariam. Escolha o número mais apropriado para responder cada questão.

0	Nunca cochilaria
1	Pequena probabilidade de cochilar
2	Probabilidade média de cochilar
3	Grande probabilidade de cochilar

- Sentado e lendo
- Assistindo televisão
- Sentado quieto em um lugar público (por exemplo: teatro, reunião ou palestra)
- Andando de carro uma hora sem parar, como passageiro
- Ao deitar-se à tarde para desansar, quando possível
- Sentado conversando com alguém
- Sentado quieto após almoço sem bebida alcoólica
- Em um carro parado no trânsito por alguns minutos.

Fonte: Portuguese-language version of the Epworth sleepiness scale: validation for use in Brazil. Bertolazi AN et al.; Bras Pneumol., 2009.

Figura 31.6 Questionário de Berlim.

Altura _____ m   Peso _____ kg   Idade _____   Sexo: Masc/Fem.

Escolha a resposta correta para cada questão

Categoria 1:

1. Você ronca?
   a. Sim
   b. Não
   c. Não sei

Se ronca:

2. O seu ronco é:
   a. Pouco mais alto que sua respiração?
   b. Tão mais alto que sua respiração?
   c. Mais alto do que falando?
   d. Muito alto que pode ser ouvido nos quartos próximos?

3. Com que frequência você ronca?
   a. Praticamente todos os dias
   b. 3-4 vezes por semana
   c. 1-2 vezes por semana
   d. Nunca ou praticamente nunca

4. O seu ronco inomoda alguém?
   a. Sim
   b. Não

5. Alguem notou que você para de respirar enquanto dorme?
   a. Praticamente todos os dias
   b. 3-4 vezes por semana
   c. 1-2 vezes por semana
   d. Nunca ou praticamente nunca

Categoria 2:

6. Quantas vezes você se sente cansado ou com fadiga depois de acordar?
   a. Praticamente todos os dias
   b. 3-4 vezes por semana
   c. 1-2 vezes por semana
   d. Nunca ou praticamente nunca

7. Quando você está acordado você se sente cansado, fadigado ou não se sente bem?
   a. Praticamente todos os dias
   b. 3-4 vezes por semana
   c. 1-2 vezes por semana
   d. Nunca

8. Alguma vez você cochilou ou caiu no sono enquanto dirigia?
   a. Sim
   b. Não

9. Se sim, com que frequência isso ocorre?
   a. Praticamente todos os dias
   b. 3 - 4 vezes por semana
   c. 1 - 2 vezes por semana
   d. Nunca ou praticamente nunca

Categoria 3:

10. Você tem pressão alta?
    a. Sim
    b. Não
    c. Não sei

Pontuação do Questionário de Berlim:
Respostas positivas e respectivas pontuações:
1. sim (1 ponto), 2. c ou d (1 ponto), 3. a ou b (1 ponto), 4. a (1 ponto), 5. a ou b (2 pontos), 6. a ou b (1 ponto), 7. a ou b (1 ponto), 8. a (1 ponto), 9. não se aplica
Categorias 1 e 2 são positivas se ≥ 2 pontos. Categoria 3 é positiva se HAS ou IMC > 30 kg/m^2. Alto risco para SAOS: ≥ duas categorias positivas.

Fonte: Tradução do Questionário de Berlim para língua portuguesa e sua aplicação na identiicação da SAOS numa consulta de patologia respiratória do sono. Vaz AP et al.; Rev Port Pneumol., 2011.

Tabela 31.4 Critérios para definição e classificação dos eventos respiratórios em adultos através da polissonografia.

Apneia	Queda ≥ 90% da linha de base do termistor com duração ≥ 10 s.	Obstrutiva: com esforço inspiratório (apneia); ronco (hipopneia). Central: sem esforço inspiratório. Mista: inicialmente sem esforço inspiratório, passando a apresentar esforço no fim do evento.
Hipopneia	Queda ≥ 30% da linha de base do fluxo aéreo da cânula nasal com duração ≥ 10 s e dessaturação ≥ 3% e/ou despertar	

- Ronco primário: IAH < 5
- SAOS leve: IAH entre 5 e 15
- SAOS moderada: IAH entre 15 e 30
- SAOS grave: IAH > 30
- Síndrome da resistência da via aérea superior: IAH < 5 e RERA > 10

Fonte: The AASM Manual for the Scoring of Sleep and Associated Events, Versão 2.3, 2016.

Tabela 31.5 Modalidades de monitorização do sono.

	Modalidades de monitoração
Tipo I (padrão-ouro)	Assistida, com ≥ 7 canais (EEG, EOG, EMG, termistor, esforço respiratório, SatO$_2$, ECG, posição corporal, sensor de ronco), ≥ 6h de monitorização, laudado por médico habilitado. Formas: basal, *split night* (diagnóstico e titulação de PAP) e titulação de PAP.
Tipo II	Não assistida, com ≥ 7 canais.
Tipo III	Cardiorrespiratória, 4 a 7 canais (SatO$_2$, fluxo aéreo, esforço respiratório, FC).
Tipo IV	Dessaturações, 1 a 2 canais (SatO$_2$ obrigatória).

Fonte: Fundamentals of Sleep Medicine, Richard B. Berry, 2012.

Tratamento

A SAOS possui várias etiologias isoladas ou combinadas e por isso seu tratamento deve ser individualizado, não existindo tratamento único e podendo ser complementares. O tratamento ideal deve eliminar os eventos respiratórios obstrutivos, restaurar o padrão normal de sono, adequar a oxigenação arterial, apresentar mínimos efeitos colaterais e baixo custo. Sucesso é considerado quando há redução maior ou igual a 50% no IAH e IAH < 20 eventos/hora. A Tabela 31.6 apresenta de forma sucinta possibilidades de manejo do paciente com SAOS.

Tabela 31.6 Quando tratar?

IAH	Sintomático	Assintomático Sem comorbidade	Assintomático Com comorbidade
Leve	Tratar	Observação ou tratamento conservador	Tratar
Moderado	Tratar	Tratar	Tratar
Grave	Tratar	Tratar	Tratar

Fonte: Adaptada de Fundamentals of Sleep Medicine, Richard B. Berry, 2012.

A escolha do tratamento para SAOS depende da gravidade, dos sintomas, das comorbidades associadas, da preferência do paciente e, não raro, de sua condição econômica. A seguir, a Tabela 31.7 resume as opções terapêuticas.

Medidas clínicas como higiene do sono, tratamento de doenças de base (como doença do refluxo gastroesofágico, insônia) e de sintomas nasais (terapia medicamentosa ou cirúrgica), perda ponderal e suspensão de medicações que pioram quadros obstrutivos (como benzodiazepínicos, relaxantes musculares) fazem parte do tratamento inicial de todo paciente apneico. Exer-

Tabela 31.7 Opções terapêuticas para SAOS em adultos.

Tratamento	Ronco	SAOS leve	SAOS moderada	SAOS severa
Primário	Tratar congestão nasal Terapia posicional	AIO ou Cirurgia de VAS	PAP	PAP
Secundário	AIO ou Cirurgia de VAS	PAP (se sintomático)	AIO ou Cirurgia de VAS	AIO ou Cirurgia de VAS
Adjuvante	Perda ponderal	Perda ponderal Terapia posicional	Perda ponderal Terapia posicional	Perda ponderal Terapia posicional

AIO = aparelho intraoral; PAP = pressão positiva na via aérea.
Fonte: Adaptado de Fundamentals of Sleep Medicine, Richard B. Berry, 2012.

cícios orofaríngeos propõe exercícios isométricos (tonificação) e isotônicos (movimentação) diários e continuados envolvendo movimentos de sucção, deglutição, mastigação, respiração e fonação. Seu real impacto está ainda sob investigação, podendo apresentar bons resultados em SAOS moderado. Tratamentos farmacológicos são considerados de segunda linha ou adjuvantes e a maioria dos estudos envolve supressores do sono R (fluoxetina, paroxetina) e estimulantes ventilatórios (acetazolamida).

Terapia posicional pode ser utilizada quando o IAH é pelo menos duas vezes maior na posição supina do que na não supina (apneia posicional). Cabeceira elevada a 30° ou aparatos nas costas para evitar o decúbito dorsal (*tennis ball technique*) são indicados, podendo apresentar redução do IAH, embora seus resultados sejam inferiores aos obtidos com PAP. AIOs apresentam melhores resultados terapêuticos em pacientes com protrusão mandibular espontânea ≥ 6 mm e apneia obstrutiva com componente posicional. Existem 3 tipos de AIOs com o mesmo objetivo de deslocar a mandíbula e a língua anteriormente, aumentando o calibre da VAS: reposicionadores mandibulares de ajuste progressivo, retentores linguais e elevadores de palato mole. Para utilização do primeiro são necessários mais de 10 dentes em cada arcada sem limitação de avanço mandibular (mínimo 5 mm) ou abertura de boca (mínimo 25 mm). Em geral, tenta-se atingir entre 50% e 75% da protrusão máxima voluntária, através de aumentos progressivos semanais. Essa terapêutica pode apresentar eventos adversos como dor dentária e disfunção têmporo-mandibular, além de apresentar limite de uso devido possível deslocamento progressivo dos dentes.

CPAP (*Continuous Positive Airway Pressure*) ou Pressão Positiva Contínua na Via Aérea é o principal tratamento não cirúrgico e, atualmente, o tratamento de escolha para pacientes com SAOS moderada e grave. Possui uma ventoinha que gera fluxo contínuo (40 – 60 L/min) através de um tubo flexível, alimentando uma máscara ajustada à face por meio de tiras fixadoras elásticas. Uma vez aplicada pressão positiva na VAS, cria-se no seu interior um coxim pneumático, que tende a deslocar o palato mole em direção à base da língua e dilatar a área de secção de toda a faringe. SED, redução da memória, irritabilidade e sono não reparador tendem à reversão, assim como melhor controle de doenças como HAS e redução do risco cardiovascular.

A uvulopalatofaringoplastia (UPFP) é um procedimento palatal que tem sofrido várias modificações desde sua introdução. Na ORL HCFMUSP, é realizada amigdalectomia, com atenção para preservação do músculo palatofaríngeo (pilar posterior), eventual ressecção de triângulo mucoso supratonsilar em palato mole, e sutura do pilar anterior com o posterior com objetivo de tensionar o palato no sentido cranial e anteriorizá-lo, ampliando o espaço retropalatal. A seguir a Tabela 31.8 com dados da classificação de Friedman prevendo sucesso cirúrgico de acordo com a anatomia do paciente.

A faringoplastia lateral, desenvolvida por Michel Cahali, foi a primeira técnica com manipulação direta do músculo constritor superior da faringe com o objetivo de sustentar a parede lateral. O procedimento inicia-se pela amigdalectomia bilateral. Em seguida, confeccionam-se túneis horizontais, em direção à linha média, para a separação do músculo palatofaríngeo do músculo constritor superior da faringe. O músculo palatofaríngeo é seccionado em

Tabela 31.8 Classificação de Friedman indicando chance de sucesso terapêutico com UPFP.

Estágios	Mallampati modificado	Tonsila faríngea	IMC	Sucesso cirúrgico
I	1	3,4	< 40	80%
	2	3,4		
II	1,2	1,2	< 40	37,9%
	3,4	3,4		
III	3	0, 1, 2	< 40	8,1%
	4	0, 1, 2		
IV	1, 2, 3, 4	0, 1, 2, 3, 4	> 40	Indicada traqueostomia ou cirurgia bariátrica

Fonte: Adaptada de Staging of obstructive sleep apnea/hypopnea syndrome: a guide to appropriate treatment. Friedman M et al.; Laryngoscope, 2004.

sua porção mais caudal, após ponto hemostático de segurança. Realiza-se então, no polo superior da loja amigdaliana, a dissecção do músculo constritor superior da faringe da fáscia bucofaríngea, preservando-a, seguida da miotomia de 0,5 cm em sentido caudal. A partir disso, o pilar posterior pode facilmente ser lateralizado e elevado, expandindo a faringe. Ao final, suturam-se o músculo palatofaríngeo com o músculo palatoglosso. Para finalizar, realizam-se duas incisões de alívio na parede posterior da orofaringe, seccionando mucosa e músculo constritor superior superficialmente em sentido vertical, com cuidadosa hemostasia com cautério. Os resultados desta técnica demonstraram ser mais eficazes do que a UPFP na redução dos sintomas relacionados à SAOS, com melhores resultados polissonográficos.

Osteotomia com avanço maxilomandibular (AMM) é o tratamento que apresenta maior índice de sucesso terapêutico, com exceção da traqueostomia. A maxila e a mandíbula são avançadas em conjunto e as arcadas superior e inferior são movidas para manter oclusão dentária adequada. O objetivo do procedimento é o avanço de 5 a 11 mm. Segundo o Tratado de ORL de 2018, o paciente considerado ideal para o AMM é o que apresenta além de boas condições clínicas, todas as características a seguir: idade < 45 anos, IMC < 25 kg/m^2, IAH < 45 eventos/hora, ângulo SNB (Sela-Nasion-Ponto B) < 75º, distância entre a parede posterior da faringe e a base da língua < 8 mm, tratamento ortodôntico prévio e falha no tratamento com CPAP (por não aceitação/adesão).

Outras técnicas incluem procedimentos em língua como tonsilectomia, radiofrequência/*coblation*, estabilização/suspensão, glossectomia e estimulador de nervo hipoglosso; procedimentos esqueléticos como osteotomia mandibular com avanço do músculo genioglosso e avanço do osso hioide; e procedimentos palatais como *Sling*, injeção roncoplástica e implantes palatais.

Bibliografia consultada

1. Berry RB. Rules for scoring respiratory events in sleep: update of the 2007 AASM Manual for the Scoring of Sleep and Associated Events. Deliberations of the Sleep Apnea Definitions Task Force of the American Academy of Sleep Medicine. 2012;8(5):597-619.

2. Berry RB, Wagner MH. Sleep Medicine Pearls. 3.ed. Philadelphia: Saunders, 2015.

3. Berry RB, Brooks R, Gamaldo CE, et al. The AASM Manual for the Scoring of Sleep and Associated Events: Rules, Terminology and Technical Specifications, Version 2.3. American Academy of Sleep Medicine, 2016.

4. Cahali MB. Lateral pharyngoplasty: a new treatment for obstructive sleep apnea hypopnea syndrome. Laryngoscope. 2003;113:1961-8.

5. Friedman M, Vidyasagar R, Bliznikas D, et al. Does Severity of Obstructive Sleep Apnea-Hipopnea syndrome predict Uvulopalatopharyngoplasty outcome? Laryngoscope. 2005;115:2109-13.

6. Friedman M, Tanyeri H, La Rosa M, et al. Clinical predictors of obstructive sleep apnea. Laryngoscope. 1999;109:1901-7.

7. Richard B. Berry. Fundamentals of Sleep Medicine; Elsevier, 2012.

8. Guimarães KC, Drager LF, Genta PR, et al. Effects of Oropharyngeal Exercises on Patients with Moderate Obstructive Sleep Apnea Syndrome. Am J Respir Crit Care Med. 2009;179(10):962-6.
9. ICSD -3. International Classification of Sleep Disorders. 3.ed. 2014.
10. Kryger MH, Roth T, Dement WC. Principles and Practice of Sleep Medicine, 6a edição, 2017.
11. Tratato de Otorrinolaringologia da Associação Brasileira de Otorrinolaringologia e Cirurgia Cérvico-Facial; Elsevier, 3ª edição, 2018.
12. Tufik S, Santos-Silva R, Taddei JA, et al. Obstructive sleep apnea syndrome in the São Paulo Epidemiologic Sleep Study. Sleep Med. 2010;11(5):441-6.
13. Zancanella E, Haddad FM, Oliveira LAMP, et al. Apneia Obstrutiva do Sono e Ronco Primário: Diagnóstico. Projeto Diretrizes – Associação Médica Brasileira e Conselho Federal de Medicina, 2012.

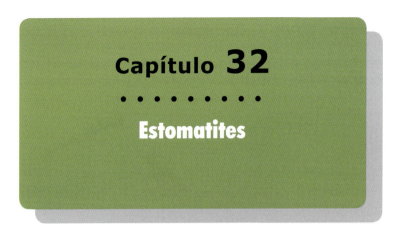

Capítulo 32

Estomatites

Renata Christofe Garrafa

Conceito

O termo "estomatite" compreende qualquer processo inflamatório que acomete a boca e a cavidade oral. Existem inúmeras patologias relacionadas com este quadro e as etiologias são diversas, incluindo distúrbios autoimunes, infecções (virais, parasitárias, bacterianas e fúngicas), farmacodermia, traumas, neoplasias, entre outras.

O diagnóstico das estomatites revela-se desafiador. Uma anamnese detalhada e um exame clínico cuidadoso são cruciais. Entretanto, ainda que para olhos experientes, exames complementares podem ser necessários na confirmação diagnóstica, partindo desde exames laboratoriais à biópsia para histopatologia e imunofluorescênica.

Neste capítulo vamos abordar as estomatites mais frequentes no ambulatório e no pronto socorro do otorrinolaringologista dividindo-as de acordo com o tipo de lesão.

Lesões aftoides

Aftas são ulcerações superficiais dolorosas localizadas na cavidade oral. Possuem formato circular ou oval e apresentam halo eritematoso com fundo branco/amarelado (Figura 32.1).

Figura 32.1 Lesão aftoide em lábio inferior.

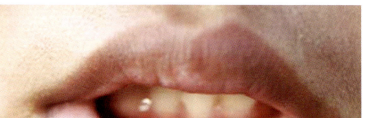

Fonte: Dr. Pedro Pinheiro, Afta na Boca: Causas, Sinais de Gravidade e Tratamento. Retirado do site: http://www.mdsaude.com/2009/08/afta.html.

As principais estomatites com presença de aftas são: estomatite Aftoide Recidivante/Recorrente (EAR) e a Doença de Behçet.

Estomatite aftoide recorrente

É a mais comum das afecções de mucosa oral, acometendo aproximadamente 10% a 20% da população mundial.

Apresenta-se majoritariamente na infância e na adolescência, mas pode acometer qualquer faixa etária. Caracteriza-se pelo surgimento de múltiplas aftas com cura espontânea entre uma e quatro semanas, mas com recidivas frequentes.

Os fatores precipitantes são diversos e, por vezes, não identificados. Entre eles, encontram-se:

- » infecções virais e bacterianas (HSV, EBV, CMV, *Streptococus sanguis*, etc);
- » prejuízos nutricionais (carência de ácido fólico, vitamina B12 e ferro);
- » genética (40% dos portadores de EAR apresentam história familiar);
- » alterações hormonais (variações com o ciclo menstrual);
- » alterações imunológicas (inversão da relação CD4/CD8 e autoanticorpos);
- » estado emocional (estresse);
- » sensibilidade alimentar (glúten e chocolate);
- » trauma;
- » outros.

Existem três formas clínicas na EAR: úlcera aftosa menor, maior e herpetiforme.

A forma menor, também denominada de Doença de Mikulicz, corresponde a 80% dos casos de EAR. Caracteriza-se por lesões de até 5 mm, predominantemente em mucosa jugal e labial, além de assoalho de boca. Apresentam duração de 7 a 14 dias e desaparecem sem deixar cicatriz.

A forma major ou Doença de Sutton engloba de 10% a 15% dos casos. As aftas são maiores, atingindo até 3 cm e localizam-se em palato mole e lábios. Podem persistir por seis semanas e deixar cicatriz.

Já a forma herpetiforme, apesar do nome, não origina-se do HSV. Revela-se como a apresentação menos frequente, em que múltiplas e diminutas lesões atingem qualquer local da cavidade oral. As aftas são de 1 mm a 3 mm e podem chegar a mais de 100 úlceras ao mesmo tempo, com possibilidade de agruparem-se em lesões maiores. A remissão leva de sete a trinta dias, com ou sem cicatriz.

O diagnóstico é eminentemente clínico, dispensando biópsia (a histopatologia revela lesão ulcerada com infiltrado inflamatório inespecífico). É de extrema importância investigar possíveis etiologias associadas.

O tratamento pode variar desde conduta expectante a medicamentosa. Mostra-se crucial a terapêutica de fatores predisponentes se identificados. A corticoterapia tópica é a medicação mais utilizada, mas a sistêmica pode ser prescrita em casos severos. A quimioprofilaxia é indicada para casos graves e recorrentes, com colchicina, pentoxifilina, dapsona e/ou talidomida.

Doença de Behçet

Afecção inflamatória vascular, de causa desconhecida, com manifestações multissistêmicas. É definida pela tríade composta por aftas orais, genitais e uveíte recidivantes, mas pode acometer outros locais como pele, articulações, pulmão, SNC e tratos digestivo e urogenital.

A epidemiologia concentra-se no Oriente Médio, mais especificamente em países situados na "Rota da Seda," com destaque para Turquia. Acomete adultos jovens e não há predominância sexual estabelecida.

Embora estudos demonstrem relação com fatores genéticos, autoimunes e infecciosos, não há comprovação de sua patogênese.

O quadro clínico pode ser dividido em manifestações maiores e menores:

» Manifestações maiores: úlceras afs (manifestação principal – são dolorosas e remitem em 10 dias sem deixar cicatriz), úlceras genitais (80% dos casos – são maiores e podem deixar cicatriz), lesões oculares do tipo uveíte (30%) e lesões cutâneas (eritema nodoso, foliculites e nódulos actneiformes).
» Manifestações menores: artrite, lesões gastrointestinais, vasculares, epididimite e afecções de SNC.

O diagnóstico pode ser feito clinicamente com a presença de 3 manifestações maiores ou 1 maior e 2 menores. Alguns autores atribuem lesões orais como critério essencial. A biópsia pode auxiliar, evidenciando vasculite.

O tratamento, para lesões orais, é realizado com corticoides tópicos. As demais manifestações podem exigir corticoterapia sistêmica, colchicina, dapsona, pentoxifilina e outros.

Lesões vesicobolhosas

Vesículas e bolhas são lesões caracterizadas pela presença de conteúdo líquido em seu interior. As vesículas são raras e pequenas, medindo até 5 mm. Já as bolhas podem ser rasas ou profundas e têm diâmetro superior a 5 mm.

Existem diversas doenças vesicobolhosas, podendo ser causadas por patógenos virais, reações autoimunes, influências farmacológicas e imunomediadas, além de predisposição genética. Abordaremos nesta seção uma pequena parte delas: pênfigo, penfigoide e eritema multiforme.

Primeiramente, é preciso recordar algumas estruturas do epitélio, o qual é composto por camadas de células, cujo limite inferior é a membrana basal. Os desmossomos são estruturas responsáveis pela adesão dessas células epiteliais entre si, através das desmogleínas presentes em sua membrana. As desmogleínas da mucosa são do tipo 3, enquanto as cutâneas são do tipo 1. A junção das células à membrana basal, por sua vez, resulta da ação dos hemidesmossomos.

Pênfigo

O Pênfigo é uma doença autoimune mucocutânea causada por anticorpos contra as desmogleínas 1 e 3, ocasionando a separação das células dentro do epitélio (acantólise), com consequente formação de bolha/vesícula. É composto, portanto, de fendas **intraepiteliais** e **suprabasais**.

Existem quatro tipos de Pênfigo: vulgar, vegetante, foliáceo e eritematoso. As lesões orais são mais frequentes nos dois primeiros tipos, sendo o Pênfigo Vulgar o mais prevalente no consultório do otorrinolaringologista. Este acomete ligeiramente mais mulheres, entre 40 e 60 anos.

As lesões orais são múltiplas e raramente vistas na forma de vesículas ou bolhas, que logo se rompem deixando erosões/úlceras com posterior formação de crostas. O Sinal de Nikolsky pode estar presente, representado pela formação de nova bolha ou vesícula ao pressionar área sadia adjacente.

O diagnóstico é suspeitado com anamnese e exame clínico, sendo confirmado após biópsia com histopatologia e imunofluorescência direta (IFD). A histopatologia detecta fendas acantolíticas suprabasais com possíveis células de Tzanck (células arredondadas com núcleos aumentados e hipercromáticos). Já a IFD identifica depósito de imunoglobulinas, em especial IgG, em todo epitélio (Figura 32.2). A imunofluorescência indireta (IFI) permite a titulação de anticorpos no soro, identificando a atividade da doença.

Figura 32.2 Imunofluorescência direta em pênfigo vulgar apresentando depósito intercelular de IgG.

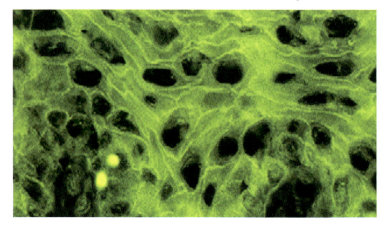

Fonte: SAID S, GOLITZ L. *Vesiculobullous Eruptions of the Oral Cavity*. Otolaryngol Clin N Am 55, 133-160, 2011.

O tratamento é medicamentoso. Em primeira linha encontram-se os corticoides em dose imunossupressora, podendo ou não serem associados a dapsona. Outros imunossupressores são coadjuvantes em casos refratários. Atenção para possíveis infecções secundárias em que o uso de antibióticos deve ser prontamente instituído.

Penfigoide

Doença auto-imune causada por anticorpos contra componentes da membrana basal, entre eles os hemidesmossomos. Como ocorre a separação das células epiteliais da membrana basal, temos a formação de fenda subepitelial.

Existem classificações diferentes para as afecções penfigoides. A mais utilizada difere 2 formas: Penfioide Bolhoso e Penfigoide Cicatricial. Ambas acometem a mucosa oral, porém na forma cicatricial é comum o surgimento de lesões cutâneas que recidivam e deixam cicatrizes.

A mucosa oral, assim como no pênfigo, é acometida por erosões/ulcerações encobertas ou não por crostas, que derivaram de vesículas e bolhas. O Sinal de Nikolsky também pode ser positivo.

Novamente, o diagnóstico é baseado em achados clínicos, mas confirmado com biópsia, seguido de histopatologia e IFD. No penfigoide, as fendas são subetipeliais e há maior predomínio de células inflamatórias. A IFD identifica depósito de IgG e C3 na região da membrana basal, possuindo característica linear (Figura 32.3). Do mesmo modo, a IFI pode identificar a atividade da doença.

Figura 32.3 Imunofluorescência direta em penfigoide apresentando depósito linear de IgG em membrana basal.

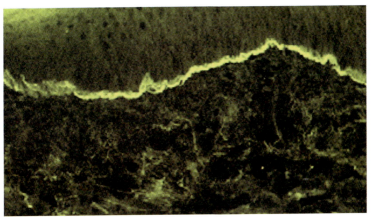

Fonte: Said S, Golitz L. *Vesiculobullous Eruptions of the Oral Cavity*. Otolaryngol Clin N Am 55, 133-160, 2011.

Em casos brandos, corticoides tópicos podem ser suficientes. Nos mais graves, as formulações sistêmicas são primeira escolha, com associação de outros imunossupressores caso haja dificuldade na remissão.

Eritema multiforme

Doença de etiologia indefinida, mas provavelmente atribuída à reação imunomediada decorrente de estímulo infeccioso (HSV, *Mycoplasma pneumoniae*, etc), medicamentoso, vacinal, neoplásico ou por radioterapia. De caráter autolimitado, apresenta resolução espontânea em até 3 semanas, desde que afastados fatores predisponentes.

As lesões ocorrem por apoptose celular induzidas por células T citotóxicas, formando fendas tanto intraepiteliais como subepiteliais. As lesões atingem tecido cutâneo e mucosa e, conforme o próprio nome da doença, podem ter múltiplas formas: máculas, pápulas, vesículas, bolhas, erosões e ulcerações encobertas por membrana pseudo-necrótica e estágios cicatriciais.

Os lábios representam o local oral mais acometido, seguidos por mucosa jugal, língua e palato mole. Na pele, as lesões podem aparecer como alos eritematosos circulares, sendo denominadas de "lesões em alvo", mais frequentes nas faces extensoras dos membros superiores.

O Eritema Multiforme, a Síndrome de Stevens-Johnson e a Necrólise Epidérmica Tóxica (NET) são consideradas variações da mesma doença, sendo a principal diferença entre elas a extensão de superfície corporal atingida (até 10%, de 10% a 20% e maior que 20% respectivamente).

O diagnóstico é principalmente clínico. A histopatologia pode evidenciar lesões dérmicas e epidérmicas, além de extenso edema e infiltrado inflamatório.

A terapêutica principal consiste no afastamento dos fatores desencadeantes, podendo fazer uso de corticoides tópicos ou sistêmicos a depender da gravidade. Antibióticos são reservados para infecções secundárias e Aciclovir pode ser instituído se suspeita de relação com HSV.

Doenças virais

Lesões vesiculares são comuns em estomatites virais, sendo a faixa etária pediátrica a mais acometida. Entre elas citamos: Infecção Herpética, Herpangina, Síndrome mão-pé-boca. A Infecção por Varicela-zoster também faz parte deste grupo, sendo mais prevalente em idosos e imunodeprimidos.

Lesões brancas

São lesões de coloração branco-acinzentadas, podendo ter múltiplos fatores causais. Aqui abordaremos as mais frequentes: Hiperqueratose, Leucoplasia, Líquen Plano e Candidíase.

Hiperqueratose

Lesões brancas, não destacáveis, decorrentes do aumento de queratina no epitélio. São majoritariamente atribuídas a causas traumáticas, não requerem tratamento e desaparecem espontaneamente em meses. Biópsia é recomendada para exclusão dos diagnósticos diferenciais.

Leucoplasia

Lesões brancas, não removíveis com raspagem, de bordos definidos e superfície lisa ou rugosa. A etiologia não é bem definida, mas possivelmente atribuída à trauma, exposição ao álcool e tabaco e à reação ao papilomavírus (Figura 32.4).

Histologicamente, podem apresentar desde aumento dos queratinócitos à displasia ou, até mesmo, carcinoma. Por isso, são consideradas lesões pré-malignas, ainda que somente 4% a 6% delas estejam de fato relacionadas a neoplasias.

O tratamento inclui a eliminação de fatores predisponentes e, possivelmente, a excisão cirúrgica.

Líquen plano

Doença cutaneomucosa de etiologia não definida, mas com provável fator autoimune, genético e emocional, além de influencia de doenças sistêmicas. A patogênese é atribuída à indução de apoptose provocada por linfócitos T.

As lesões cutâneas são caracterizadas como pápulas com ou sem prurido, localizadas em braços e em região lombar. As lesões orais mais frequentes são placas brancas rendilhadas, denominadas de estrias de Wickhman.

Figura 32.4 Lesão leucoplásica em borda de língua.

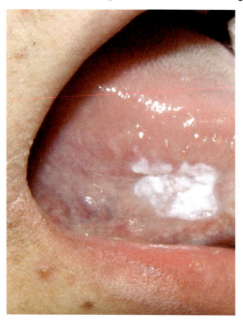

Fonte: Disponível em: http://www.odontologiadiferenciada.com.br

Existem diversos tipos de líquen plano: reticular, erosivo, atrófico, tipo placa, papular e bolhoso. Os mais frequentes são o reticular e o erosivo. O primeiro é a forma mais prevalente e, muitas vezes, assintomática. O segundo apresenta erosões dolorosas em mucosa com tendência a malignidade.

O diagnóstico é feito clinicamente, em casos de lesões características como as estrias de Wickhman, ou auxiliado por biópsia. A histologia demonstra degeneração liquefativa da camada basal, infiltrado inflamatório de linfócitos T, corpos de Civatte (coloides) e proeminências anatômicas em dentes de serra.

Devido ao risco de malignidade os pacientes devem ser acompanhados periodicamente e em caso de mudanças nos padrões lesionais nova biópsia é preconizada.

Candidíase

Trata-se da doença de etiologia fúngica mais prevalente, causada principalmente pela *Candida albicans*. Existem diversas manifestações clínicas e nem todas são compostas por lesões brancas.

A forma mais comum, denominada pseudomembranosa, é caracterizada por placas brancas discretamente elevadas e removíveis à raspagem (Figura 32.5). Localizam-se no pálato, úvula, mucosa jugal, língua e, mais raramente, nos lábios. Os sintomas mais frequentes são ardência, xerostomia e sabor desagradável.

Figura 32.5 Placas esbranquiçadas em úvula e palato em paciente com candidíase pseudomembranosa.

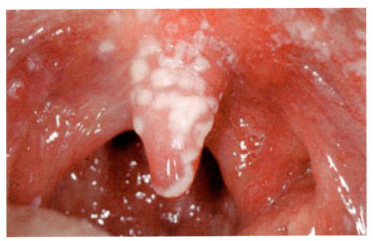

Fonte: Acervo do autor.

Fatores predisponentes incluem: imunossupressão, má higiene oral, uso de esteroides, próteses dentárias, infecção pelo HIV, radiação, desordens endócrinas, antibioticoterapia prolongada, entre outros.

O diagnóstico pode ser realizado através de achados clínicos e confirmado com micológico direto ou cultura de tecido. O tratamento com nistatina tópica em solução ou miconazol gel é o preconizado, mas antifúngicos sistêmicos podem ser utilizados em casos severos.

Lesões granulomatosas

As doenças granulomatosas apresentam etiologia infecciosa ou autoimune e, muitas delas, apresentam manifestações orais caracterizadas por tecido de granulação.

Para seu diagnóstico é necessário história detalhada, exame físico completo e uma gama de exames complementares, incluindo biópsia, sorologias, escarro, radiografia de tórax, hemograma e outros exames laboratoriais.

No Capítulo 25, encontram-se mais descrições sobre cada doença.

Outras

Existem, ainda, uma diversidade de diagnósticos diferenciais nas lesões de cavidade oral. É importante lembrar das lesões papilomatosas (decorrentes do HPV), pigmentares, traumáticas, doenças reumatológicas (lúpus e síndrome de Sjögren), tumores benignos, entre outras.

A suspeita de malignidade também é fundamental na investigação. Neoplasias de cabeça e pescoço foram abordadas em capítulo específico.

Bibliografia consultada

1. Canto AM, Freitas RR, Müller H, et al. Líquen plano oral (LPO): diagnóstico clínico e complementar. Ann Bras Dermatol. 2010;85(5):669-75.
2. Fraiha PM, Bitterncourt PG, Celestino LR. Estomatite aftosa recorrente: Revisão Bibliográfica. Rev Bras Otorrinolaringol. 2002;68(4):571-8.
3. Laskaris G. Pocket Atlas of Oral Diseases. 2.ed. New York: Thieme, 2006. p.2-7, 20-2, 102-24.
4. Miziara ID, Frizzarini R, Constantino GTL, et al. Condutas Práticas em Estomatologia. São Paulo: FORL, 2007. p.36-51, 67-72.

5. Neto SC, Júnior JFM, Martins RHG, et al. Tratado de Otorrinolaringologia e Cirurgia Cervicofacial. 2.ed. São Paulo: Roca, 2011. p.60-4, 78-80, 85-93.
6. Neves SF, Moraes JCB, Gonçalves CR. Síndrome de Behçet: à Procura de Evidências. Rev Bras Reumatologia. 2006;46:21-9.
7. Said S, Golitz L. Vesiculobullous Eruptions of the Oral Cavity. Otolaryngol Clin N Am. 2011;55:133-60.

Capítulo 33

Manifestações otorrinolaringológicas do refluxo gastroesofágico

Carolina Beatriz Gonzalez de Oliveira

Introdução

Define-se a doença do refluxo gastroesofágica (DRGE) como uma afecção crônica decorrente do fluxo retrógrado do conteúdo gastroduodenal para o esôfago e/ou órgãos adjacentes a ele, acarretando sinais ou sintomas variáveis (esofagianos e extraesofagianos), associados ou não com lesões teciduais.

Entre as manifestações extraesofágicas podemos caracterizar a doença do refluxo laringofaringeo (DRFL) ou refluxo faringolaríngeo (RFL), que se manifesta com alterações faríngeas, laríngeas e orais, e correspondem ao refluxo que atinge um nível superior ao esfíncter esofagiano superior.

A DRGE é considerada uma das doenças mais comuns da atualidade, com prevalência de 3% da população americana, faltam estudos epidemiológicos no Brasil. O RFL por ser uma doença reconhecida recentemente apresenta prevalência desconhecida, é provável que seja pouco diagnosticado uma vez que muitas vezes seus sintomas não estão relacionados com os sintomas típicos da DRGE.

Sua etiologia é multifatorial, havendo evidências de estar relacionada com hábitos alimentares inadequados, estilo de vida com estresse e fatores constitucionais orofaríngeos e gastroesofágicos.

Fisiopatologia

Os pacientes com DRGE apresentam diferentes defeitos fisiopatológicos: relaxamento transitório do esfíncter esofagiano inferior, hipotensão esfincteriana, redução da depuração esofagiana, resistência epitelial insuficiente, agressividade do material refluído, retardo no esvaziamento gástrico e alterações anatômicas que predispõem o refluxo.

Uma vez que, para ocorrer o RFL é necessário que o conteúdo gastroduodenal reflua primeiramente através do esôfago, os fatores etiológicos relacionados ao refluxo gastoesofágico também são responsáveis pelo RFL.

O refluxo gastroesofágico pode causar sintomas laríngeos diretamente, pela irritação da mucosa através da ação dos materiais refluídos, ou indiretamente, pela ativação de reflexos irritativos da laringe que geram uma resposta vagamente mediada - tosse, broncoespasmo, etc.

Anatomicamente, a laringe posterior localiza-se na frente da abertura do esôfago à faringe, o que faz com que esse local seja o primeiro a observamos as alterações causadas pelo refluxo.

Manifestações clínicas

O refluxo faringolaríngeo costuma se manifestar com alterações na via aérea superior e geralmente são conhecidos como sintomas extraesofagianos ou sintomas atípicos da DRGE (dor torácica não cardíaca, tosse, laringite, asma, disfonia, pigarro e sensação de globo faríngeo).

Os sinais e sintomas decorrentes do refluxo podem ser classificados em dois a quatro graus: ausente ou presente; ausente, leve, moderado e intenso.

Tabela 33.1 Sintomas e sinais do RFL.

Sintomas	Sinais
Pigarro	Laringite posterior
Globo faríngeo	Edema, eritema e espessamento da região interaritenoidea
Disfonia	Edema de pregas vocais
Ardência na garganta	Edema de pregas vestibulares e eversão de ventrículo
Tosse crônica	Redundância de mucosa retrocricoidea
Odinofagia	Leucoplasias
Gotejamento nasal	Pseudosulco vocal
Espasmos laríngeos	Granulomas
Halitose, gosto amargo na boca	Úlceras
Apneia do Sono	Pólipos

Fonte: Milstein, C. F.; Charbel, S.; Hicks, D. M. et al. Prevalence of laryngeal irritation signs associated with reflux in asymptomatic volunteers: impact of endoscopic techinique. Laryngoscope, v. 115, n. 12 p. 2256-2261, Dez, 2005; Joniau, S.; Bradshaw, A. et al. Reflux and laringitis: a systematic review. Otolaryngology Head and Neck Surgery, v. 136, p. 686-692, 2007; Wang L, Liu X, Liu Y L. et al. Correlation of pepsin-measured laryngopharyngeal reflux disease with symptoms and signs. Otolaryngol Head Neck Surg. 2010;143(6):765–771.

Diagnóstico

Anamnese

Anamnese detalhada, procurando identificar os sintomas característicos, sua intensidade, duração e frequência, fatores de melhora e piora, padrão de evolução e seu impacto social na vida do paciente. Uma história direcionada, ajuda nos próximos passos da investigação diagnóstica e na orientação do tratamento.

Exames contrastados do esôfago

Apresentam baixa sensibilidade e especificidade para o diagnóstico de refluxo. Auxilia na investigação de pacientes com disfagia, importante para caracterização de estenoses, regurgitações intraesofagianas, espasmos e incoordenação motora. Alguns exemplos de exames contrastados do esôfago que podem ser realizados são: videodeglutograma, RX contrastado, Esofagograma.

Laringoscopia

O exame de laringe dos pacientes com RFL pode apresentar: edema e eritema da laringe e pregas vocais, úlceras em faringe, granulomas ou nódulos em pregas vocais. Esses sinais, no entanto, não são específicos de RFL, podendo ser secundários a outras afecções.

Os achados mais comuns da laringoscopia são a laringite posterior e o edema glótico. Apesar de não serem específicos, são muito freqüentes em pacientes com sintomas de refluxo e são utilizados como parâmetros diagnósticos por muitos otorrinolaringologistas.

Endoscopia digestiva alta

Exame com sensibilidade baixa para o diagnóstico de refluxo faringolaríngeo (50% dos pacientes com manifestações clínicas de RFL apresentam alterações na EDA). Apesar disso, é importante para identificar condições associadas ao refluxo como esofagite, hérnia de hiato, esôfago de Barret, estenose esofágica e neoplasia, além de possibilitar a realização de biópsias de áreas ou lesões suspeitas. Devemos considerar sua utilização em pacientes com mais de 40 anos, sintomas atípicos ou sintomas de alarme (disfagia, odinofagia, anemia, emagrecimento, e sangramento gastrointestinal).

Cintilografia

Demonstra o refluxo após ingestão de contraste marcado com Tc 99. É um exame de alto custo, com baixa disponibilidade, mais utilizado em crianças (não invasivo) e para avaliação de manifestações atípicas respiratórias.

Manometria esofágica

Tem valor limitado na investigação inicial de refluxo. É indicada para localização do esfíncter esofágico inferior antes da pHmetria, no pré-operatório da DRGE - para afastar acalasia e distúrbios da motilidade esofagiana - e como investigação complementar da disfagia.

pHmetria esofagiana de 24h

É considerado o exame mais sensível e específico para detecção do refluxo supraesofágico, quando utilizado com dois canais de avaliação (esfíncter esofágicos inferior e superior). Como o refluxo esofágico patológico distal não necessariamente leva ao refluxo faringolaríngeo, a monitorização do esôfago distal e faringe, é essencial para o correto diagnóstico da doença do refluxo faringolaríngeo.

A pHmetria esofágica de 24h considera normal um pH menor que 4 em até 4% do tempo no esôfago distal e 1% no esôfago proximal, lembrando que a simples exposição desse conteúdo na região laringofaríngea pode causar lesões teciduais.

Indicações da pHmetria: paciente com EDA negativa, para documentação de exposição ácida, antes de procedimento cirúrgico, paciente com EDA negativa e presença de sintomas típicos ou atípicos refratários ao tratamento com inibidor de bomba de prótons, documentação para adequação de tratamento em pacientes com complicações.

pHmetria sem fio

Também conhecida como cápsula Bravo, o exame é uma evolução da pHmetria de 24h, superando algumas de suas limitações. Uma cápsula permanece na altura do esôfago distal transmitindo informações para um receptor externo, o exame pode ser realizado por até 96h. Sua principal desvantagem é o alto custo.

Impedância intraesofágica

Utiliza a detecção das alterações na resistência à corrente elétrica para registrar a ocorrência de refluxo, independente do pH do material refluído. Permite determinar a relação temporal entre os episódios de refluxo e os sintomas respiratórios além de conseguir diferenciar o tipo de material refluído. É um exame mais sensível que a pHmetria de 24h isolada.

Tratamento

Tratamento não farmacológico

Envolve diversas mudanças no estilo de vida e medidas comportamentais que evitem o refluxo. Entre elas podemos citar:

- » Elevação da cabeceira da cama.
- » Evitar a ingesta de alimentos gordurosos, cítricos, café, bebidas alcoólicas, bebidas gaseificadas, menta, hortelã, produtos à base de tomate, chocolate, entre outros.
- » Redução de peso.
- » Cuidados especiais com medicações de risco como: anticolinérgicos, teofilina, alendronato, nitrato, AINEs, doxiciclina, bloqueadores de canal de cálcio, agonistas beta adrenérgicos.
- » Suspensão do tabagismo.
- » Evitar deitar-se 2 horas após as refeições.
- » Evitar refeições copiosas, principalmente no jantar.

Tratamento farmacológico

A combinação do tratamento medicamentoso com as orientações dietéticas e posturais é muito mais efetiva do que o tratamento medicamentoso isolado nos paciente com RFL.

Existem várias classes medicamentosas para tratamento da DRGE, porém a que se mostrou mais efetiva até os dias de hoje é o grupo dos Inibidores da Bomba de Prótons (IBP). A seguir, as principais classes de medicamentos para o tratamento da DRGE.

- » **Antiácidos:** servem como sintomáticos, para alívio imediato dos sintomas, pois neutralizam a secreção ácida. Podem ser usados também como drogas de escape em associação com outros tipos de medicamentos.
- » **Bloqueadores dos receptores de H_2 da histamina:** drogas que não são muito eficazes, além disso, não podem ser utilizadas por tempo prolongado, pois podem causar taquilaxia. Utili-

zados caso o IBP seja contra indicado. Os representantes dessa classe são: Ranitidina, Famotidina, Cimetidina e Nizatidina.

» **Procinéticos:** podem ser utilizados em associação com IBP para pacientes refratários ou com quadro de dismotibilidade gástrica. Representam esse grupo: Metroclopramida, Domperidona e Bromoprida.

» **Inibidores da Bomba de Prótons:** os IBPs atuais são Omeprazol, Lansoprazol, Pantoprazol e Esomeprazol, inibem a bomba de prótons das células parietais, reduzindo dramaticamente a produção de ácido. Essas medicações devem ser tomadas 30 minutos antes das refeições (café da manhã ou jantar), em dose plena para o tratamento inicial do refluxo não complicado e em dose dobrada para os pacientes com complicações ou manifestações atípicas. A duração do tratamento é ainda controversa, a melhora dos sintomas laríngeos geralmente ocorre após 2 meses do uso de IBP, porém os achados laringoscópicos do refluxo faringolaríngeo somente se revertem a partir de 6 meses do inicio do tratamento. Portanto, segundo o Tratato de Otorrinolaringologia (2011) a fase aguda do refluxo deve ser tratada por 6 a 12 semanas e, após esse período, iniciar tratamento de manutenção.

Tratamento cirúrgico

É indicado principalmente nos pacientes jovens (< 40 anos), pacientes com complicações, tratamento clínico prolongado e pacientes que não toleram o tratamento medicamentoso. O tratamento mais realizado para a DRGE é a Fundoplicatura de Nissen, que apresenta índices de melhora de aproximadamente 85%.

Figura 33.1 Fluxograma de tratamento do RFL segundo o Tratado de Otorrinolaringologia 2011.

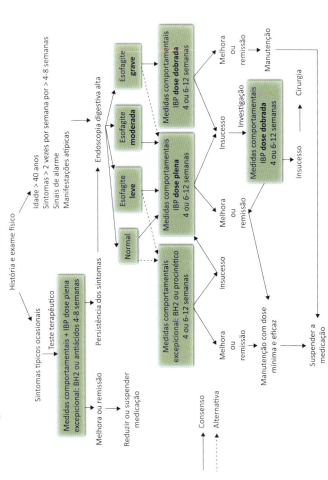

Fonte: Tratado de otorrinolaringologia, volume IV: faringoestomatologis, laringologis e voz e cirurgia de cabeça e pescoço/Silvio Caldas Neto et al. – 2.ed. – São Paulo: Roca, 2011

Bibliografia consultada

1. Gurski RR. Manifestações extraesofágicas da doença do refluxo gastroesofágico. J Bras Pneumol. 2006;32(2):150-60.
2. Koufman JA. The otolaryngologic manifestation of gastroesophageal reflux disease. Laryngoscope. 1991;10(suppl 53):1-78.
3. Mahmoud A. Laryngopharyngeal reflux: diagnosis and treatment of a controversial disease. Philadelphia: Lipppincott Williams & Wilkins, 2008. Vol. 8, Cap. 1, p.28-33.
4. Vaezi MF. Gatroesophageal Reflux Disease and the Larynx. J Clin Gastroenterol. 2003;36(3):198-203.

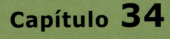

Capítulo 34

Massas cervicais congênitas

Érica Ferreira do Nascimento

Introdução

As massas cervicais congênitas estão usualmente presentes ao nascimento, mas podem se manifestar em qualquer idade. Em crianças, consistem nas massas cervicais não inflamatórias mais comuns, correspondendo a aproximadamente 20% de todas as massas cervicais nessa faixa etária, perdendo em incidência apenas para as adenopatias cervicais benignas. Sua incidência diminui drasticamente com a idade. Quando surgem na idade adulta devem sempre ser avaliadas no intuito de se afastar lesões malignas, uma vez que estas últimas se tornam mais frequentes com o aumento da faixa etária.

As lesões congênitas podem ficar assintomáticas e inaparentes, sem nunca precisar de nenhum tratamento. As manifestações tardias normalmente ocorrem por infecção da lesão, secundária à infecção de vias aéreas superiores. Lesões infectadas, principalmente cistos e fístulas, devem ser tratadas com antibioticoterapia oral ou endovenosa e, se necessário, em infecções mais severas, pode ser feita punção aspirativa guiada por USG ou TC. Em caso de falha no tratamento, ou se presença de abscesso importante, está indicada incisão e drenagem cirúrgica. Deve-se evitar drenagem cirúrgica para evitar comprometer os planos teciduais da lesão, o que dificultaria uma excisão completa da lesão mais tarde.

A excisão cirúrgica definitiva deve ser feita preferencialmente após 3 a 4 anos de idade, exceto em casos mais severos.

Exames diagnósticos incluem Tomografia Computadorizada com contraste, Ressonância Magnética com contraste de gadolínio, Ultrassonografia e Aspiração por agulha fina. O diagnóstico definitivo é feito por anatomopatológico após excisão cirúrgica da massa.

Fisiopatologia

A falha na involução de estruturas embriológicas, ou duplicação dessas estruturas, levam a formação de fístula, seios ou cistos:

- » **Fístula:** trato que comunica a faringe à pele.
- » **Seio:** fístula incompleta com uma abertura para a pele ou para a faringe.
- » **Cisto:** estrutura fechada, sem aberturas para pele ou faringe, e circundada por epitélio.

Falha na migração de estruturas embriológicas, com migração incompleta ou excessiva, levam a Tecidos Ectópicos.

Anomalias branquiais

As anomalias de fendas branquiais consistem em 17% das massas cervicais pediátricas. Dentre as anomalias de cistos branquiais, as mais frequentes são do segundo arco-branquial. Geralmente surgem na infância tardia ou em adultos jovens, quando um cisto prévio oculto se torna infectado.

Cistos e fístulas do 1º arco branquial

Qualquer massa localizada próxima ao lóbulo da orelha pode ser uma anomalia da primeira fenda branquial. O diagnóstico diferencial inclui linfonodos, cistos sebáceos, cistos dermoides, malformações vasculo-linfáticas e tumores parotídeos.

Uma porção profunda do cisto pode estar localizada medial ou lateral ao tronco principal do nervo facial, ou entre seus ramos, de acordo com a Classificação de ARNOT:

- » **Tipo I:** origem ectodérmica, de situação pré-auricular e lateral ao nervo facial na região parotídea.
- » **Tipo II:** composta de meso e ectoderma, são seios ou cistos que partem do trígono cervical anterior e se entendem até a região do conduto auditivo externo, com ou sem comunicação com este, sendo mediais ao nervo facial.

Cistos e fístulas do 2º arco branquial

A anomalia mais comum dos arcos branquiais. Apresenta-se ao longo da borda anterior do músculo esternocleidomastóideo. O trato profundo localiza-se entre a carótida interna e externa, superior aos nervos glossofaríngeo e hipoglosso, terminando na fossa tonsilar.

Raramente são visíveis ao nascimento, pois neste momento não há líquido no seu interior para distendê-lo. A idade mais comum para o aparecimento clínico desses cistos está entre os 10 e 20 anos de idade, em geral após um quadro infeccioso da cavidade oral (Figura 34.1).

Figura 34.1 Tomografia computadorizada mostrando cisto do 2º arco branquial infectado. (A) Corte axial, (B) corte coronal.

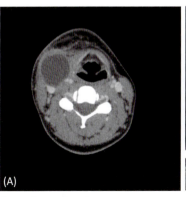
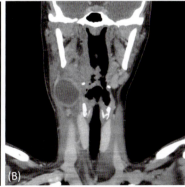

Fonte: Acervo do autor.

O tratamento é eminentemente cirúrgico. Feito após a remissão da resposta inflamatória, deve extirpar completamente o cisto e suas comunicações, seja com a orofaringe ou a pele.

Cistos e fístulas do 3º arco branquial

Lesões raras, frequentemente mal diagnosticadas e recorrentes. Consiste em uma massa cística ou abscesso ao longo da borda anterior do esternocleidomastoideo, na porção média inferior do pescoço. 90% ocorrem no lado esquerdo. Podem ser confundidos com abscessos cervicais recorrentes, ou abscessos e cistos de tireoide. Seu trajeto profundo, quando presente, se estende próximo à glândula tireoide, terminando no seio piriforme.

Cistos e fístulas do 4º arco branquial

Também bastante incomum. Assim como as fístulas do 3º arco branquial, também tem abertura no seio piriforme, porém com outro trajeto, sendo impossível diferenciá-las sem dissecção cirúrgica. Começa com uma abertura no seio piriforme, com trajeto intratorácico, terminando na borda anterior do músculo esternocleidomastoideo. 90% também ocorrem à esquerda.

O tratamento das lesões de 3º e 4º arcos pode ser feito com eletrocautério ou laser endoscópico para ablação da abertura do seio no seio piriforme, ou com cirurgia aberta se houver obstrução da via aérea.

Cisto do ducto tireoglosso

A lesão congênita mais comum em crianças. Cerca de 40% são diagnosticados após os 20 anos de idade. Consiste na falha da involução do ducto tireoglosso, o trajeto embriológico da glândula tireoide, que estende-se da junção dos 2/3 anteriores e 1/3 posterior da língua (forame cego), passando pela base da língua, depois anterior ou posterior ao centro do osso hioide, até a sua posição final.

Pode ser pequeno e permanecer oculto, ou ser descoberto em exame de rotina. Clinicamente, pode apresentar-se como aumento lento de massa cervical na linha média, ou aumento rápido associado à infecção.

Entra no diagnóstico diferencial de massas da linha médio-anterior do pescoço, junto com cisto dermoide e linfonodos. USG ou TC determinam se a massa é sólida ou cística, o que ajuda a diferenciar, sendo que o cisto do ducto tireoglosso consiste em massa cística de conteúdo fluido, de baixa densidade (Figura 34.2). Exames de imagem também ajudam a diferenciar de tireoide ectópica.

Figura 34.2 Tomografia computadorizada mostrando cisto do ducto tireoglosso. (A) Corte axial, (B) corte coronal, (C) corte sagital.

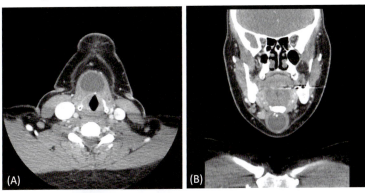

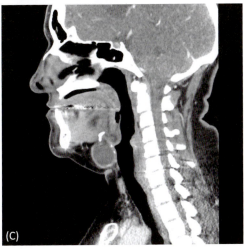

Fonte: Acervo do autor.

A excisão cirúrgica é recomendada, para confirmar o diagnóstico, prevenir infecções recorrentes e afastar o câncer de tireoide, que pode estar presente em 1% a 2% dos casos.

A cirurgia padrão é o Procedimento de Sistrunk, que consiste na remoção do cisto, seu trajeto, o 1/3 médio do osso hioide, e parte da base da língua. Esse tipo de procedimento diminui a chance de recorrência da lesão, em comparação à remoção isolada do cisto (Figura 34.3).

Figura 34.3 Cisto do ducto tireoglosso recorrente após primeira abordagem cirúrgica com excisão incompleta.

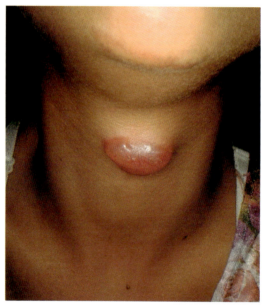

Fonte: Acervo do autor.

Cisto dermoide

Ocorrem por aprisionamento de epitélio em tecidos profundos, ao longo do desenvolvimento ou pós trauma. Cistos epidermoides contém apenas tecido epidermoide, enquanto cistos dermoides podem conter também folículos pilosos e glândulas sebáceas. As lesões congênitas são usualmente móveis, fibroelásticas e submentonianas, na linha média. Na TC ou USG tem aparência cística com conteúdo denso. O tratamento é remoção cirúrgica.

Hemangiomas

O tumor vascular mais comum, ocorre por proliferação endotelial. Acontece quase exclusivamente em crianças, e tem como característica uma fase de crescimento rápido seguida por uma regressão lenta. Mostra-se como uma massa amolecida, vermelha ou azulada e compressível. Pode ter sopro presente na ausculta. Um segundo hemangioma pode estar presente na subglote, trato gastrointestinal ou coluna, o que implica na necessidade de um exame físico completo.

Uma vez que a maioria dos tumores de resolvem espontaneamente e sem recorrência, o manejo inicial consiste em observação. Intervenção é necessária apenas em casos sintomáticos, como obstrução de via aérea ou sangramento, e pode ser feita com corticoterapia sistêmica ou excisão cirúrgica com laser.

Linfagioma

A malformações vascular (erro no desenvolvimento embriogênico e fetal) que mais comumente se apresenta como massa cervical. No exame físico são macias e compressíveis. A pele adjacente é normal, e a massa pode ser transiluminada.

O tratamento está direcionado à prevenção de sangramento ou infecções recorrentes, na correção de deformidades e na melhora da função respiratória ou digestiva. Cirurgia é o tratamento de escolha, embora a remoção completa seja difícil no primeiro procedimento. Escleroterapia mostrou benefícios em lesões macrocísticas.

Laringocele

Consiste na herniação do sáculo da laringe. Pode ser interna ou externa, caso ultrapasse a membrana tireohioidea. Quando se estende além da laringe apresenta-se como uma massa cervical anterior cheia de ar. O paciente normalmente apresenta rouquidão, tosse e sensação de corpo estranho na laringe. A laringoscopia mostra uma dilatação suave no nível da falsa prega vocal, envolvendo tanto a banda quando a prega ariepiglótica.

O manejo é primariamente cirúrgico, podendo ser por laringoscopia ou via externa a depender da sua extensão.

Rânula

Mucocele ou cisto de retenção secundário a obstrução das glândulas sublinguais no assoalho da boca. Normalmente são indolores e de crescimento lento. A maioria está localizada na região submentoniana. Quando se estende além do músculo milohioide são chamadas de rânula mergulhante. O tratamento consiste na ressecção cirúrgica da mucocele e da glândula sublingual.

Teratoma

Surgem de células pluripotenciais e contêm os 3 folhetos germinativos. São normalmente grandes, encapsulados, com conteúdo cístico. Tipicamente crescem no primeiro ano de vida e podem causar obstrução aérea e digestiva importantes. A remoção cirúrgica está recomendada.

Cisto tímico

Resulta da implantação de tecido tímico no trajeto da sua descida embriológica. Normalmente apresenta-se em posição mediana, mas pode estar presente em qualquer lugar entre o ângulo da mandíbula e a linha média do pescoço. O tratamento é remoção cirúrgica.

Bibliografia consultada

1. Crespo AN, Vaz RM. Tumores cervicais Benignos In: Tratado de Otorrinolaringologia e Cirurgia Cervicofacial – ABORLCCF. 2.ed. São Paulo: Roca, 2011. Vol. IV, p.796-806.
2. Emerick K, Lin D. Differential Diagnosis of a neck mass. 2015. [Internet] [Acesso em 26 mar 2017]. Disponível em: http://www.uptodate.com/contents/differential-diag-

nosis-of-a-neck-mass?source=search_result&search=congenital+neck+masses&selectedTitle=2~88

3. Johnson JT, Rosen CA. Bailey´s Head and Neck Surgery Otolaryngology. 5.ed. Philaldephia: Wolters Kluwer, 2014. p.1574-616.
4. Seminário dos Residentes de Otorrinolaringologia USP-SP – Massas Cervicais Congênitas. 2015. [Internet] [Acesso em 26 mar 2017]. Disponível em: http://www.otorrinousp.org.br/seminarios.asp

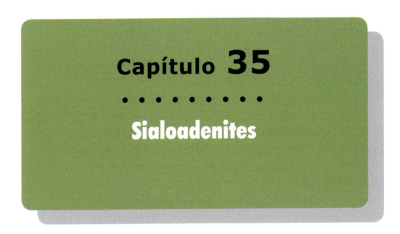

Capítulo 35
Sialoadenites

André Alcantara Csordas

Introdução

A saliva possui importantes funções de umidificação do alimento, facilitando a deglutição, modulação do paladar, digestão de amidos através da amilase, defesa contra patógenos, limpeza da cavidade oral e proteção contra cáries. É produzida pelas glândulas salivares, que estão divididas em maiores (parótidas, submandibulares e sublinguais) e as glândulas salivares menores distribuídas em quase toda a cavidade oral, polo superior das amigdalas, pilares amigdalianos e faringe.

As glândulas salivares podem ser locais de afecções agudas, subagudas ou crônicas de etiologias variadas como infecções, obstruções e processos autoimunes.

Afecções inflamatórias agudas
Caxumba (parotidite epidêmica)

A parotidite epidêmica ou caxumba é uma doença viral aguda, causada pelo gênero Paramyxovirus da família Paramyxoviridae, sendo o reservatório o próprio homem. É transmitida através da disseminação de gotículas ou por contato direto com a saliva de pessoas infectadas. Não é doença de notificação compulsória, porém a ocorrência de surtos deverá ser notificada.

O período de incubação leva em média de 1 a 3 semanas. O vírus é transmissível de aproximadamente 7 dias antes do início dos sintomas até 9 dias após. A imunidade é de caráter prolongado podendo ser adquirida através da infecção ou imunização (vacina). A vacinação (tríplice viral–SCR) está indicada aos 12 meses com reforço entre 4 e 6 anos, existem evidências de diminuição da imunidade ao longo do tempo, portanto, uma falha vacinal secundária poderia ser importante fator de risco durante surtos da doença.

A principal manifestação clínica é o aumento difuso e doloroso das glândulas salivares, principalmente as parótidas com apagamento do ângulo da mandíbula (Figura 35.1), podendo ser unilateral ou mais comumente bilateral que representa até 75% dos casos. Pode haver pródromo sistêmico de 3 a 5 dias com febre, mal estar, cefaleia, mialgia e inapetência. A dor local é piorada com movimentos de mastigação e alimentos que estimulem a salivação. Até 30% das infecções podem não apresentar hipertrofia glandular. O curso natural é de resolução de 1 a 2 semanas. A maior incidência ocorre dos 4 aos 6 anos de idade.

Complicações possíveis são: orquite em 20% a 30% dos homens adultos e mastite em 15% das mulheres com mais de 15 anos. Em crianças menores de cinco anos podem ocorrer sintomas de vias aéreas superiores concomitantemente e perda auditiva neurossensorial. O vírus tem tropismo pelo SNC podendo causar meningite asséptica de curso benigno, encefalite e pancreatite.

O diagnóstico da doença é eminentemente clínico-epidemiológico. Pode ser feito diagnóstico laboratorial com isolamento viral ou reação em cadeia da polimerase em tempo real (*RT-PCR*) de amostras de swab bucal, saliva e líquor, além de sorologia (IgG e IgM), porém não são utilizados de rotina. O nível sérico de amilase

Figura 35.1 Edema de parótida direita com apagamento do ângulo da mandíbula.

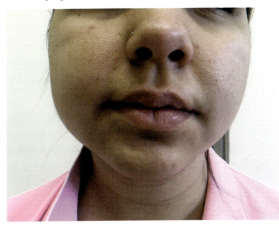

Fonte: Acervo do autor.

pode ser elevado em parotidite e pancreatite por caxumba (dor abdominal, calafrios, febre e vômitos persistentes), mas o teste é inespecífico. O hemograma mais comumente mostra um perfil leucocitário normal.

O tratamento é de suporte orientando-se hidratação abundante, analgesia e observação quanto ao aparecimento de complicações. No caso de orquite pode ser utilizada a suspensão do testículo e anti-inflamatórios hormonais (Prednisona 1 mg/kg/dia) via oral. Está recomendada afastamento das atividades por 5 dias após o início do edema de parótida.

HIV

As glândulas salivares podem ser acometidas pelo vírus da imunodeficiência humana (HIV) ocorrendo aumento cístico e linfoproliferativo, normalmente com xerostomia. O envolvimento principalmente das parótidas pode ser a primeira manifestação da doença ou aparecer em estágios mais avançados. Estudo com imagem normalmente mostra múltiplos cistos e linfadenopatia. O tratamento é realizado com antiretrovirais associados à sialogogos e higiene oral.

Outros

As parotidites agudas podem, ainda, ser causadas por outros vírus, tais como: Influenza, parainfluenza, coxsackie, echovirus, citomegalovírus e Epstein Baar vírus. Nesses casos, o tratamento também é de suporte.

Sialoadenite aguda supurativa

É uma infecção aguda de etiologia bacteriana das glândulas salivares, sendo o agente mais comum o *Staphylococcus aureus*, que responde por 50% a 90% dos casos com necessidade de internação. Outros patógenos também são frequentemente isolados, tais como: gram positivos (*Streptococcus pyogenes, Streptococcus viridans, Streptococcus pneumoniae, Haemophylus influenzae*), anaeróbios (*Bacteroides melanogenicus, Streptococcus micros* e *Peptostreptococcus*) e mais raramente gram negativos (*Escherichia coli, Klebsiella* e *Pseudomonas*).

Geralmente ocorre por migração bacteriana retrógrada pelo ducto glandular, sendo mais acometidas as glândulas salivares maiores, principalmente a parótida por produzir saliva com menor ação bacteriostática, podendo ser bilateral.

Pacientes mais frequentemente acometidos são adultos entre 50 e 60 anos, com comorbidades como diabetes, doença renal crônica e em pós-operatório, sendo cirurgias de maior porte com risco aumentado.

Alguns fatores favorecem a migração bacteriana: má higiene oral, diminuição da imunidade do hospedeiro sendo o principal fator a redução do fluxo salivar.

Também contribuem para a estase salivar a desidratação, jejum prolongado, grandes perdas sanguíneas, diarreia, medicação anti-histamínica, anticolinérgicos e diuréticos.

O diagnóstico é eminentemente clínico. Por vezes há dificuldade na diferenciação com um quadro viral, em geral esses pacientes possuem pródromo com sintomas sistêmicos inespecíficos, são mais jovens e têm aparência menos toxemiada.

Os sinais e sintomas principais das infecções bacterianas agudas são: glândula com aumento de volume e consistência amolecida, hiperemia da pele e dor local. O quadro pode ser acompanhado de febre, calafrios, prostração e leucocitose com neutrofilia. Ao exame físico pode-se notar a palpação bimanual e expressão da glândula, saída de secreção purulenta pelo orifício do ducto glandular, sendo indicada análise desta secreção para definição do agente etiológico através de coloração de gram, cultura e antibiograma.

O tratamento constitui-se de administração empírica de antibióticos com espectro para germes gram positivos, principalmente o *Staphylococcus aureus*. Pode-se optar por cefalexina ou clindamicina via oral e, nos casos mais graves, pela internação e administração de oxacilina endovenosa. Além disso, deve ser feita reposição hidroeletrolítica, orientada hidratação, expressão diária da glândula e higiene oral. Pode-se usar corticoides por curto período para diminuir o processo inflamatório e melhorar a drenagem pelo ducto. Calor local e analgésicos devem ser utilizados para controle da dor.

É esperada uma melhora do quadro em 48 a 72 horas, em casos com evolução não favorável, deve-se pesquisar a presença de abscesso. Ao exame físico, muitas vezes pode não haver pontos de flutuação pela intensa fibrose da cápsula e a ultrassonografia (USG) ou a tomografia computadorizada (CT) com contraste são bastante úteis para o diagnóstico de complicação. A sialografia na fase aguda é contraindicada por exacerbar o processo inflamatório. Se diagnosticado o abscesso, sua drenagem é necessária pelo risco de disseminação para os espaços cervicais. Algumas vezes pode-se evitar a drenagem cirúrgica utilizando-se punção aspirativa guiada por USG ou CT.

As principais complicações das sialoadenites estão relacionadas com a disseminação da infecção para os espaços cervicais, pele da face, conduto auditivo externo e articulação temporomandibular, além de tromboflebite das veias faciais e osteomielite mandibular. A paralisia facial periférica é rara e normalmente melhora com o tratamento para parotidite.

Parotidite recorrente da infância

É a segunda causa mais frequente de aumento das parótidas em crianças, perdendo apenas para a infecção viral.

É caracterizada por episódios de aumento recorrente das glândulas parótidas, associado à prostração e dor à ingestão de alimentos, às vezes com linfadenopatia satélite. É mais comum no sexo masculino e antes dos 6 anos de idade. O início mais precoce está relacionado ao maior risco de recorrência. A etiologia é indefinida, podendo haver associação a alteração congênita do ducto salivar que favorece o fluxo retrógrado das bactérias para o sistema ductal. O agente mais frequentemente isolado é o *Streptococcus viridans*.

Entre os fatores predisponentes estão: desidratação, sialolitíase, estreitamento ductal, imunodeficiências e doenças autoimunes como a síndrome de Sjögren.

Os episódios são normalmente unilaterais com alternância de lado, autolimitados e evoluem com melhora espontânea em 3 a 10 dias. Na expressão das parótidas não é visualizada saída de secreção purulenta pelo ducto parotídeo, o que ajuda na diferenciação com a sialoadenite supurativa.

O diagnóstico é clínico associado a sialografia que mostra alteração patognomônica de dilatação dos canalículos com metaplasia, formando pequenas imagens cavitárias redondas no parênquima suspensas por imagens menos radiopacas que correspondem aos canalículos como buquê de flores ou cachos de uva. O USG de parótidas também pode ajudar no diagnóstico, com achados de múltiplos nódulos hipoecogênicos sugestivos de ectasias ductais.

O tratamento é feito com massagem local, higiene oral, hidratação, corticoides, analgésicos e antibioticoterapia na suspeita de infecção bacteriana subjacente.

A maioria dos casos apresenta melhora na adolescência raramente cronificando e necessitando exérese cirúrgica.

Afecções inflamatórias crônicas

Sialoadenite crônica

A apresentação habitual é de episódios repetidos de dor e inflamação das glândulas salivares, principalmente a parótida, que levam à destruição do parênquima e substituição por tecido fibroso, associado a infiltrado linfocítico. São decorrentes da diminuição da taxa de secreção ou obstrução do ducto e subsequente estase salivar. Geralmente os pacientes apresentam um quadro precedente de sialoadenite aguda. Com a inflamação crônica, temos uma alteração irreversível da arquitetura do ducto resultando em ectasias com regiões de estenose. Fatores que predispõem a redução de secreção salivar (como efeitos colaterais de drogas, caquexia, desidratação, radioterapia, quimioterapia, lesão linfoepitelial benigna, síndrome de Sjögren e estresse) contribuem para a patogênese das infecções crônicas, pois criam uma situação favorável à ascensão retrógrada de bactérias.

Ao exame físico nota-se aumento da região parotídea com escassa saída de saliva pelo orifício do ducto. Geralmente o aumento é unilateral e pode alternar de lado em outros episódios.

O diagnóstico é clínico e a sialografia, que só deve ser realizada fora do período de agudização, mostra imagem de árvore florida/cachos de uva.

O tratamento consiste em eliminar possíveis causas anatômicas, como estreitamentos e cálculos. Se não houver causa tratável o tratamento é de suporte com sialologogos, massagem, expressão da glândula e anti-inflamatórios. Antibióticos são usados apenas nas agudizações e são os mesmos já descritos para sialoadenite aguda. Dentre as opções de tratamento para os casos que não obtiverem resposta ao tratamento inicial, estão: dilatação periódica do ducto, irradiação ou excisão da glândula sendo esta a última a medida mais eficiente.

As recidivas ocorrem a intervalos variados com períodos de remissão que podem durar de semanas a meses e entre as manifestações o paciente se torna assintomático. A etiologia não é definida. Suspeita-se de alteração congênita do ducto.

Em alguns casos, pode estar associada ao desenvolvimento de lesão linfoepitelial benigna que necessita de acompanhamento pelo raro risco de transformação maligna.

Síndrome de Sjögren

É a afecção autoimune mais comum após a artrite reumatoide, com prevalência de 0,04% a 4,8%, sendo esta variação devida aos diferentes critérios diagnósticos usados nos estudos e às diferentes populações estudadas.

Caracteriza-se por destruição autoimune mediada por linfócitos de glândulas exócrinas, resultando em xerostomia e ceratoconjuntivite sicca. Atinge principalmente mulheres adultas, com idade média de 50 anos.

A síndrome de Sjögren pode apresentar duas formas: primária com envolvimento apenas das glândulas exócrinas e secundária associada à outra manifestação autoimune, principalmente artrite.

O quadro clínico inclui xerostomia, queimação na boca, desconforto e sensação de areia nos olhos. Em 80% dos casos primários e 30% a 40% dos secundários, tem-se acometimento uni ou bilateral da parótida, sendo seu aumento intermitente ou permanente.

Outros sintomas incluem: pneumonite intersticial, ressecamento da pele, fenômeno de Raynaud, púrpura, hepatosplenomegalia, hipostenúria, miosite, pancreatite e distúrbio neuropsiquiátrico.

O diagnóstico é feito com dois de três dos seguintes critérios:

1. Presença de Anti RO (SSA) ou Anti LA (SSB) ou fator reumatoide + FAN com título > 1:320.
2. Biópsia das glândulas salivares menores exibindo sialoadenite linfocítica local com score > 1 foco/4 mm^2.
3. Ceratoconjuntivite *sicca* (*ocular staining score* ≥ 3).

A biópsia das glândulas salivares menores pode se encontrar alterada em indivíduos com Síndrome de Sjögren com ou sem sintomas bucais. É realizada sob anestesia local, com eversão do lábio inferior, incisão de 0,5 cm no sentido horizontal em uma área de superfície mucosa de aparência normal, sendo o ideal a remoção de 4 a 7 glândulas para anatomopatológico.

Outro exame auxiliar no diagnóstico é a sialografia para exclusão de obstruções ou estenoses ductais, normalmente a síndrome de Sjögren apresenta ectasia difusa, porém esse achado não é específico da doença.

O tratamento inclui sialogogos, evitar medicações anticolinérgicas, tratamento e prevenção da doença periodontal, hidratação oral constante e/ou uso de saliva artificial, além de soluções oftalmológicas para alívio do olho seco. Exérese cirúrgica das glândulas está indicada em casos estéticos.

Afecções granulomatosas

A tuberculose é a principal causa de acometimento granulomatoso das glândulas salivares e normalmente está relacionada com o quadro sistêmico.

As micobacterioses atípicas, doença da arranhadura do gato, actinomicose, toxoplasmose e sarcoidose também podem afetar as cronicamente as glândulas salivares, sendo o tratamento direcionado a causa específica associado a medidas de suporte para manutenção do fluxo salivar.

Sialolitíase

Definida como a formação de cálculos nos ductos das glândulas salivares, sendo mais frequente em pacientes entre a quinta e oitava década de vida. A causa é desconhecida, entretanto alguns fatores podem estar associados, tais como: estase salivar, inflamação do epitélio ductal e fatores biológicos que favorecem a precipitação de sais de cálcio e estão particularmente associados à inflamação crônica. Os cálculos podem distribuir-se por todo o sistema de ductos, entretanto são mais frequentes no hilo glandular. Quanto à distribuição, 80% dos cálculos aparecem na glândula submandibular, 19% na parótida e 1% na sublingual. Cálculos em glândulas salivares menores são incomuns, com predileção para lábio superior e mucosa bucal. Alguns fatores favorecem a formação de cálculos mais frequentemente na glândula submandibular: sua secreção é mais alcalina e viscosa, contém maior concentração de cálcio e fosfato que as outras glândulas e o ducto de Warthon é mais longo, tem fluxo antigravitacional com orientação quase vertical e está constrito no meio do musculo milohiódeo. Os cálculos salivares são geralmente compostos por fosfatos e carbonatos, associados a magnésio, zinco, nitrato e outros materiais orgânicos. A gota pode causar cálculos em glândulas salivares, que são, nesse caso, compostos por ácido úrico.

O quadro clínico compõe-se de dor em cólica pós-prandial e aumento da região da glândula. O trauma intraluminal pode resultar em extrusão do cálculo para o parênquima glandular e formação de fístula.

O diagnóstico é feito baseado na história e exame físico, podendo ser complementado por USG ou CT sem contraste. À palpação bimanual, pode-se notar o cálculo no assoalho da boca e/ou ducto da glândula submandibular. Já na parótida, a palpação é difícil, pois os cálculos são muito pequenos e é prejudicada pelos tecidos da bochecha. A sialografia pode mostrar os cálculos radiotransparentes associados à dilatação proximal do ducto, além de esvaziamento retardado. Noventa por cento dos cálculos submandibulares são radiopacos, enquanto 90% dos parotídeos são radiotransparentes. Portanto, o Raio-X revela frequentemente os cálculos submandibulares, mas muito menos os de parótida. A sialorressonância também pode ser aplicada no auxílio diagnóstico com boa definição da anatomia glandular.

As complicações de sialolitíase são: sialoadenite supurativa, ectasia e estenose ductais.

Atualmente, o tratamento para cálculo tende a ser conservador. Através da palpação pode-se identificar o cálculo no assoalho da boca e ordenhá-lo até removê-lo. Pode-se incisar o ducto para facilitar a remoção. Os cálculos próximos ao orifício do ducto podem ser removidos transoralmente enquanto aqueles dentro do hilo requerem excisão completa da glândula. Com a simples retirada do cálculo, há recorrência de 18%. A sialoendoscopia para retirada de cálculos pode ser opção terapêutica em alguns casos.

Lesões císticas

A maioria dos cistos de glândulas salivares ocorre na parótida, constituindo 2% a 5% das lesões dessa glândula. Podem ser adquiridos ou congênitos.

Como exemplo de cisto congênito, temos o cisto dermoide, associado aos apêndices na pele. Outros cistos são derivados de anomalias da primeira e segunda fenda branquiais. Em se encontrando um cisto parotídeo a conduta inicial é realização de exame de imagem com USG e/ou CT. PAAF está indicada caso a lesão seja confirmada. Se o resultado da punção apresentar padrão não sugestivo de neoplasia, pode ser optado pelo acompanhamento clínico, porém, se houver infecção recorrente ou aumento progressivo do cisto, está indicada sua remoção cirúrgica. Cistos adquiridos podem ser associados a neoplasias benignas, lesões linfoepiteliais, trauma, cálculos, obstrução do ducto e extravasamento do muco.

Na glândula sublingual, pode ocorrer a rânula, que é um cisto verdadeiro decorrente de um fenômeno de extravasamento de muco. Acomete o assoalho bucal, lateral à linha média, com a aparência de um abaulamento azulado e flutuante. Podem ocorrer infecções secundárias, tornando a região dolorosa. Quando se estende do assoalho da boca até o pescoço é chamada de rânula mergulhante. O tratamento é a excisão da glândula ou a marsupialização desta.

Sialoadenose

Sialoadenose é um termo inespecífico para descrever um aumento de glândula salivar que não se caracteriza como inflamatório ou neoplásico. Acomete geralmente a parótida e sua fisiopatologia é desconhecida, parece estar relacionada a uma neuropatia com desbalanço do sistema autonômico. O quadro clínico caracteriza-se por aumento bilateral, geralmente assintomático. Pode ocorrer em pacientes obesos, secundário à hipertrofia por infiltração de gordura, sendo um diagnóstico de exclusão. Está associada ainda à desnutrição, pelagra, beribéri, alcoolismo, doença celíaca, ancilostomíase, diabetes *mellitus*, hipotireoidismo, hipogonadismo, acromegalia, cirrose hepática, pancreatite crônica, gravidez, anorexia nervosa, bulimia, hipovitaminose A e *kwashiorkor*.

O diagnóstico é clínico complementado com PAAF para exclusão de malignidade ou outros diagnósticos. O estudo histopatológico mostra hipertrofia acinar sem infiltrado inflamatório. O tratamento é de suporte e controle das causas base.

Bibliografia consultada

1. Armstrong MA, Turturro MA. Salivary Gland Emergencies. Emerg Med Clin N Am. 2013;31(2):481-99.
2. Bühler RB. Sialoadenites. In: Frizzarini R, et al. Tratado De Otorrinolaringologia. 2.ed. São Paulo: Roca, 2011. Vol. IV, p.126-34.

3. Mehana H, McQueen A, Robinson M, et al. Salivary gland swellings. BMJ. 2012;345:e6794.

4. Sanan A, Cognetti DM. Rare Parotid Gland Diseases. Otolaryngol Clin North Am. 2016;49(2):489-500.

5. Secretaria de Estado da Saúde. Informe técnico Secretaria de Estado da Saúde de São Paulo – Centro de Vigilância Epidemiológica: Surtos de Caxumba – Atualização para profilaxia pós exposição. São Paulo, 2016.

6. Secretaria de Estado da Saúde. Manual de Vigilância Epidemiológica: Caxumba e Varicela. Secretaria de Estado da Saúde de São Paulo – Centro de Vigilância Epidemiológica. São Paulo, 2001.

7. Shiboski SC, Shiboski CH, Criswell L, et al. American College of Rheumatology Classification Criteria for Sjögren's Syndrome: A Data-Driven, Expert Consensus Approach in the Sjögren's International Collaborative Clinical Alliance Cohort. Arthritis Care Res. 2012;64(4):475-87.

8. Valim V, Zandonade E, Pereira AM, et al. Prevalência da síndrome de Sjögren primária em importante área metropolitana no Brasil. Rev Bras Reumatol. 2013;53(1):24-34.

9. Wilson KF, Meier JD, Ward PD. Salivary gland disorders. Am Fam Physician. 2014 Jun 1;89(11):882-8.

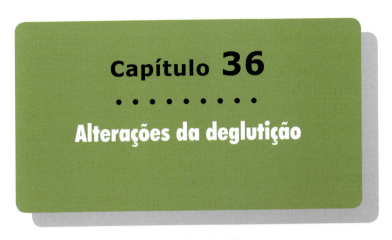

Gabriel Rassi de Andrade Vaz

Introdução

Os distúrbios da deglutição são caracterizados pela disfagia (inabilidade em transportar o bolo alimentar e a saliva da cavidade oral ao estômago). A disfagia faz parte da sintomatologia clínica de diversas doenças, tanto da orofaringe quanto sistêmicas. O otorrinolaringologista deve fazer distinção entre causas orofaríngeas e esofágicas, instituir tratamento específico ou direcionado às repercussões clínicas da mesma, e referenciar a outros especialistas quando necessário.

Estima-se que a prevalência de disfagia em pessoas acima de 50 anos, seja de 16% a 22%, ou 20% a 40% em subgrupos com trauma craniano, acidentes vasculares cerebrais e doença de Parkinson, acomete até 60% da população atendida em regime de *Homecare*.

Fisiologia

O trato aerodigestivo alto compreende a cavidade oral, faringe e laringe e participa da fisiologia da deglutição, respiração e fonação. Para realizar cada uma dessas funções, existe uma série de válvulas anatômicas/biomecânicas. Há seis válvulas que atuam durante a deglutição: lábios, língua, istmo faríngeo (válvula glossopalatal), esfíncter velofaríngeo, laringe e esfíncter esofágico superior (cricofaríngeo). A deglutição normal pode ser didaticamente dividido em fases:

» Fase pré-oral ou antecipatória: engloba fatores que influenciam na deglutição: fome, grau de saciedade, aspecto dos alimentos, ambiente, estado emocional, influências sociais, coordenação mão-boca e posturas cervicais.

» Fase oral preparatória: voluntária, inicia-se com a prova do alimento e formação do bolo alimentar. O fechamento do lábio permite o trabalho oral sem perda de alimento pela boca e geração de pressão na cavidade oral. Atuação da língua desloca o alimento em direção à superfície mastigatória dos dentes, além de misturá-lo com a saliva. Elevação da língua em direção ao palato duro e contato do palato mole contra a base da língua formam a válvula glossopalatal, o que mantém o bolo na cavidade oral, previne a perda prematura de alimento para a faringe e abre a via aérea nasal para facilitar a respiração nasal durante a mastigação. Os pares cranianos envolvidos nessa etapa são o V, VII e XII. A existência dessa fase é controversa.

» Fase oral propriamente dita (de transporte): voluntária, ocorre a elevação e impulsão posterior do bolo alimentar em direção aos pilares amigdalianos anteriores e à faringe, iniciando o "reflexo da deglutição", cujos receptores estão espalhados pelos pilares amigdalianos, base da língua, epiglote e recessos piriformes. Pelas vias aferentes do V, IX e X pares cranianos, o estímulo chega aos centros da deglutição.

» Fase faríngea: involuntária ("reflexo de deglutição" ou reflexo faríngeo – pares cranianos IX e X). Parte mais complexa da deglutição, com duração total de apenas um segundo. Conforme o bolo é lançado posteriormente, ocorre reposicionamento antero-superior do osso hioide e projeção posterior da base da língua, empurrando e horizontalizando a epiglote sobre a supraglote. O que, em conjunto com o aumento da pressão supraglótica e fechamento dos esfíncteres laríngeos (pregas ariepiglóticas, bandas ventriculares e pregas vocais) causam inibição da respiração e gradiente pressórico favorável à passagem do bolo, protegendo as vias aéreas inferiores. Conforme o alimento se dirige à faringe, ocorrem contrações dos músculos constritores da faringe, estreitando o diâmetro da faringe sequencialmente em sentido crânio-caudal, e elevação do palato mole fechando a nasofaringe (esfíncter velofaríngeo). Simultaneamente ocorre a abertura do esfíncter esofágico superior. A fase faríngea envolve os principais mecanismos de proteção das vias aéreas.

» Fase esofágica: autônoma, mediada pelo nervo vago e gânglios simpáticos cervicais e torácicos. Fase em que o bolo alimentar percorre o esôfago.

O centro responsável pela deglutição encontra-se no tronco cerebral. Os núcleos do trato solitário (integrador de informações sensoriais) e ambíguo (integrador de respostas motoras) localizam-se no bulbo

Anamnese

Os pacientes frequentemente relatam tosse, engasgo, ou sensação de alimento na garganta ou região torácica superior quando tentam engolir.

Devem ser investigados: idade (mais risco em maiores de 50 anos de idade), antecedentes pessoais e comorbidades, presença de sinais clínicos de aspiração (tosse, engasgos, voz molhada e dispneia), ocorrência prévia de complicações pulmonares (pneumonias aspirativas), funcionalidade da alimentação (dependência de ajuda, duração de cada refeição) e perda ponderal. Anticolinérgicos, neurolépticos e quaisquer medicações que causem miopatias (estatinas) podem causar ou piorar a disfagia.

Pesquisar tipo e consistência de alimento com que ocorre o problema, tempo de duração desde início do quadro, curso e sintomas associados. Disfagia somente para sólidos geralmente indica lesão estrutural. O tempo de duração auxilia na diferenciação entre processos benignos e malignos, estes de evolução rápida e com curso progressivo. Sensação de parada do alimento na região cervical geralmente indica disfagia faríngea, porém a obstrução esofágica distal pode manifestar-se com o mesmo sintoma em até 30% das vezes. A odinofagia indica causa neoplásica, infecciosa ou inflamatória.

Sintomas na disfagia orofaríngea: disfunção muscular labial ou facial, sialorreia, inabilidade em mastigar ou impulsionar o alimento, regurgitação nasal, necessidade de várias deglutições para esvaziar a faringe e tosse paroxística ao deglutir. Disfonia também sugere disfagia orofaríngea. Xerostomia geralmente é associada com disfagia, sendo comum em idosos, pós-radioterapia de cabeça e pescoço, ingestão de anticolinérgicos, bloqueadores alfa-adrenérgicos, IECA, anti-histamínicos e doenças do tecido conectivo.

Exame físico

Avaliar estado geral, estado cognitivo, grau de hidratação e sinais de emagrecimento. É importante identificarmos sinais de infecção pulmonar (tosse, aumento da frequência respiratória ou alterações da ausculta pulmonar). Entretanto, em cerca de 50% das vezes a avaliação clínica isolada falha em identificar pacientes com aspiração pulmonar (aspiradores silenciosos), detectados por exame radiológico do tórax.

Exame otorrinolaringológico com atenção especial para cavidade oral: estado de conservação da arcada dentária, assimetrias, tônus do palato, musculatura mastigatória e língua. A região do pescoço deve ser examinada para detecção de massas, linfadenopatias e presença de bócio.

Exame neurológico detalhado, pois déficits neurológicos focais apontam para causa neurológica de disfagia. Examinar pares cranianos envolvidos com o processo da deglutição: V, VII, IX, X e XII.

Pesquisar reflexo de tosse pois representa a última barreira na proteção da via aérea. Contudo, a presença de um reflexo de tosse forte não indica, necessariamente, uma proteção de via aérea eficaz.

Tabela 36.1 Causas de disfagia orofaríngea.

Iatrogênicas: Efeitos adversos medicamentosos (ex.: neurolépticos, anticolinérgicos), Pós-cirúrgicos

Corrosivo (intencional)

Infecciosos: Difteria, Botulismo, Doença de Lyme, Sífilis, Mucosite (herpes, citomegalovírus, candidíase).

Metabólicas: Amiloidose, Síndrome de Cushing, Tireotoxicose, Doença de Wilson.

Miopáticas: Doenças do tecido conectivo, Dermatomiosite, Miastenia gravis, Distrofia miotônica, Polimiosite, Sarcoidose, Síndromes paraneoplásicas.

Neurológicas: Tumores de sistema nervoso central, Trauma cranioencefálico, Acidentes vasculares encefálicos, Paralisia cerebral, Síndrome de Guillain-Barré, Doença de Huntington, Esclerose múltipla, Poliomielite, Discinesia tardia, Encefalopatias metabólicas, Esclerose lateral amiotrófica, Doença de Parkinson, Demência.

Estruturais: Divertículo de Zenker, Membranas cervicais, Tumores de orofaringe, Osteófitos, Congênitos.

Avaliação complementar

Envolve investigação de aspiração pulmonar, diagnóstico etiológico da disfagia e avaliação das fases da deglutição:

- » Raios X: É indicado em casos de disfagia inflamatória (epiglotite, abscesso retrofaríngeo) ou corpos estranhos radiopacos. Paciente com história de aspiração pode ter achados de radiografia de tórax compatíveis com pneumonia.
- » Esofagograma (EED – Esôfago Estômago Duodeno contrastado): Deglutição de um líquido baritado seguido por fluoroscopia. Documenta um RX estático durante a deglutição, fornecendo bons detalhes anatômicos, sem avaliação dinâmica.
- » Cintilografia gastroesofageana: Útil na avaliação de aspiração subglótica, distúrbios de motilidade esofágica e refluxo gas-

troesofágico. Detecção precoce pulmonar indica aspiração direta, enquanto a tardia é secundária a refluxo.
» Ultrassonografia: Pode obter imagens do trato digestivo superior, identificar estase valecular, visualizar motilidade do bolo. Pobre detalhe anatômico.
» Manometria: Cateter com transdutores de pressão alocados em vários pontos da faringe e esôfago, sendo mais indicada para diagnóstico de acalasia e espasmo esofagiano difuso.
» Videofluoroscopia da deglutição ou Videodeglutograma: Considerado padrão-ouro para avaliação da deglutição. O paciente recebe alimentos líquidos, pastosos e sólidos radiopacos em volumes crescentes, sendo examinado sob fluoroscopia. Dessa forma, podem-se identificar todas as fases da deglutição, assim como a ocorrência da penetração laríngea e da aspiração laringo-traqueal (Figuras 36.1 e 36.2).

Figura 36.1 (A) Videofluoroscopia antes da deglutição. (B) Durante a deglutição. (C) Após término da deglutição.

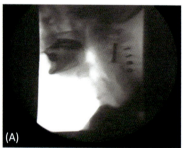
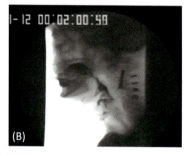
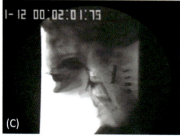

Fonte: Bayley Head & Neck Surgery – Otolaryngology.

Figura 36.2 (A) Penetração laríngea. Vestíbulo laríngeo (V) preenchido com bário e superfície inferior da epiglote (E). Não há contraste abaixo das pregas vocais (ponta da seta). (B) Aspiração traqueal. Preenchimento do vestíbulo (V) e contraste descendo na parede posterior da traqueia (seta).

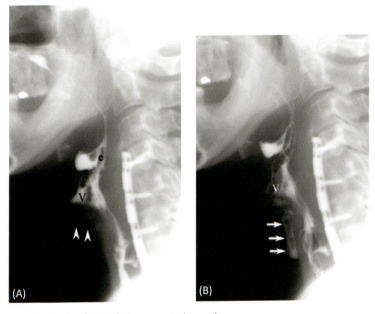

Fonte: Bayley Head & Neck Surgery – Otolaryngology.

Vantagens: visão de todas as fases da deglutição, estudo dinâmico da anatomia, permite avaliação de manobras de posição e alteração da consistência do alimento. Desvantagens: radiação, dificuldade de utilização em pacientes que necessitam de reavaliações com frequência; não é realizado em pacientes em centros de terapia intensiva; avaliação neurológica e de sensibilidade inexistente.

Videoendoscopia da deglutição (Avaliação Funcional da Deglutição pela Fibronasofaringolaringoscopia): Realizado com nasofibrolaringoscopia, avaliando-se inicialmente toda a anatomia do trato aerodigestivo superior e a sensibilidade do mesmo. Após, são ofertados alimentos nas consistências de líquidos, pastosos e sólidos, em volumes crescentes, corados artificialmente.

Vantagens: equipamento portátil, pode ser transportado para pacientes hospitalizados, centros de terapia intensiva e *home care*; não necessita de radiação; bom método para avaliação da anatomia, mobilidade das pregas vocais, fechamento velofaríngeo e sensibilidade faringo-laríngea.

Desvantagens: a fase faríngea da deglutição não é bem visualizada, nem temos uma avaliação direta das demais fases da deglutição (oral e esofágica).

Devemos avaliar:

a) escapes precoces: escape de alimento da cavidade oral para a faringe, antes de iniciar a fase oral de transporte (insuficiência da válvula glossopalatal);

b) atraso no "reflexo da deglutição": reflexo involuntário que propulsiona o bolo alimentar para a faringe e depois para o esôfago;

c) penetração do alimento no vestíbulo da laringe;

d) aspiração antes, durante ou após a deglutição: antes da deglutição relaciona-se com escape precoce e/ou atraso no disparo da deglutição. Durante a deglutição relaciona-se com alterações dos mecanismos de proteção das vias aéreas, como em casos de paralisia de pregas vocais. Após a deglutição relaciona-se com acúmulo de resíduos em recessos piriformes e/ou região retro-cricoidea ou devido ao comprometimento da abertura do ESE;

e) presença de tosse reflexa e capacidade de expectoração;

f) resíduos após deglutições espontâneas;

g) o número de deglutições necessárias para clareamento parcial ou total do bolo alimentar.

Sempre retestar com manobras posturais ou de compensação para avaliar a eficácia das mesmas (Figura 36.3).

Figura 36.3 Videoendoscopia da deglutição. (A) Rinofaringe fechamento; (B) Visualização faringo-laríngea; (C) Visão panorâmica, avaliação funcional; (D) Fase do clarão (*white-out*).

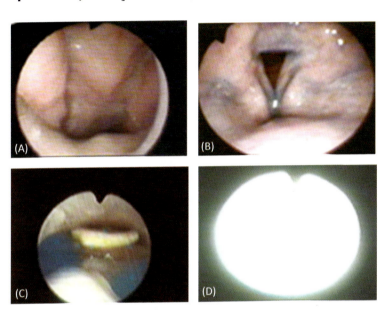

Outros exames específicos incluem: pHmetria esofágica, teste do reflexo de tosse, eletromiografia da deglutição, eletromiografia laríngea, endoscopia digestiva alta, tomografia computadorizada e ressonância magnética.

Tabela 36.2 Classificação endoscópica da deglutição.

Deglutição normal (Grau 0)	Contenção oral normal, reflexos presentes, ausência de estase salivar, alimentar e aspiração, menos de três tentativas de propulsão para clareamento do bolo.

(Continua)

Tabela 36.2 Classificação endoscópica da deglutição. (*Continuação*)

Disfagia leve (Grau 1)	Estase pós deglutição pequena, mais de três tentativas para propulsão do bolo, ausência de regurgitação nasal e penetração laríngea.
Disfagia moderada (Grau 2)	Estase salivar moderada, maior estase pós-deglutição, mais de três tentativas de propulsão do bolo, regurgitação nasal, redução da sensibilidade laríngea com penetração, sem aspiração laringotraqueal.
Disfagia grave (Grau 3)	Grande estase salivar, piora acentuada de resíduos pós-deglutição, propulsão débil ou ausente, regurgitação nasal, aspiração traqueal.

Tratamento

Baseia-se na intervenção sobre a causa da disfagia, frequentemente representada pelo tratamento das doenças associadas, devendo sempre ser um manejo multidisciplinar. O objetivo primordial é evitar a aspiração pulmonar.

A demonstração de resposta faríngea para deglutição retardada ou ausente associada a pobre contração faríngea, representa o maior risco para aspiração pulmonar. A presença de disfunção laríngea com aspiração severa presente também é altamente preditiva de pneumonia aspirativa.

Ao decidirmos qual a melhor abordagem para um paciente devemos levar em conta a probabilidade de aspiração pulmonar e o mecanismo fisiopatológico da disfagia. As situações supracitadas de alto risco de aspiração são indicações de alimentação enteral não oral (sonda enteral, gastrostomia cirúrgica ou endoscópica, alimentação parenteral). Sonda nasoenteral está indicada quando se espera uma utilização curta da mesma, como por exemplo, em pacientes pós acidente vascular cerebral recente, que podem apresentar melhora importante em duas semanas. Nos casos em que já se prevê o uso prolongado de alimentação enteral superior a 1 mês, é indicado gastrostomia.

Reabilitação fonoterápica (terapia fonoaudiológica da deglutição)

O controle voluntário pode ser exercido em várias fases da deglutição faríngea.

Existem descritas na literatura duas abordagens básicas de reabilitação fonoterápica: terapias facilitadoras, desenvolvidas para melhorar a fisiologia da deglutição (fortalecimento oral e estimulação sensória). Terapias compensadoras e posturais, que visam exercer controle externo sobre o processo da deglutição, sendo as principais técnicas: modificação na dieta (dieta líquida ou líquidos engrossados); manobras (deglutição supraglótica com apneia associada ou não a valsalva, deglutição forçada e manobra de Mendelsohn).

As variações posturais são frequentemente utilizadas como estratégias compensatórias na abordagem dos distúrbios da deglutição: com o queixo abaixado, a entrada da via aérea é estreitada. Com a rotação da cabeça, um lado da faringe (no sentido da rotação) fecha-se para a passagem do bolo. A inclinação da cabeça para um lado dirige gravitacionalmente o alimento para este lado da cavidade oral e faringe. O levantamento do queixo diminui o tempo de trânsito oral. O decúbito dorsal altera a direção da gravidade sobre resíduos alimentares após a deglutição, que se aderem à parede da faringe, em vez de descer pela via aérea após a deglutição.

Tratamento clínico

Utilização de drogas que diminuam a salivação, já que esta também pode ser aspirada e causar pneumonia, sendo empregados mais comumente antidepressivos tricíclicos como a amitriptilina. Outras opções são a nortriptilina e a propantelina. A escopolamina pode provocar xerostomia por sua função anticolinérgica em receptores muscarínicos. A atropina (solução oftalmológica), tem o mesmo mecanismo de ação da escopolamina, sendo utilizada via sublingual. As principais contra indicações para o tratamento com drogas são: alergia, glaucoma, hipotensão postural (cuidado com idosos), arritmias/taquicardias, miastenia gravis (relativa), quadros demenciais (Levy, Alzheimer, demência vascular, podem ser agravados), retenção urinária (HPB) e obstipação (pacientes acamados).

Utilização de toxina botulínica nas glândulas salivares maiores, tendo duração de 3 a 6 meses e necessitando de múltiplas aplicações. Pode reduzir a secreção salival em até 60% e sempre preconiza-se o bloqueio de parótidas e submandibulares, de preferência guiada por USG.

O tratamento do refluxo gastroesofágico também é de suma importância, pois a aspiração de ácido é sabidamente mais nociva ao epitélio pulmonar.

Tratamento cirúrgico

Os tratamentos cirúrgicos específicos são indicados em ressecções extensas de cabeça e pescoço, quando a aspiração pós-operatória pode ser antecipada como um problema em potencial ou quando métodos clínicos e invasivos mais conservadores falham em controlar a aspiração. Geralmente é indicado em pacientes já em uso de traqueostomia, alimentação enteral e gastrostomia por período de pelo menos 6 meses. Os procedimentos cirúrgicos mais comuns são descritos a seguir:

Remoção cirúrgica das glândulas salivares: ressecção de submandibulares é segura, mas ineficiente devido à persistência das parótidas e das glândulas menores. Parotidectomia carrega riscos de lesão do facial, sendo a ligadura do ducto de *Stenon* mais prática e segura. A ligadura dos 4 ductos também pode ser empregada, causando diminuição de produção de saliva e atrofia glandular. A parassimpatectomia salivar inclui secção do corda do tímpano, nervo de Jacobson e nervo timpânico.

Toxina botulínica no esfíncter faringoesofageano: EFE: formado pelo constritor inferior da faringe e cricofaríngeo (limites laterais e posteriores) e a laringe (limite anterior). Indicado no comprometimento muscular com movimentação laríngea adequada.

Miotomia do cricofaríngeo: indicada principalmente no divertículo de Zencker e em qualquer outra patologia que curse com hipertonia do cricofaríngeo. Realizado por via externa. Mais recentemente, a injeção de toxina botulínica no cricofaríngeo tem sido defendida como primeira opção terapêutica no caso de disfagia orofaríngea. Sua taxa de sucesso é menor que a miotomia cirúrgica mas é mais segura e menos invasiva.

Ressecção parcial da cricoide: mais bem indicada nas alterações do EFE com movimentação laríngea adequada. A ressecção posterior da cricoide está relacionada à diminuição da resistência ao trânsito alimentar, especialmente quando associada à miotomia do cricofaríngeo ou à suspensão laríngea.

Suspensão laríngea: tem o objetivo de compensar a perda dos músculos levantadores da laringe, da supraglote ou base da língua. Tracionando a laringe para cima e para frente, através da sutura pericondral entre a cartilagem cricoidea e porção inferior da mandíbula, a aspiração pós operatória é diminuída e a deglutição melhorada.

Medialização das pregas vocais: com a paralisia de prega vocal, ocorre aspiração pelo fechamento glótico incompleto e diminuição da sensibilidade laríngea nos casos de acometimento conjunto do laríngeo superior. A medianização pode ser alcançada pela injeção de substâncias (gelfoam, Teflon, silicone, colágeno, etc) ou através da tireoplastia tipo I de Ishiki.

Traqueostomia: facilita a higiene brônquica, podendo ter efeitos deletérios sobre a deglutição, por fixação da laringe e por compressão posterior do esôfago.

Molde endolaríngeo: auxilia no controle da aspiração em pacientes previamente traqueostomizados. Indicado para pacientes em que se espera melhora da aspiração em alguns meses, pois o molde deve ser removido em curto período de tempo.

Oclusão supraglótica: aproximação da epiglote às pregas ariepiglóticas e às aritenoides, em indivíduos com anatomia supraglótica de conformação adequada e com aspirações que acontecem antes da deglutição, por escape de saliva ou alimentos. É reversível, mas evolui com fístula em 50% dos casos.

Laringoplastia vertical: fechamento vertical da laringe deixando pequena abertura posterior para fonação quando oclui-se a TQT. Inicialmente descrita para pacientes submetidos a glossectomia total.

Figura 36.4 Abordagem no paciente com aspiração de difícil controle.

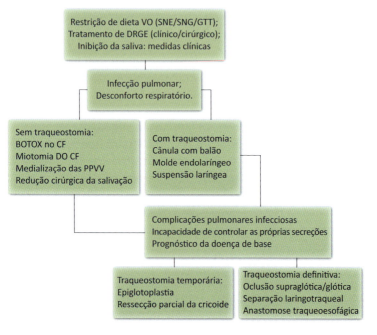

Fonte: Campos e Costa, 2011.

Oclusão supraglótica horizontal: técnica aberta com sutura das BBVV até a comissura posterior, evoluindo com fístula posterior em 50% dos casos. Reversível.

Oclusão glótica: técnica cervical aberta, com desepitelização circunferencial da mucosa das PPVV e BBVV e comissura posterior, 93% sucesso no controle da aspiração.

Anastomose traqueoesofageana (Procedimento de Lindeman): a traqueia é dividida horizontalmente entre o quarto e o quinto anéis traqueais, o seguimento traqueal é refletido superiormente e anastomosado ao esôfago cervical (látero-lateral). É mais facilmente reversível em relação à separação laringotraqueal.

Separação laringotraqueal (Procedimento de Lindeman modificado): geralmente indicada para pacientes com aspiração crônica de difícil controle/doença neurológica avançada, sem expectativa de recuperação. Desenvolvida para pacientes com traqueostomia prévia, em que a sutura traqueoesofageana pode ficar sob tensão. Potencialmente reversível. Consiste de um fechamento da laringe na região subglótica, com fechamento da traqueia superior em fundo cego e confecção de traqueostoma com a sutura da porção inferior diretamente na pele. Fístula é a complicação mais frequente, seguida de deiscência de sutura e celulite peritraqueostoma.

Bibliografia

1. Bayley BJ, Healy GB, Johnson JT, et al. Head & Neck Surgery – Otolaryngology. Philadelphia: LWW, 2001.
2. Campos CAH, Costa HOO. Tratado de Otorrinolaringologia. São Paulo: Roca, 2011.
3. I Consenso Brasileiro de Nutrição e Disfagia em Idosos Hospitalizados, 2011. [Internet] [Acesso em 26 mar 2017]. Disponível em: http://sbgg.org.br/wp-content/uploads/2014/10/Consenso_Brasileiro_de_Nutricao1.pdf
4. Murry T, Carrau RL, Eibling DE. Epidemiology of swallowing disorders. In: Carrau RL, Murry T. Comprehensive management of swallowing disorders. 1.ed. San Diego: Singular Publishing Group, 1999. p.3-7.
5. Robbins J, Coyle J, Rosenbek J, et al. Differentiation of normal and abnormal airway protection during swallowing using the penetration-aspiration scale. Dysphagia. 1999;14:228-32
6. Santoro P, Imamura R. Disfagia: Diagnóstico e Tratamentos. PRO – ORL, Programa de Atualização em Otorrinolaringologia, 2006.

Capítulo 37

Neoplasias malignas das vias aerodigestivas

Rebeca Silva Chiabai Loureiro

Introdução

As neoplasias malignas da vias aerodigestivas constituem um grupo heterogênio de tumores em lábio, cavidade oral, faringe, laringe, cavidade nasal e seios paranasais. A maioria dos tumores malignos é de origem mucosa, sendo que 95% são carcinomas de células escamosas (CEC), também conhecidos como carcinomas epidermoides, escamocelulares ou espinocelulares.[1] Os tumores de boca e da orofaringe são os mais prevalentes, excluindo as neoplasias de pele, de acordo com a International Agency for Research on Cancer. Em 2009, estima-se que houve cerca de 47.000 casos de CEC de cabeça e pescoço e 11.000 óbitos pela doença eram esperados.[2]

Epidemiologia e fatores de risco

Ocorre principalmente em pacientes acima de 40 anos em ambos os sexos. A predominância no homem é de 1:4 em relação para mulheres.[1] É uma doença multifatorial que resulta na interação de fatores ambientais e heranças genéticas. O tabagismo e o alcoolismo são importantes fatores de risco para o desenvolvimento da doença.[3] O papiloma virus humano (HPV) está presente em 15% a 20% dos casos de CEC de cabeça e pescoço de acordo com estudo do Instituto Nacional do Cancer (INCA). Outros fatores de risco: hereditariedade, má higiene oral, deficiência nutricional, traumatismo crônico, radiações, poluição ambiental, refluxo gastroesofagiano e dentre outros.[1]

- » Câncer de nasofaringe: alta incidência entre os homens vietnamitas e filipinos, com costume de ingerir carnes e peixes defumados que liberam uma nitrosamina volátil que atinge a mucosa da nasofaringe (sendo esse considerado o principal fator);[4]
- » Câncer de boca e faringe: mais comum na Índia e no centro sul da Ásia, sendo relacionado com alcolismo, tabagismo, mascadores de fumo e bebedores de ervas em infusão;[4]
- » Câncer de laringe: pico de incidência entre 50 e 60 anos, sendo que o tabagismo e álcool são os principais fatores de risco. Também existe a preocupação de possível malignização de papilomatose laríngea;[4]
- » Câncer das glândulas salivares: incomum, menos de 1% de todas as neoplasias, acometendo pricipalmente parótida como carcinoma mucoepidermoide;[4]
- » Câncer das cavidades nasais e seios paranasais: raro. Principal fator etiológico é ocupacional como exposição ao pó de madeira, formaldeído, níquel, gás de mostarda, isopropil, hidrocarbonetos. Mais comum em seios maxilares.[4]

Clínica

Menos de 10% dos casos de neoplasia é precedida por lesão precursora caracterizada como cancerizável. A leucoplasia é a lesão precursora mais frequente. É definida pela Organização Mundial da Saúde (OMS) como placa branca mucosa que não pode ser removida por raspagem e que não pode ser classificada como nenhuma outra patologia, com risco de transformação maligna de 0,25% até 30%. As eritroplasias são menos frequentes, entretanto o risco de malignização em carcinoma invasivo é maior. A queilite actínica e o líquen plano também devem ser acompanhadas.[1]

Em geral, são tumores de crescimento lento e progressivamente comprometem estruturas adjacentes, metastase em linfonodos regionais e orgãos à distância, principalmente para os pulmões.[1]

O diagnóstico tende a ser tardio pela evolução lenta e sintomas inicias ausentes ou inespecíficos. No momento do diagnóstico a maioria dos tumores apresentam 2 cm, infiltram estruturas vizinhas e apresentam metástase regional.[1]

Os sintomas constumam aparecer quando tumor infiltra estruturas adjacentes, sendo os mais comuns: dor local, trismo, obstrução nasal, dispneia, disfonia, disfagia e otalgia. Tumores da nasofaringe e de hipofaringe pode apresentar apenas linfonodo cervical endurecido de crescimento progressivo.[1]

Diagnóstico

Deve ser realizado após anamnese detalhada, exame físico e biópsia incisional, também investigado fatores de risco ambientais, história patológica pregressa e familiar e avaliação da cavidade oral, nasal e pescoço. A obtenção de material representativo da lesão por biópsia incisional é o padrão ouro. Uma biópsia negativa em lesões altamente sugestivas pode requerer até mesmo excisão de toda lesão para investigação adequada. A endoscopia é o método diagnóstico de escolha para estadiamento e obtenção de material para estudo histológico. Para tumores de laringe e hipofaringe normalmente é necessaria biópsia por microlaringoscopia em centro cirúrgico sob anestesia geral. A nasofibroscopia em consultório também é importante para documentar tamanho da lesão, principalmente seguimento de pacientes submetidos a radioterapia e quimioterapia.[1]

Estadiamento

A tomografia computadorizada (TC), ressonância nuclear magnética (RNM) e a tomografia com emissão de pósitrons (PET-CT) são importantes para avaliar extensão do tumor e relação com estruturas adjacentes, identificação de lesões sincrônicas. Em casos de lesões vasculares, como hemangiomas, paragangliomas e angiofibromas juvenis, a angioressonância e a arteriografia seletiva permitem seu estudo detalhado. A arteriografia permite embolização das lesões, o que facilita o ato cirúrgico e reduz o sangramento perioperatório.[1]

O estadiamento dos CECs utiliza o sistema TNM para descrever a extensão da doença levando em consideração três componentes:

T – A extensão do tumor primário;
N – A ausência ou presença e a extensão de metástase em linfondos regionais;
M – A ausência ou presença de metástase à distância.

Os componentes TNM são agrupados em estágios clínicos para facilitar a decisão do plano terapêutico (Tabelas 37.1 a 37.5).

Tabela 37.1 Estádio TNM de tumores de lábio e cavidade oral.[5]

	Lábio e cavidade oral
T1	< 2 cm
T2	> 2 até 4 cm
T3	> 4 cm
T4a	Lábio: invade cortical óssea, nervo alveolar inferior, assoalho da boca, pele. Cavidade oral: invade cortical óssea, músculos profundos extrínsecos da língua, seios maxilares, pele.
T4b	Espaço mastigador, lâminas pterigoides, base do crânio, artéria carótida interna.
N1	Homolateral, único, < 3 cm
N2	(a) Homolateral, único, > 3 até 6 cm (b) Homolateral, múltiplo, < 6 cm (c) Bilateral, contralateral, < 6 cm
N3	> 6 cm
M0	Ausência de metástase à distância.
M1	Metástase à distância.

Fonte: Eisenberg, 2004.

Tabela 37.2 Estádio TNM de tumores de orofaringe e hipofaringe.[5]

	Orofaringe
T1	″ 2 cm
T2	> 2 cm até 4 cm
T3	> 4 cm
T4a	Laringe, músculos profundos/extrínsecos da língua, pterigoide medial, palato duro, mandíbula.
T4b	Músculo pterigoide lateral, lâminas pterigoides, nasofaringe lateral, base do crânio, artéria carótida.
	Hipofaringe
T1	″ 2 cm, limitado a uma sub-localização anatômica
T2	> 2 cm até 4 cm ou mais de uma sub-localização anatômica.
T3	> 4 cm ou com fixação na laringe
T4a	Cartilagem tireoide/cricoide, osso hioide, glândula tireoide, esôfago, compartimento central de partes moles.
T4b	Fáscia pré-vertebral, artéria carótida, estruturas mediastinais.
	Orofaringe e hipofaringe
N1	Homolateral, único, ″ 3 cm
N2	(a) Homolateral, único, > 3 cm até 6 cm (b) Homolateral, múltiplo, ″ 6 cm (c) Bilateral, contralateral ″ 6 cm
N3	> 6 cm
M0	Ausência de metástase à distância.
M1	Metástase à distância.

Fonte: Eisenberg, 2004.

Tabela 37.3 Estádio TNM de tumores de nasofaringe.[5]

	Nasofaringe
T1	Nasofaringe
T2a	Orofaringe/cavidade nasal sem extensão parafaríngea.
T2b	Tumor com extensão parafaríngea.
T3	Invasão de estruturas ósseas, seios paranasais.
T4	Extensão intracraniana, comprometimento de nervos cranianos, fossa infratemporal, hipofaringe, órbita, espaço mastigador.
N1	Metástase unilateral em linfonodo(s) " 6 cm, acima da fossa supraclavicular.
N2	Metástase bilateral em linfonodo(s) " 6 cm, acima da fossa supraclavicular.
N3	(a) > 6 cm (b) na fossa supraclavicular
M0	Ausência de metástase à distância.
M1	Metástase à distância.

Fonte: Eisenberg, 2004.

Tabela 37.4 Estádio TNM de tumores de laringe.[5]

	Laringe
	Supraglote
T1	Uma sub-localização anatômica, mobilidade normal
T2	Mucosa de mais de uma sub-localização adjacente da supraglote ou da glote, ou de região adjacente fora da supraglote; sem fixação.

(Continua)

Tabela 37.4 Estádio TNM de tumores de laringe.[5] (*Continuação*)

T3	Fixação da corda, ou invasão da área póscricoide, tecidos pré-epiglóticos, espaço paraglótico, erosão da cartilagem tireoide.
T4a	Toda a cartilagem tireoide; traqueia, partes moles do pescoço: músculos profundos/extrínsecos da língua, alça muscular tireoide e esôfago
T4b	Espaço pré-vertebral, estruturas mediastinais, artéria carótida.
	Glote
T1	Limitado à(s) corda(s) vocal(is), mobilidade normal (a) uma corda (b) ambas as cordas
T2	Supraglote, subglote, mobilidade de corda vocal diminuída.
T3	Fixação da corda, espaço paraglótico, erosão de cartilagem tireoide.
T4a	Toda a cartilagem tireoide; traqueia; partes moles do pescoço: músculos profundos/extrínsecos da língua, alça muscular; tireoide e esôfago.
T4b	Espaço pré-vertebral, estruturas mediastinais, artéria carótida T1 T2.
	Subglote
T1	Limitado à subglote.
T2	Extensão à(s) corda(s) vocal(is) com mobilidade normal ou diminuída.
T3	Fixação da corda vocal.
T4a	Toda a cartilagem tireoide ou cricoide; traqueia, músculos profundos/extrínsecos da língua, alça muscular, tireoide e esôfago.
T4b	Espaço pré-vertebral, estruturas mediastinais, artéria carótida.

(*Continua*)

Tabela 37.4 Estádio TNM de tumores de laringe.[5] *(Continuação)*

	Todas as localidades
N1	Homolateral, único " 3 cm
N2	(a) Homolateral, único > 3 cm até 6 cm (b) Homolateral, múltiplo " 6 cm (c) Bilateral, contralateral, " 6 cm
N3	> 6 cm
M0	Ausência de metástase à distância.
M1	Metástase à distância.

Fonte: Eisenberg, 2004.

Tabela 37.5 Estádio TNM de tumores de cavidade nasal e seios paranasais.[5]

	Cavidade nasal e seios paranasais
	Seio maxilar
T1	Mucosa antral.
T2	Erosão/destruição óssea, palato duro, meato nasal médio.
T3	Parede posterior do seio maxilar, tecidos subcutâneos, assoalho/parede medial da órbita, fossa pterigoide, seio(s) etmoidal(ais)
T4a	Órbita anterior, pele da bochecha, lâminas pterigoides, fossa infratemporal, lâmina cribriforme, seios esfenoidal/frontal.
T4b	Ápice da órbita, duramater, cérebro, fossa craniana média, outros nervos cranianos que não seja o da divisão maxilar do trigêmio V2, nasofaringe, clívus.
	Cavidade nasal e seio etmoidal
T1	Uma sub-localização anatômica.
T2	Duas sub-localizações ou localização nasoetmoidal adjacente.

(Continua)

Tabela 37.5 Estádio TNM de tumores de cavidade nasal e seios paranasais.[5] (Continuação)

T3	Parede medial/assoalho da órbita, seio maxilar, palato, lâmina cribriforme.
T4a	Órbita anterior, pele do nariz/bochecha, fossa craniana anterior (mínimo), lâminas pterigoides, seios esfenoidal/frontal.
T4b	Ápice da órbita, duramater, cérebro, fossa craniana média, outros nervos cranianos que não seja o da divisão maxilar do trigêmio V2, nasofaringe, clívus.
	Todas as localizações
N1	Homolateral, único, " 3 cm
N2	(a) Homolateral, único, > 3 cm até 6 cm (b) Homolateral, múltiplo, " 6 cm (c) Bilateral, contralateral, " 6 cm
N3	> 6 cm

Fonte: Eisenberg, 2004.

Tratamento oncológico

Um plano terapêutico deve ser traçado, levando em consideração as condições clínicas do paciente, tipo tumoral e estadiamento clínico, além da vontade do paciente após do esclarecimento das alternativas possíveis e risco-benefício de cada proprosta terapêutica.[1]

Pacientes sem condições clínicas para procedimento cirúrgico, portadores de tumores irressecáveis ou que não aceitam tratamento cirúrgico, podem ser tratados com radioterapia ou com radioterapia associada à quimioterapia.[1]

Alguns tipos de tumores, como os da nasofaringe, iniciais de glote ou avançados de orofaringe, podem ser tratados inicialmente com radioterapia, sendo reservado tratamento cirúrgico de resgate para recorrências.[1]

O tratamento cirúrgico deve ser planejado antecipadamente para exposição total da massa tumoral e com margens de segurança, geralmente de 1 cm. Na maioria dos casos, é necessário tratamento das metástases cervicais evidentes, através do esvaziamento terapêutico ou "profilático".[1]

Está indicado radioterapia pós-operatória para casos em que o estudo anatomopatológico mostre margens cirúrgicas comprometidas, infiltração perineural ou embolização vascular neoplasica, além de metástases linfonodais. Deve ser iniciado até 6 a 8 semanas após a cirurgia.[1]

Prognóstico

O prognóstico depende da localização da lesão e do estadio clínico. De acordo com a Revista Brasiliera de Cancerologia, é esperado uma sobrevida em 5 anos (Tabela 37.6).

Tabela 37.6 Sobrevida em 5 anos de pacientes com tumores malignos das vias aerodigestivas de acordo com estadiamento.[6]

Localização primária	Sobrevida em 5 anos – Estádio (%)			
	I	II	III	IV
Língua oral	35 a 85	26 a 77	10 a 50	0 a 26
Assoalho de boca	58 a 75	40 a 64	21 a 43	0 a 15
Rebordo gengival	73	41	17	0 a 10
Mucosa bucal	77 a 83	44 a 65	20 a 27	0 a 18
Orofaringe	75	45 a 85		< 25
Nasofaringe	65 a 95	55 a 60	30 a 50	5 a 40
Hipofaringe	66		56	32

Fonte: Revista Brasileira de Cancerologia, 2001.

Os tumores de laringe têm prognóstico também diferenciado pelo plano terapêutico (Tabela 37.7).

Tabela 37.7 Sobrevida em 5 anos de pacientes com tumores de laringe levando em consideração a proposta terapêutica.[6]

Tumores de laringe	Sobrevida em 5 anos – Estádio (%)			
	I	II	III	IV
Glóticos com cirurgia	90	80	50	20 a 40
Glóticos com radioterapia	80	60	50	20
Supraglóticos com cirurgia	80	75	50 a 60	20 a 30
Supraglóticos com radioterapia	90	70	50	30
Supraglóticos com terapia combinada	95	80	70	50

Fonte: Revista Brasileira de Cancerologia, 2001.

Seguimento

Todos os pacientes submetidos ao tratamento oncológico devem ser seguidos a longo prazo com consultas ambulatoriais, e serem orientados a procurar assistência médica caso apresentem qualquer sintoma sugestivo de recorrência da doença. As principais razões para seguimento nos primeiros anos são:

» Identificação precoce de recidivas.
» Identificação de tumores múltiplos subsequentes.
» Tratamento das sequelas da terapia.
» Estimulo para cessação do tabagismo.
» Aconselhamento genético em casos específicos.

Exames complementares são importantes nessa fase do tratamento. TC ou RNM de sítio primário e pescoço nos primeiros 6 meses após o término do tratamento como exame de base para posterior comparação. Repetir de 6 a 12 meses ou se houver sintomas e/ou sinais clínicos de recidiva. Também deve repetir radiografia de tórax (póstero, anterior e perfil) e dosagem de TSH a cada 6 a 12 meses se radioterapia for realizada no pescoço (Tabela 37.8).[1]

Tabela 37.8 Intervalo entre as reavaliações no seguimento de pacientes com tumores das vias aerodigestivas.[1]

Seguimento de neoplasias malignas das vias aerodigestivas

Ano	Intervalo entre as reavaliações (meses)
1	1 a 3
2	2 a 4
3	3 a 6
4-5	4 a 6
> 5	12

Fonte: Kowalski e Carvalho, 2011.

Bibliografia

1. Kowalski LP, Carvalho AV. Tumores de Vias Aerodigestivas Superiores. In: Caldas Neto S, et al. Tratado de otorrinolaringologia. 2.ed. São Paulo: Roca, 2011. Vol. IV, p.652-70.
2. Jemal A, Siegel R, Ward E, et al. Cancer statistics, 2009. CA Cancer J Clin. 2009;59(4):225-49.
3. Haddad RI, Shin DM. Recent advances in head and neck cancer. N Eng J Med. 2008;359(11):1143-54.
4. Valle AC, Carvalho AS. Epidemiologia do Câncer de Cabeça e Pescoço. In: Caldas Neto S, et al. Tratado de otorrinolaringologia. 2.ed. São Paulo: Roca, 2011. Vol. IV, p.521-58.
5. Eisenberg ALA. Tumores de cabeça e pescoço. TNM: classificação dos tumores malignos. 6.ed. Rio de Janeiro: INCA, 2004. p.21-51.
6. Carcinoma Epidermóide da Cabeça e Pescoço. Rev Bras Cancerologia. 2001;47(4):361-76.

Índice Remissivo

A

Abordagem da surdez, AASI e princípios do implante coclear, 281
  aparelho de amplificação sonora individual, 285
    componentes do AASI, 285
      amplificador, 285
      microfone, 285
      processador de som, 285
      receptor, 286
    indicações de AASI, 286
    recursos e acessórios, 287
    tipos de AASI, 286
  avaliação clínica da surdez, 283
  implante coclear, 287
    aspectos cirúrgicos, 289
    breve histórico, 287
    complicações, 290
    critérios de indicação, 288
    tipos de IC disponíveis, 289
  introdução, 281
    classificação da perda auditiva, 281
    tipos de perda auditiva, 282
Abordagem no paciente com aspiração de difícil controle, 446
Abscessos cervicais, 337
  complicações, 353
  considerações anatômicas, 338
  espaços cervicais profundos, 339
    espaço infra-hióideo, 342
    espaços cervicais supra-hióideos, 340
      espaço mastigatório, 341
      espaço parafaríngeo, 340
      espaço parotídeo, 341
      espaço peritonsilar (periamigdaliano), 341
      espaço submandibular, 341
      espaço temporal, 341
    espaços envolvendo toda extensão longitudinal do pescoço, 339
      espaço carótico (ou vascular), 340
      espaço perigoso (ou *danger space*), 340
      espaço pré-vertebral, 340
      espaço retrofaríngeo, 339
  diagnóstico, 343
    anamnese, 344
    exame físico, 344
    exames complementares, 345
  etiopatogenia, 342
  introdução, 337
  tratamento, 347
    abordagem cirúrgica, 351

aspiração com agulha, 353
drenagem externa/ cervicotomia, 352
drenagem intraoral, 351
abordagem medicamentosa, 350
via aérea, 347
Alar Batten graft, 48
Algoritmo de tratamento das fraturas nasais, 90
Alterações da deglutição, 433
anamnese, 435
avaliação complementar, 437
exame físico, 436
fisiologia, 434
introdução, 433
tratamento, 442
reabilitação fonoterápica, 443
tratamento
cirúrgico, 444
clínico, 443
Análise do perfil, 35
Anatomia do septo nasal, 29
Antibióticos mais utilizados em gotas otológicas, 132
Área da cartilagem septal, 30
Audiometria, 191-194

B
Bucofaringolaringologia, 293

C
Causas de disfagia orofaríngea, 437
Causas e localizações de fístulas liquóricas rinogênicas, 95
Cisternografia de paciente com meningocele frontal, 99

Cisto do ducto tireoglosso recorrente, 416
Classificação
audiométrica de Schaumbach, 190
das fáscias cervicais, 338
das otites médias crônicas, 161
das retrações da membrana timpânica (MT), 164
de Angle para oclusão dentária, 375
de Brodsky para o tamanho das amígdalas, 374
de Chandler, 19, 20
de Friedman indicando chance de sucesso terapêutico com UPFP, 383
de Mallampati modificada, 374
de Mortimore, 20
de nível de audição segundo a Organização Mundial da Saúde (OMS), 283
de perda auditiva segundo Davis e Silverman, 282
endoscópica da deglutição, 441, 442
Colesteatoma congênito, 166
Condições que podem levar à síndrome de Ménière, 259
Conduta de pronto-socorro para surdez súbita, 114
Critérios
de Neuhauser para vertigem migranosa, 270, 271
para definição e classificação dos eventos respiratórios em adultos através da polissonografia, 379

D

Definição
  de caso
    confirmado, 331
    suspeito, 330
Desencadeantes de migrânea, 270
Diagnóstico diferencial dos tumores, 212
  BERA ou PEATE (Potencial auditivo evocado do tronco encefálico), 218
  fatores de risco, 217
  fluxograma do COMUSA (Comitê Multiprofissional em Saúde Auditiva), 219
    recém-nascidos
      com fatores de risco, 221
      sem fatores de risco, 219
  intervenção, 222
  introdução, 215
  protocolos, 218
    protocolo COMUSA, 219
    protocolo JCIH, 218
  sobre a triagem auditiva neonatal, 217
Diferenças
  entre vestibulopatia central e periférica, 268
  no exame físico entre as causas centrais, 268
Distribuição dos estágios do sono em minutos de acordo com a idade, 369
Doenças da orelha externa, 117
  corpo estranho do conduto auditivo externo, 126
  doenças infecciosas da orelha externa, 117
    herpes zoster otológico, 122
    otite externa
      aguda localizada, 119
      bolhosa (miringite bolhosa) – otite externa hemorrágica, 120
      crônica, 119
      difusa aguda, 117
      fúngica (otomicose), 120
      granulosa ou miringite granulosa, 119
      necrotizante (maligna), 121
      pericondrite, condrite e oto-hematoma, 122
    otite externa eczematosa (dermatites), 124
    rolha de cerume, 123
    tumores benignos da orelha externa, 124
      adenoma, 124
      exostoses e osteoma, 125
      pólipo inflamatório, 125
    tumores malignos da orelha externa, 125

E

Edema de parótida direita com apagamento do ângulo da mandíbula, 423
Enxertos de cartilagem, 47
Epistaxe, 3
  abordagem inicial, 6
  anatomia, 3
  definição, 3
  topodiagnóstico, 4
  tratamento específico, 7
    epistaxe anterior, 7

cauterização, 7
tamponamento nasal
anterior, 8
dedo de luva, 8
gaze com vaselina, 8
gelfoam, 8
merocel, 8
surgicel, 8
epistaxe posterior, 8
cirurgia, 9
ligadura da artéria
carótida externa, 11
esfenopalatina, 10
etmoidal anterior, 10
maxilar, 10
embolização, 11
tamponamento nasal
posterior, 8
orientações, 11
Escala
de sonolência de Epworth, 377
para acompanhamento do
desenvolvimento da audição
e linguagem, 221
Escore de sintomas e sinais para
avaliação de gravidade da
rinite, 69
Esquema de tratamento para
tuberculose, 335
Estádio TNM de tumores
de cavidade nasal e seios
paranasais, 456, 457
de lábio e cavidade oral, 452
de laringe, 454-456
de nasofaringe, 454
de orofaringe e hipofaringe,
453

Estágios do sono e suas
características, 369-371
Estomatites, 387
conceito, 387
lesões aftoides, 388
doença de Behçet, 390
estomatite aftoide
recorrente, 388
lesões brancas, 395
candidíase, 397
hiperqueratose, 395
leucoplasia, 395
líquen plano, 395
lesões granulomatosas, 398
lesões vesicobolhosas, 390
doenças virais, 394
eritema multiforme, 394
pênfigo, 391
penfigoide, 392
outras, 398
Estrutura(s)
de suporte da pirâmide nasal,
29
nasal osteocartilaginosa do
nariz, 85
Etiologias da epistaxe, 6
Exames laboratoriais na surdez
súbita, 111

F

Faringoamigadalites e hipertrofia
de adenoide, 311
apresentação clínica, 313
faringoamigdalite
bacteriana, 315
Streptococcus pyogenes
beta-hemolítico do
grupo A, 316
estreptocócica, 316

tratamento, 318
tonsilas palatinas, 313
  amigdalite
    aguda, 313
      recorrente, 313
    crônica, 313
    hiperplasia amigdaliana, 313
    mononucleose infecciosa, 314
  complicações da faringoamigdalite estreptocócica, 319
  complicações não supurativas, 319
  complicações supurativas, 319
    angina de Plaut-Vincent, 320
  indicações de amigdalectomias, 320
definição, 311
etiopatogenia, 312
hipertrofia de adenoide, 320
  tonsilas faríngeas, 321
    adenoidite
      aguda, 321
        recorrente, 321
      crônica, 321
    diagnóstico, 321
    hiperplasia adenoidiana, 321
    indicações de adenoidectomia, 321
introdução, 311
Fármacos e principais efeitos, 130
Fibrose cística e dicinesia ciliar, 70
  dicinesia ciliar, 78
    diagnóstico, 80
    introdução, 78
    quadro clínico, 78
    tratamento, 81
  fibrose cística, 73
    diagnóstico, 76
    introdução, 74
    quadro clínico, 74
    tratamento, 76
Fisiologia do sono, 370
Fístula liquórica, 93
  fístula liquórica otogânica e fístula perilinfática, 102
    classificação, 103
      fístulas liquóricas otogênicas
        não traumáticas, 103
        traumáticas, 103
      perilinfáticas, 104
    diagnóstico, 104
    tratamento, 104
  fístula liquórica rinogênica, 94
    classificação, 94
    fístulas liquóricas rinogênicas não traumáticas, 95
    acessos cirúrgicos, 101
    diagnóstico, 97
    tratamento, 99
    fístulas liquóricas rinogênicas traumáticas, 94
  introdução, 93
Fluxograma
  conforme a diretriz de atenção a triagem auditiva do Ministério da Saúde, 225
  de tratamento do RFL, 408

de triagem auditiva em recém-nascidos sem indicadores de risco para perda auditiva, 223, 224
Fotografia pré-operatória, 32
Fratura
  longitudinal de osso temporal esquerdo, 229
  transversal de osso temporal direito, 229

G

Granulomatoses, 295
  granulomatose com poliangiite, 301
  introdução, 295
  leishmaniose, 299
    cutânea, 299
    cutaneomucosa, 299
    difusa, 299
    disseminada, 299
  paracoccidioidomicose, 298
    forma aguda ou juvenil, 298
    forma crônica ou do adulto, 298
  sarcoidose, 300
  sífilis, 296
    latência, 297
    primária, 296
    secundária, 296
    terciária, 297
  tuberculose, 295

I

Imagens de OMC simples, 162
Imunofluorescência direta
  em pênfigo vulgar, 392
  em penfigoide, 392
Inervação
  laríngea à esquerda, 359
  sensitiva da face, 36

L

Laringites agudas e crônicas
  introdução, 325
  laringites agudas, 326
    coqueluche, 329
      definição de caso em situações endêmicas, 330
      fase catarral, 329
      fase de convalescença, 330
      fase paroxística, 329
    crupe espasmódico ou laringite estridulosa ou falso crupe, 328
    crupe viral ou laringotraqueobronquite ou laringotraqueíte, 327
    epiglotite (supraglotite), 327
    laringite
      alérgica aguda, 333
      catarral aguda, 326
  laringites crônicas inespecíficas, 333
    alergia respiratória, 334
    doença do refluxo gastroesofágico (DRGE), 333
    outros fatores de risco, 334
    tabagismo e etilismo, 333
    uso crônico de corticosteroides, 334
  laringites crônicas infecciosas, 334
    tuberculose, 334
Lesão
  aftoide em lábio inferior, 388
  leucoplásica em borda de língua, 396

M

Manifestações otorrinolaringológicas do refluxo gastroesofágico, 401
  diagnóstico, 403
    anamnese, 403
    cintilografia, 404
    endoscopia digestiva alta, 404
    exames contrastados do esôfago, 404
    impedância intraesofágica, 405
    laringoscopia, 404
    manometria esofágica, 405
    pHmetria
      esofagiana de 24h, 405
      sem fio, 405
  fisiopatologia, 402
  introdução, 401
  manifestações clínicas, 402
  tratamento, 406
    cirúrgico, 407
    farmacológico, 406
      antiácidos, 406
      bloqueadores dos receptores de H2 da histamina, 406
      Inibidores da Bomba de Prótons (IBPs), 407
      procinéticos, 407
    tratamento não farmacológico, 406
Massas cervicais congênitas, 411
  anomalias branquiais, 412
    cistos e fístulas
      do 1º arco branquial, 412
      do 2º arco branquial, 413
      do 3º arco branquial, 414
      do 4º arco branquial, 414
  cisto dermoide, 416
  cisto do ducto tireoglosso, 414
  cisto tímico, 418
  hemangiomas, 417
  introdução, 411
    fisiopatologia, 412
      cisto, 412
      fístula, 412
      seio, 412
  laringocele, 417
  linfagioma, 417
  rânula, 418
  teratoma, 418
Modalidades de monitorização do sono, 379

N

Neoplasias malignas das vias aerodigestivas, 449
  clínica, 450
  diagnóstico, 451
  estadiamento, 451
  introdução, 449
    epidemiologia e fatores de risco, 449
  prognóstico, 458
  seguimento, 459
  tratamento oncológico, 457

O

OMC
  colesteatomatosa, 166, 167
  supurativa, 163
Opções terapêuticas para SAOS em adultos, 381
Osteotomia lateral, 51
  associada à transversa, 51
Otite média aguda, 139
  conceito, 140
  etiologia, 140

exames complementares, 143
fatores de risco, 140
fisiopatologia, 141
introdução, 139
quadro clínico e diagnóstico, 142
tratamento e imunoprofilaxia, 144
Otite média crônica, 159
  abordagem diagnóstica, 168
  classificação, 161
  etiopatogenia, 159
  introdução, 159
  otite média crônica colesteatomatosa, 164
    colesteatoma, 165
      congênito, 165
      iatrogênico, 167
      primário, 165
      secundário, 167
  otite média crônica não colesteatomatosa, 161
    Lillie tipo 1, 161
    Lillie tipo 2, 162
    mucosite tubotimpânica, 162
    otite média crônica
      simples, 161
      supurativa, 162
    retrações da membrana timpânica, 164
    síndrome da perfuração permanente, 161
  otite média crônica silenciosa, 168
  tratamento, 169
    OMC colesteatomatosa, 171
    otite média crônica
      simples, 169
      supurativa, 170
    retrações da membrana timpânica, 171
Otite média secretora, 147
  adenoidectomia e amigdalectomia, 156
  complicações da OMS, 156
  complicações do TV, 155
  diagnóstico, 150
  etiopatogenia, 148
  exame audiológico, 151
  introdução, 147
  manifestações clínicas, 149
  manobras de insuflação, 154
  medicamentos, 153
  microbiologia, 148
  miringotomia e colocação de tubo de ventilação (TV), 154
  tratamento, 152
    cirúrgico, 154
    clínico, 153
Otologia otoneurologia, 107
Otosclerose, 185
  diagnóstico diferencial, 195
    deiscência de canal semicircular superior, 196
    outras distrofias ósseas do osso temporal, 196
    patologias do sistema tímpano-ossicular, 195
  epidemiologia, 189
  etiologia, 188
    fatores
      autoimunes, 188
      endócrinos, 188
      infecciosos, 188
    genética, 188
    OPG–RANK-RANKL, 188

exames complementares, 189
  audiometria, 189
  tomografia computadorizada de alta resolução de cortes finos dos ossos temporais, 195
 fisiopatologia das alterações clínicas relacionadas à otosclerose, 186
 otosclerose
  coclear pura e perda neurossensorial, 187
  e lesão vestibular, 187
  perda condutiva, 186
  perda neurossensorial, 187
   alterações enzimáticas na endolinfa, 187
   diminuição da circulação vascular da orelha interna, 187
   efeito Carhart, 187
   extensão direta do foco otosclerótico, 187
 histopatologia, 186
 história e exame físico, 189
 introdução, 185
 tratamento, 196
  amplificação, 196
  tratamento cirúrgico, 197
   aconselhamento pré-operatório, 198
  tratamento clínico, 196
   bifosfonados, 197
   fluoreto de sódio, 196
Otoscopia, 151
 evidenciando hiperemia de membrana timpânica com hipervascularização, 143

Ototoxicidade, 129
 diagnóstico, 133
 fatores de risco, 130
 introdução, 129
 otoproteção, 134
 prevenção e tratamento, 134
 principais drogas ototóxicas, 131
  antibióticos aminoglicosídeos, 131
  diuréticos de alça, 131
  eritromicina, 131
  glicopeptídeos, 131
  medicações antineoplásicas, 132
  outros, 133
  preparações tópicas, 132
  salicilatos, 131
 quadro clínico, 133

P

Paciente com base alargada, 50
Paralisia de pregas vocais, 357
 apresentação clínica, 360
 considerações neuroanatômicas, 358
 diagnóstico, 361
 etiologia e classificação, 358
 introdução, 357
 tratamento, 362
  tratamento cirúrgico, 362
   marca-passo laríngeo, 364
   procedimentos
    de lateralização de prega vocal, 363
    de medialização de prega vocal, 363
   reinervação laríngea, 364
   traqueostomia, 363

tratamento conservador, 362
Paralisia facial periférica, 241
   eletrodiagnóstico, 244
      Eletromiografia (EMG), 244
      Eletroneurografia (ENoG), 244
   introdução, 241
   principais etiologias e tratamento, 244
   congênitas, 250
   Doença de Lyme (DL), 248
   otites, 247
      externa maligna (necrotizante), 247
      média
         aguda (OMA), 247
         crônica (OMC), 247
   paralisia de Bell ou paralisia facial idiopática, 245
      suspeita de paralisia não Bell para quadro de paralisia facial, 245
   síndromes
      de Melkersson-Rosenthal, 248
      de Ramsay Hunt, 245
   trauma, 249
      extratemporal, 249
      intratemporal, 249
   tumores, 250
   propedêutica, 241
   topodiagnóstico, 242
      BERA, audiometria tonal e vocal e função vestibular, 242
      fluxo salivar (Blatt), 242
      paladar, 242
      paralisias
         centrais, 244
         extratemporais, 244
         intratemporais, 244
         relacionadas com o núcleo do facial, 244
      reflexo estapediano, 242
      teste de Schirmer, 242
Patógenos responsáveis por faringotonsilites, 312
Penetração laríngea, 439
Penicilinas e derivados, 318
Perda auditiva induzida por ruído (PAIR), trauma sonoro agudo e barotrauma, 173
   barotrauma, 180
      diagnóstico, 180
      introdução, 180
      quadro clínico, 180
      tratamento e prevenção, 181
   perda auditiva induzida por ruído, 173
      diagnóstico, 175
         alterações audiométricas da PAIR, 176
         diagnósticos diferenciais, 176
         exame audiológico, 175
         exame físico e otoscopia, 175
         história clínica, 175
      introdução, 173
      quadro clínico, 174
      tratamento, prevenção e reabilitação, 176
         prevenção: programa de conservação auditiva (PCA), 177

avaliação audiométrica, 178
controle de engenharias e administrativos, 177
equipamento de proteção individual (EPI) e educação, 178
monitorização da exposição a elevados níveis sonoros, 177
trauma sonoro agudo, 178
  diagnóstico, 179
  introdução, 178
  quadro clínico, 179
  tratamento, 180
Placas esbranquiçadas em úvula e palato em paciente com candidíase pseudomembranosa, 397
Polipose nasossinusal, 55
  avaliação clínica, 58
  classificação, 56
  definição e prevalência, 55
  diagnósticos diferenciais, 59
  doenças sistêmicas relacionadas, 58
  estadiamento, 57
  fisiopatologia, 56
  tratamento, 59
Ponto(s)
  de referência da face, 33
    septo-columelar, 46
Preditores de prognóstico dos pacientes, 110
Primeira escolha para tratamento e profilaxia de coqueluche, 332
Principais causas de surdez súbita, 112

Q
Questionário de Berlim, 378

R
Radiografia de controle intraoperatório de implante coclear em ouvido direito, 290
Representação esquemática das vias vestibulares centrais, 266
Resumo das complicações e de seus tratamentos, 238, 239
Rinite, 61
  abordagem terapêutica, 68
  classificação, 62
  complicações das rinites, 70
  definição, 61
  diagnóstico diferencial, 63
  epidemiologia, 61
  rena (rinite eosinofílica não alérgica), 67
  rinite
    alérgica, 63
      diagnóstico, 64
      fisiopatologia, 64
      tratamento, 65
    alérgica local, 67
    idiopática, 68
Rinologia e cirurgia plástica facial, 1
Rinoplastia, 27
  anatomia cirúrgica, 27
    válvulas nasais, 30
  anestesia, 36
  complicações, 52
  cuidados pós-operatórios, 51
  introdução, 27
  perfilometria, 31
  técnica cirúrgica, 37
    definindo o domos, 45

enxertos para
   aumentar a projeção, 47
   insuficiência de válvula
      nasal externa, 47
   lateralização do domos, 44
   redução da base nasal, 50
   remoção de parte da
      cartilagem lateral
      inferior, 45
   suporte da ponta, 45
Rinossinusites e suas
  complicações, 13
  complicações das
   rinossinusites, 18
   fatores anatômicos, 18
   fatores do hospedeiro, 18
     complicações
       intracranianas, 22
     complicações orbitárias, 18
     complicações ósseas, 21
  definição clínica, 13
  rinossinusite
   aguda, 15
     bacteriana (RSAB), 15
     viral aguda/resfriado
       comum, 15
   crônica, 16
     crônica e doenças
       associadas, 16
   fúngica, 22
  tratamento das rinossinusites, 17
   aguda viral, 17
   aguda bacteriana, 17

S

Sialoadenites, 421
  afecções inflamatórias crônicas, 426
   afecções granulomatosas, 429
   lesões císticas, 430
   sialoadenite crônica, 426
   sialoadenose, 431
   sialolitíase, 429
   síndrome de Sjögren, 427
  afecções inflamatórias agudas, 422
   caxumba (parotidite
     epidêmica), 422
   HIV, 423
  introdução, 421
  outros, 424
   parotidite recorrente da
     infância, 425
   sialoadenite aguda
     supurativa, 424
Sinais e sintomas associados com
  trauma do osso temporal, 232
Síndrome da Apneia Obstrutiva
  do Sono (SAOS), 367
  fisiologia do sono, 368
  fisiopatologia da SAOS, 371
  introdução, 367
  Polissonografia (PSG), 376
  síndrome da apneia obstrutiva
   do sono (SAOS), 372
   avaliações complementares, 376
   exame físico, 373
   tratamento, 380
Sintomas e sinais do RFL, 403
Sistema de House-Brackmann
  de quantificação de paralisia
  facial, 243
Strut columelar, 46
Surdez súbita, 109
  introdução e definições, 109
  quadro clínico, 109

diagnóstico, 110
tratamento, 113

T

TC de ossos temporais, 169
Terços e quintos faciais, pontos definidores da ponta nasal e linhas estéticas dorsais, 34
Tomografia computadorizada, 415
   de seios paranasais, corte coronal, 15, 96
Tongue-in-groove, 46
Topografia dos pontos nasais, 28
Traqueostomia, 305
   complicações, 307
   cricotireostomia, 309
   cuidados pós-operatórios, 307
   definição, 305
   indicações, 305
   técnica cirúrgica, 306
   traqueostomia percutânea, 308
Tratado de otorrinolaringologia, 23, 24
Tratamento de sífilis, 298
Trauma do osso temporal, 227
   avaliação clínica, 231
      avaliação imediata, 233
         exame auricular, 234
         função do nervo facial, 233
         lesão do sistema vestibular, 234
         nistagmo, 234
      avaliação intermediária, 234
         avaliação audiológica, 235
         avaliação da função do nervo facial, 235
         avaliação medicina nuclear, 235
         avaliação radiológica, 234
         estudo vestibular, 235
         exame físico, 233
         hipoacusia, 231
         hipoestesia facial e diplopia, 232
         otorreia e rinorreia, 232
         paralisia facial periférica, 232
         tontura, 232
   avaliação tardia, 236
   classificação, 228
      fratura longitudinal, 228
      fraturas fragmentadas, 231
      fraturas mistas (cominutivas), 230
      fraturas transversais, 229
   fisiopatologia, 227
   introdução, 227
   tratamento, 236
      fístula liquórica, 237
      paralisia facial periférica, 237
      perda auditiva, 236
      tontura, 237
Trauma nasal, 83
   anatomia, 84
   diagnóstico, 86
      exames complementares, 87
   fisiopatologia, 84
   introdução e definições, 83
   tratamento, 88
Tumores do ângulo pontocerebelar, 199
   anatomia, 199
   características dos tumores do APC à RNM, 212
   cisto epidermoide, 209
   granuloma de colesterol, 210
   introdução, 199

meningioma, 208
outros tumores do APC, 212
schwannomas vestibulares, 199
  classificação, 204
  investigação complementar, 202
  neurofibromatose tipo 2, 196
  quadro clínico, 201
  tratamento, 206

V

Válvulas nasais interna e externa, 31
Vascularização nasal, 5
Vestibulopatias centrais, 265
  anamnese e exame físico, 267
  avaliação complementar, 268
  introdução, 265
    anatomia das vias centrais, 265
  patologias, 269
    insuficiência ou infarto vertebro basilar, 271
    migrânea, 269
    outras causas, 273
    Síndrome do Desequilíbrio do Idoso (SDI), 273
Vestibulopatias periféricas, 253
  introdução, 253
  síndromes vestibulares periféricas, 255
    arreflexia vestibular, 260
    doença de Ménière, 259
    fístula labiríntica, 261
      deiscência de canal semicircular superior, 261
      fístula perilinfática, 261
    neurite vestibular, 258
    outras causas, 263
      barotrauma e descompressão, 263
      vertigem pós-traumática, 263
    Síndrome do Desequilíbrio do Idoso (SDI), 262
    síndromes cervicais proprioceptivas, 261
    vertigem postural paroxística benigna (VPPB), 255
      canalitíase, 255
      cupulolitíase, 255
      exercícios de Brandt-Daroff, 257
      Head Roll Test, 256
      manobra
        de Dix-Hallpike, 256
        de Epley, 256
        de Lempert, 257
        liberatória de Semont, 257
Vias previsíveis de disseminação das infecções, espaços cervicais profundos, 339
Videoendoscopia da deglutição, 441
Videofluoroscopia antes da deglutição, 438

Z

Zumbido, 275
  anamnese e exame físico, 277
  classificação do zumbido, 276
    objetivo, 276
    subjetivo, 276
  exames complementares, 278
  introdução, 275
  tratamento, 278